H. H. Scheld M. C. Deng
D. Hammel C. Schmid

# Leitfaden Herztransplantation

Interdisziplinäre Betreuung
vor, während und nach Herztransplantation

Zweite, vollständig überarbeitete und erweiterte Auflage,
mit 40 Abbildungen, 29 Tabellen und 25 Checklisten



STEINKOPFF
DARMSTADT

Prof. Dr. med. HANS H. SCHELD
Prof. Dr. med. DIETER HAMMEL
Priv.-Doz. Dr. med. CHRISTOF SCHMID
Klinik und Poliklinik für Thorax-, Herz- und Gefäßchirurgie
Universität Münster, Albert-Schweitzer-Straße 33
D-48129 Münster

Prof. Dr. med. MARIO C. DENG
Director of Cardiac Transplantation Research
The Heart Failure Center & Division of Circulatory Physiology
Columbia University College of Physicians & Surgeons
New York, NY 10032, USA

ISBN 3-7985-1224-8 Steinkopff Verlag, Darmstadt

Die Deutsche Bibliothek – CIP-Einheitsaufnahme
Ein Titeldatensatz für diese Publikation ist bei
Der Deutschen Bibliothek erhältlich



Steinkopff Verlag Darmstadt
ein Unternehmen der BertelsmannSpringer Science+Business Media GmbH


Redaktion: S. Ibkendanz   Herstellung: Klemens Schwind
Umschlaggestaltung: Erich Kirchner, Heidelberg
Satz: K+V Fotosatz GmbH, Beerfelden

SPIN 10696146   85/7231-5 4 3 2 1 0 – Gedruckt auf säurefreiem Papier

# Vorwort zur 2. Auflage

In den letzten beiden Jahrzehnten hat sich die Herztransplantation zur Behandlung der Wahl für Patienten, die sich im Endstadium ihrer Herzerkrankung befinden, entwickelt. Dabei ist der gegenwärtige Erfolg dieses Transplantationsverfahrens auf eine lange Entwicklung im experimentellen und klinischen Bereich mit ihren fachspezifischen Fortschritten zurückzuführen. Weltweit sind bis Dezember 1999 mehr als 50 000 Herzen transplantiert und Überlebensraten nach 1, 5 und 10 Jahren von mittlerweile 75–80%, 60–70% und über 50% erreicht worden. Im Gegenteil dazu beträgt die 1-Jahres-Überlebensrate medikamentös behandelter Patienten im Endstadium ihrer Herzerkrankung, d.h. mit Ruhebeschwerden und einer Auswurffraktion der linken Herzkammer <20%, häufig weniger als 50%.

Die beeindruckenden Ergebnisse der Herztransplantation müssen heutzutage im Lichte von Verbesserungen im Bereich der präoperativen Evaluation, der chirurgischen Behandlung, der immunsuppressiven Therapie und des Managements der postoperativen Infektionen gesehen werden. Leistungsfähigkeit, Lebensqualität und soziale Rehabilitation sind bei den meisten Herztransplantationsempfängern ausgezeichnet. Der Anteil der Herztransplantationspatienten, die nach der Organtransplantation eine regelmäßige Arbeit wiederaufnehmen, ist vergleichbar der Patientengruppe nach einer aortokoronaren Bypass-Operation. Die Lebensqualität Herztransplantierter ist kaum anders als die der Normalbevölkerung.

Unser Leitfaden gibt, auf der Grundlage der Erfahrungen meiner Gießener Zeit und der letzten 10 Jahre mit dem Ansatz des interdisziplinären Herzinsuffizienz- und Transplantationsprogrammes in Münster, eine Übersicht über den derzeitigen Stand der Herztransplantation. Dabei wird auf die Kriterien für die Empfängerauswahl, die Spenderorganselektion und -konditionierung, die verschiedenen chirurgischen Techniken der Transplantation (orthotop, heterotop), die immunsuppressiven Behandlungsstrategien und ihre Ergebnisse, die Infektionsbehandlung, die Komplikationen und auch auf zukünftige Entwicklungen eingegangen. Berücksichtigung finden neben Aspekten der Kardiologie und Kardiochirurgie auch die der Anästhesiologie und Intensivmedizin, Pädiatrie, Krankenpflege, Physiotherapie, Psychologie und Sozialarbeit.

Wenn auch die Herztransplantation heutzutage eine äußerst erfolgreiche Behandlungsmethode für ausgewählte Patienten mit fortgeschrittener Herzinsuffizienz ist, darf nicht verschwiegen werden, daß die Langzeitergebnisse immer noch begrenzt sind durch die mögliche Entwicklung von Gefäßverengungen im Spenderherz, Infektionen und Malignomen. Zudem sind die Transplantationsaktivitäten sehr stark eingeschränkt durch die zu geringe Spenderverfügbarkeit. Zukunftsträchtige Entwicklungen im Bereich der Immunsuppressiva lassen Verbesserungen bezüglich chronischer und akuter Abstoßung erhoffen. Alternative Methoden bei Patienten mit terminaler Herzinsuffizienz, wie die mechanische Linksherzunterstützung, die biventrikuläre Schrittmacherstimulation, die Ventrikel-Reduktions-OP oder die Xenotransplantation bedürfen weiterer Forschung, um die Möglichkeit therapeutischer Optionen bei diesen Patienten zu verbessern. Präoperativ muß die medikamentöse Herzinsuffizienztherapie mit ACE-Hemmern, Diuretika, $\beta$-Blockern, Digitalis und neueren Substanzen zu individuell optimierter Hämodynamik führen. In der Wartephase bieten organerhaltende Herzchirurgie und Überbrückungsmöglichkeiten mit mechanischen Unterstützungssystemen und dem implantierbaren Kardioverter/Defibrillator erfolgversprechende Ansätze. Dies bedeutet aber auch, daß in den transplantierenden Zentren alle Aspekte dieser hochtechnisierten Medizin Berücksichtigung finden müssen. Dazu zählen neben der Spenderrekrutierung und -konditionierung die maßgeschneiderte Herzinsuffizienztherapie, die organerhaltende Chirurgie (z.B. Bypass-Operation, Klappenreparatur, antitachykarde Operation), das mechanische und antiarrhythmische Bridging, ein patientenorientiertes Nachbetreuungsprogramm sowie Möglichkeiten der klinischen und Grundlagenforschung.

Unser praxisorientierter interdisziplinärer Leitfaden, bei dem in der 2. Auflage alle Anregungen, für die wir uns an dieser Stelle herzlich bedanken möchten, eingearbeitet wurden, wendet sich an alle Mitarbeiter des ärztlichen Bereiches, der Krankenpflege, der Physiotherapie, der Psychologie, der Seelsorge und der Sozialarbeit. Er soll nicht nur die Mitarbeiter von Transplantationszentren, sondern auch die der kooperierenden, wohnortnahen Kliniken und die Kolleginnen und Kollegen im Niedergelassenenbereich beraten. Der vorliegende Text ist als Ergänzung zu Lehrbüchern der Herzchirurgie, Kardiologie, Herzanästhesiologie und Intensivmedizin zu sehen. Kritische Anregungen zur Weiterentwicklung des Leitfadens sind herzlich willkommen.

Dieses Buch soll allen Berufsgruppen, die in die Transplantationsmedizin eingebunden sind, als Leitfaden in Ausbildung und beruflicher Praxis dienen, damit Patienten im Endstadium ihrer Herzerkrankung eine optimale Behandlung vor, während und nach der Herztransplantation erfahren.

Münster, im November 2000 *Professor Dr. Hans H. Scheld*

# Inhaltsverzeichnis

# Autorenverzeichnis

Priv.-Doz. Dr. med. Boulos Asfour
Klinik und Poliklinik für Thorax-,
Herz- und Gefäßchirurgie
Westfälische Wilhelms-Universität
Albert-Schweitzer-Straße 33
48129 Münster

Priv. Dr. med. Hideo A. Baba
Gerhard-Domagk-Institut
für Pathologie
Westfälische Wilhelms-Universität
Domagkstraße 17
48149 Münster

Priv.-Doz. Dr. med. Elmar Berendes
Klinik und Poliklinik
für Anästhesiologie
und operative Intensivmedizin
Westfälische Wilhelms-Universität
Albert-Schweitzer-Straße 33
48129 Münster

Dr. med. Johan de Meester
Abteilung Nephrology – Dialyse –
Hypertension
Onze-Lieve-Vrouwziekenhuis
Moorselbaan 164
B-9300 Aalst

Prof. Dr. med. Mario C. Deng
Director of Cardiac Transplantation
Research
The Heart Failure Center & Division
of Circulatory Physiology
Columbia University College
of Physicians & Surgeons
New York, NY 10032, USA

Dr. rer. nat. Dipl. Psych.
Gabriele Drees
Klinik und Poliklinik für Thorax-,
Herz- und Gefäßchirurgie
Westfälische Wilhelms-Universität
Albert-Schweitzer-Straße 33
48129 Münster

Schwester Elisabeth Eikmeier
Klinik und Poliklinik für Thorax-,
Herz- und Gefäßchirurgie
Westfälische Wilhelms-Universität
Albert-Schweitzer-Straße 33
48129 Münster

Prof. Dr. med. Dieter Hammel
Klinik und Poliklinik für Thorax-,
Herz- und Gefäßchirurgie
Westfälische Wilhelms-Universität
Albert-Schweitzer-Straße 33
48129 Münster

Priv.-Doz. Dr. med.
Mathias Herrmann
Institut für Medizinische Mikrobiologie
Westfälische Wilhelms-Universität
Domagkstraße 10
48129 Münster

Priv.-Doz. Dr. med. Sebastian Kerber
Medizinische Klinik und Poliklinik
Innere Medizin C
Westfälische Wilhelms-Universität
Albert-Schweitzer-Straße 33
48129 Münster

Prof. Dr. jur. Helmut Kollhosser
Münsterische Forschungsstelle
für Versicherungswesen
Westfälische Wilhelms-Universität
Universitätsstraße 14
48143 Münster

Priv.-Doz. Dr. med. Jörg Meyer
Klinik und Poliklinik
für Anästhesiologie
und operative Intensivmedizin
Westfälische Wilhelms-Universität
Albert-Schweitzer-Str. 33
48129 Münster

Prof. Dr. med. Thomas Möllhoff
Klinik und Poliklinik
für Anästhesiologie
und operative Intensivmedizin
Westfälische Wilhelms-Universität
Albert-Schweitzer-Straße 33
48129 Münster

Johannes Norpoth
Richter
Hollandtstraße 47
48161 Münster

Dr. med. G.G. Persijn
Eurotransplant Foundation
P.O. Box 2304
NL-2301 CH Leiden

Priv.-Doz. Dr. med. Michael Schäfers
Klinik und Poliklinik
für Nuklearmedizin
Westfälische Wilhelms-Universität
Albert-Schweitzer-Straße 33
48129 Münster

Prof. Dr. med. Hans H. Scheld
Klinik und Poliklinik für Thorax-,
Herz- und Gefäßchirurgie
Westfälische Wilhelms-Universität
Albert-Schweitzer-Straße 33
48129 Münster

Priv.-Doz. Dr. med. Christof Schmid
Klinik und Poliklinik für Thorax-,
Herz- und Gefäßchirurgie
Westfälische Wilhelms-Universität
Albert-Schweitzer-Straße 33
48129 Münster

Prof. Dr. med. Wilhelm Schmitz
Institut für Pharmakologie
Westfälische Wilhelms-Universität
Albert-Schweitzer-Straße 33
48129 Münster

Prof. Dr. med. Dr. rer. nat.
Ottmar Schobers
Klinik und Poliklinik
für Nuklearmedizin
Westfälische Wilhelms-Universität
Albert-Schweitzer-Straße 33
48129 Münster

Dr. med. U. Vahlensieck
Institut für Pharmakologie
Westfälische Wilhelms-Universität
Albert-Schweitzer-Straße 33
48129 Münster

# Kapitel 1 Herzerkrankungen im Endstadium

## 1.1 Einleitung

### Häufigkeit

Die Zahl der Menschen mit schwerer chronischer Pumpstörung der linken und/oder rechten Herzkammer hat sich in den letzten 20 Jahren weltweit vervierfacht. Dies ist in erster Linie auf die verbesserte Behandlung des akuten Myokardinfarktes durch Lyse, perkutane transluminale Coronarangioplastie (=PTCA) und die Bypass-Operation zurückzuführen (Wittels 1990). Außerdem trägt die Zunahme der durchschnittlichen Lebenserwartung dazu bei. Die Zahl der Menschen mit chronischer Herzinsuffizienz wird in den westlichen Ländern auf 1% der Bevölkerung geschätzt (McKee 1971, O'Connell 1992, Smith 1985). Dies bedeutet für die Bundesrepublik Deutschland eine Zahl von mindestens 800 000 Erkrankungen. Die Zahl der Neuerkrankungen in Deutschland beträgt ca. 100 000/Jahr, die Zahl der Todesfälle aufgrund chronischer Herzinsuffizienz ca. 80 000/Jahr. Wenn man von einer maximal möglichen Zahl von 1000 Herztransplantationen pro Jahr in Deutschland ausgeht, so kommt diese Behandlung ca. 1% dieser Patientengruppe zugute. Dabei handelt es sich um die Patienten mit dem größten individuellen therapeutischen Nutzen (Hunt 1993, Miller 1995, O'Connell 1992, Stevenson 1991, Stevenson 1996).

### Begriffsbestimmung der Herzinsuffizienz

Als Herzinsuffizienz bezeichnen wir ein klinisch-pathophysiologisches Syndrom, bei welchem infolge gestörter Funktion des Herzens eine den Stoffwechselbedürfnissen der Körpergewebe entsprechende Pumpleistung nicht oder nur unter erhöhten Füllungsdrücken erbracht wird.

## Erscheinungsformen der Herzinsuffizienz

Nach dem klinischen Bild unterscheiden wir die akute von der chronischen Herzinsuffizienz, die Linksherz-, Rechtsherz- und Globalinsuffizienz, die Herzinsuffizienz mit im Vordergrund stehendem Rückwärts- oder Vorwärtsversagen und die Herzinsuffizienz mit erniedrigtem oder erhöhtem Herzzeitvolumen. Ursache der Herzinsuffizienz ohne primäre Myokardinsuffizienz ist entweder eine übermäßige Druckbelastung, übermäßige Volumenbelastung, diastolische Füllungsbehinderung oder Herzrhythmusstörung. Ursache der Herzinsuffizienz mit primärer Myokardinsuffizienz ist entweder eine regionale oder eine globale Myozytenschädigung.

## Stadieneinteilung der Herzinsuffizienz

Die klinische Stadieneinteilung der kardiovaskulären Leistungseinbuße gemäß den Kriterien der New York Heart Association (NYHA) entspricht nur in etwa der pathophysiologisch-hämodynamischen Stadieneinteilung der kardiovaskulären Funktionsbeeinträchtigung nach Roskamm und Reindell (Roskamm 1989) (Tabelle 1.1).

**Tabelle 1.1.** Stadieneinteilung der Herzinsuffizienz nach den klinischen Kriterien der New York Heart Association (NYHA) und den hämodynamischen Kriterien von Reindell und Roskamm. Die klinischen und hämodynamischen Stadien können im Einzelfall voneinander abweichen

| Klasse | Klinischer Befund | Hämodynamischer Befund |
|---|---|---|
| I | Keine Beschwerden bei normaler Belastung | Erhöhte Füllungsdrücke unter Belastung<br>Normales Herzzeitvolumen |
| II | Keine Beschwerden in Ruhe und bei leichter Belastung, aber bei normaler Belastung | Erhöhte Füllungsdrücke bereits in Ruhe<br>Normales Herzzeitvolumen |
| III | Keine Beschwerden in Ruhe, aber bei leichter Belastung | Normales Herzzeitvolumen, jedoch unzureichender Anstieg unter Belastung |
| IV | Beschwerden in Ruhe, Verstärkung bei leichter Belastung | Erniedrigtes Ruheherzzeitvolumen |

# 1.2 Pathophysiologie der Herzinsuffizienz

## Mechanismen der normalen Pumpfunktion

Die normale Herztätigkeit ist gekennzeichnet durch den Wechsel zwischen Entleerung und Füllung beider Ventrikel in einer Weise, die ein situationsangemessenes Herzzeitvolumen gewährleistet. Dieses ist aufzufassen als Produkt von Schlagvolumen und Herzfrequenz. Die Größe des Schlagvolumens wird durch die Vorlast, die Nachlast und die Kontraktilität des jeweiligen Ventrikels beeinflußt. Zusammen mit dem Herzzeitvolumen bestimmt der periphere Gefäßwiderstand den für die Durchblutung der Körperorgane und -gewebe notwendigen arteriellen Mitteldruck. Dabei ist die Herztätigkeit eingebunden in die neurohumorale Regulation des Herz-Kreislauf-Systems (Deng 1992). Dies wird in der nachfolgenden Abbildung 1.1 veranschaulicht.

Die systolische, d.h. Anspannungs- und Austreibungsfunktion des Ventrikels wird bestimmt durch:

- die Vorlast (=enddiastolisches Füllungsvermögen), entsprechend der enddiastolischen Muskelfaserlänge, bei normaler diastolischer Druck-Volumen-Beziehung wird sie als enddiastolischer Ventrikeldruck angegeben. Gemäß dem Frank-Starling-Gesetz steigt das Schlagvolumen mit steigender Vorlast (Abb. 1.2);

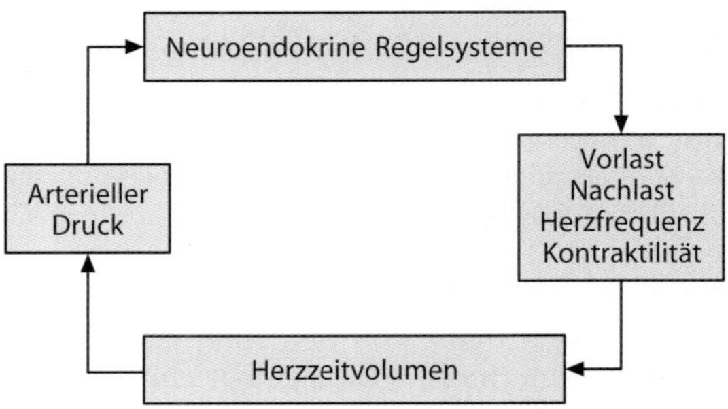


**Abb. 1.1.** Das Herz-Kreislauf-System im Regelkreismodell. Das Herzzeitvolumen bestimmt zusammen mit dem Gefäßwiderstand den arteriellen Druck. Veränderungen des Druckes bewirken Aktivierung bzw. Hemmung der neuroendokrinen Systeme, insbesondere des sympathischen und Renin-Angiotensin-Systems. Diese wirken auf die Determinanten der Pumpfunktion, d.h. Vorlast, Nachlast, Herzfrequenz und Kontraktilität, und damit auf das Herzzeitvolumen

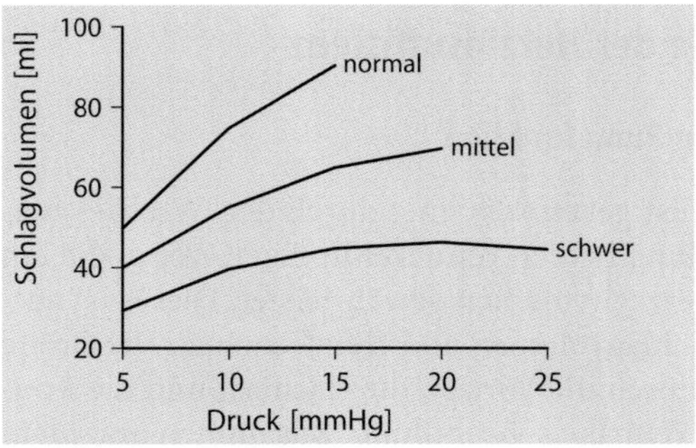


**Abb. 1.2.** Vorlast, gemessen als Füllungsdruck und Schlagvolumen. Diese Beziehung wird als Herzfunktionskurve bezeichnet (Frank-Starling-Mechanismus). Während beim Gesunden (normal) die Erhöhung des Vorfüllungsvolumens bzw. des Füllungsdruckes eine Erhöhung der Herzleistung zur Folge hat, ist diese Beziehung bei zunehmender Herzinsuffizienz (mittel, schwer) in abnehmendem Ausmaß gültig

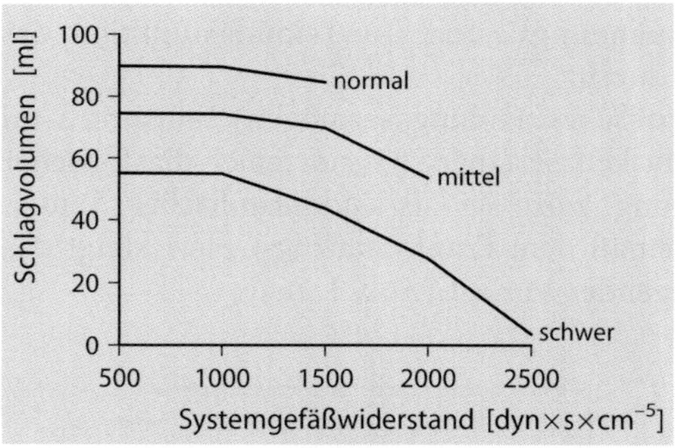


**Abb. 1.3.** Beziehung zwischen Nachlast, gemessen als Systemgefäßwiderstand und Herzleistung, gemessen als Schlagvolumen. Während beim Gesunden (normal) die Erhöhung der Nachlast kaum Auswirkungen auf die Herzleistung hat, wirkt sich dies beim Herzinsuffizienten (mittel, schwer) erheblich aus

- die Nachlast (=Kraft, die nach Einsetzen der Kontraktion auf die Herzmuskelwand einwirkt und gegen die der Ventrikel das Blut austreiben muß). Sie entspricht gemäß dem Laplace-Gesetz (Checkliste 19.24) der systolischen Wandspannung. Das Schlagvolumen sinkt mit steigender Nachlast (Abb. 1.3);
- die Kontraktilität (=die von Vorlast und Nachlast unabhängige systolische Leistung des Myokards). Das Schlagvolumen steigt mit steigender Ventrikelkontraktilität und zwar bei jedem gegebenen

enddiastolischen Füllungsvolumen, d.h. von jedem Punkt auf der Ventrikelfunktionskurve (Abb. 1.4);

- die Herzfrequenz. Dabei kann das Schlagvolumen bei gleichbleibender Vorlast infolge der Kraft-Frequenz-Beziehung bis zu einer Frequenz von 200/min ansteigen. Bei höheren Frequenzen kommt es normalerweise wegen der verringerten prozentualen diastolischen Füllungszeit und damit der Vorlast zu einer Abnahme des Schlagvolumens. Die zeitlichen Verhältnisse von Systolen- und Diastolendauer im Herzzyklus sind in Abbildung 1.5 wiedergegeben.

Die diastolische Funktion, d.h. die Erschlaffungs- und Füllungsfunktion, eingeteilt in die isovolumetrische Relaxationsphase, schnelle Füllungsphase, langsame Füllungsphase und Vorhofkonzentrationsphase, wird bestimmt durch:

- die frühdiastolische Relaxation des Myokards, welche von elastischen Rückstellkräften, der Geschwindigkeit der energieverbrauchenden Kalziumaufnahme in das sarkoplasmatische Retikulum, der zeitlichen Verteilung der Vor- und Nachlast über die Spätsystole und Frühdiastole, dem Volumen-Dehnungs-Effekt der frühdiastolischen Koronardurchblutung auf die Ventrikelwand, dem Grad der zeitlich-örtlichen Inhomogenität der Erregungsausbreitung und -rückbildung sowie der Herzfrequenz abhängt;

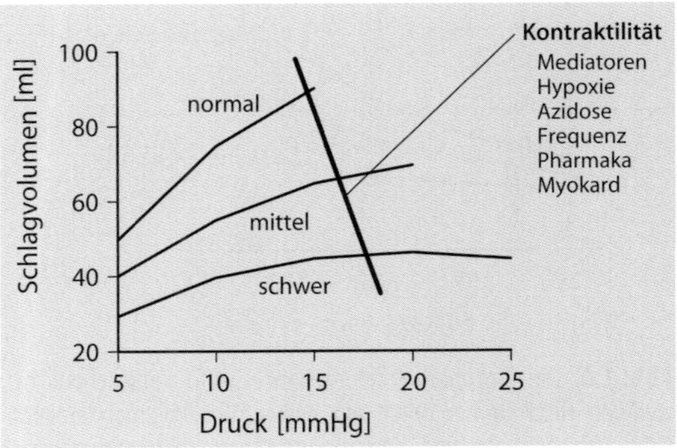


**Abb. 1.4.** Die Beziehung zwischen Kontraktilität, Druck und Schlagvolumen ist hier im Bezugsrahmen des Frank-Starling-Mechanismus (siehe Abb. 1.2) dargestellt. Die Kontraktilität des Herzmuskels läßt sich als Veränderung der Kurvensteilheit (dunkle Linie) jeder Frank-Starling-Kurve sowohl beim Herzgesunden (normal) als auch Herzinsuffizienten (mittel, schwer) darstellen

- die Dehnbarkeit (Compliance), definiert als Änderung des diastolischen Ventrikeldruckes in Abhängigkeit von der Änderung des diastolischen Ventrikelvolumens im diastolischen Druck-Volumen-Diagramm (Abb. 1.6).

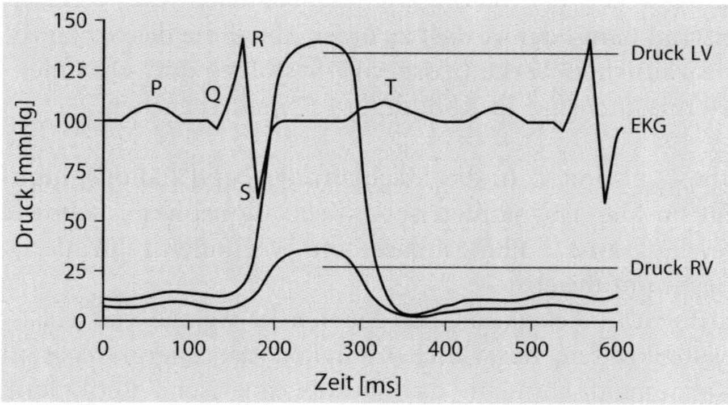


**Abb. 1.5.** Der Herzzyklus mit Druckkurven des linken und rechten Ventrikels sowie des EKG, auf derselben Zeitachse dargestellt, zeigt die zeitlichen Beziehungen zwischen Vorhoferregung (P-Welle), Ventrikelerregung (QRS-Komplex) und Kontraktion (mechanische Systole) des rechten und linken Ventrikels

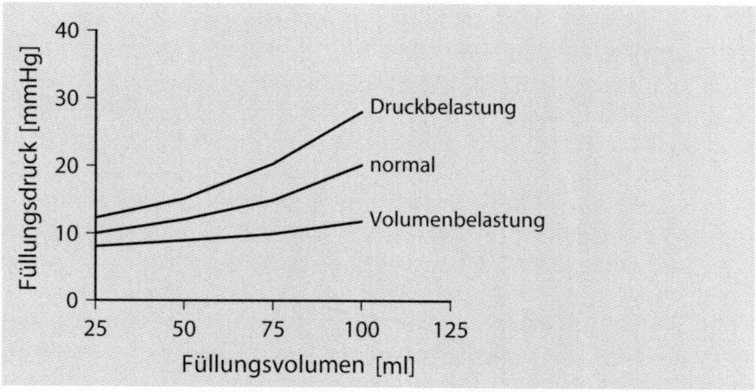


**Abb. 1.6.** Die Dehnbarkeit (Compliance) wird veranschaulicht durch den Druck, der in der jeweiligen Herzkammer durch ein bestimmtes Volumen erzeugt wird. Herzerkrankungen, die mit einer Volumenbelastung und exzentrischen Volumenhypertrophie einhergehen wie die Aortenklappeninsuffizienz, führen zu einer stärkeren Dehnbarkeit und damit Rechtsverlagerung der Kurve. Herzerkrankungen, die mit einer Druckbelastung und damit konzentrischen Druckhypertrophie einhergehen, führen zu einer geringeren Dehnbarkeit und damit Linksverlagerung der Kurve

Der koronare Blutfluß ist gemäß dem Ohm'schen Gesetz (Checkliste 19.24):

- proportional dem effektiven Perfusionsdruck, definiert als Differenz zwischen Aortendruck und Druck im rechten Vorhof bzw. linksventrikulärem Füllungsdruck;
- umgekehrt proportional dem Koronargefäßwiderstand, der gemäß dem Hagen-Poiseuilleschen-Gesetz (Checkliste 19.24) mit der Länge des Gefäßes und der Blutviskosität zunimmt und mit der vierten Potenz des Radius fällt. Durch Autoregulation wird der koronare Blutfluß bei einem Perfusionsdruck zwischen 60 und 130 mmHg weitgehend konstant gehalten. Durch pharmakologische Vasodilatation kann der autoregulative Anteil am Gesamtkoronargefäßwiderstand um das 3- bis 5fache gesenkt werden. Dies entspricht der Koronarreserve.

Der myokardiale Energiestoffwechsel ist angewiesen auf die kontinuierliche Zufuhr von:

- Sauerstoff, da ca. 98% der energiereichen Phosphate durch aeroben Stoffwechsel und nur ca. 2% durch anaerobe Glykolyse gewonnen werden. Da bereits unter Ruhebedingungen die Sauerstoffextraktion des Herzmuskels mit 11 Vol.% fast vollständig ausgeschöpft ist, kann ein erhöhter Sauerstoffbedarf nur über eine Zunahme des koronaren Blutflusses, d.h. Ausschöpfung der Koronarreserve, gedeckt werden;
- energieliefernden Substraten, d.h. freie Fettsäuren (unter Ruhe ca. 30%), Glukose (unter Ruhe ca. 30%) und Laktat (unter Ruhe ca. 30%, unter Belastung bis 60%).

Bei der Betrachtung der neurohumoralen Regelkreise muß beachtet werden, daß diese verschieden schnell reagieren, verschieden lang andauernd reagieren, miteinander vernetzt sind, teilweise bevorzugt regionale, teilweise bevorzugt globale Aktivität entfalten, teilweise bevorzugt vasokonstriktorische und damit nachlasterhöhende, teilweise bevorzugt vasodilatatorische und damit nachlastsenkende Wirkungen haben und in einer für die Person primär sinnvollen hierarchischen Gliederung und Balance aktiviert werden.

Das vegetative Nervensystem bewirkt bei Abfall des arteriellen Mitteldruckes über den Barorezeptormechanismus ebenso wie bei Absinken des Sauerstoffpartialdrucks, Anstieg des Kohlendioxidpartialdruckes, Anstieg der $H^+$-Ionen-Konzentration, oder hypothalamisch vermittelter Gefühle (Schmerz, Angst, Lust, Aggression) mit einer Verringerung der Parasympathikus-Aktivität und Verstärkung der Sympathikus-Aktivität eine Steigerung von Vorlast, Nachlast, Kontraktilität und Herzfrequenz. Infolgedessen steigen das Herzzeitvolumen, der periphere Gefäßwiderstand und damit der arterielle Mitteldruck. Für diesen Regelkreis ist charakteristisch, daß:

- die negative Rückkopplung schnell, d.h. innerhalb von Sekunden, erfolgt,
- die Rückkopplungsempfindlichkeit am größten in einem Mitteldruckbereich zwischen 80 und 120 mmHg ist,
- die Ansprechbarkeit bei schnellen Änderungen des Mitteldruckes am größten ist, und
- bei langsamen Blutdruckänderungen wegen der Adaptation keine Blutdruckänderung mehr erfolgt.

Das Renin-Angiotensin-Aldosteron-System bewirkt bei Abfall des Mitteldruckes in den afferenten Nierenarteriolen und Erhöhung der NaCl-Konzentration im Bereich der Macula densa über die Freisetzung von Renin aus dem juxtaglomerulären Apparat eine vermehrte Produktion von Angiotensin II, damit eine Vasokonstriktion und eine Steigerung des peripheren Gefäßwiderstandes sowie eine Freisetzung von Aldosteron, damit eine Kochsalz- und Wasserretention, Vorlast-, Schlagvolumen- und Herzzeitvolumensteigerung. Infolgedessen steigt der arterielle Mitteldruck. Charakteristisch für diesen Regelkreis ist, daß:

- die Regulation langsam erfolgt,
- die Regulation lange anhält.

Das Antidiuretische Hormon wird bei akutem starken Abfall des arteriellen Mitteldruckes vermittelt durch Vorhofdehnungsrezeptoren vermehrt aus der Hypophyse freigesetzt und bewirkt über Wasserrückresorption im Bereich der distalen Nierentubuli und Vasokonstriktion der Arteriolen einen Anstieg des arteriellen Mitteldruckes.

Das Atriale Natriuretische Peptid wird bei Füllungsvolumenzunahme der Vorhöfe und Impulsratenzunahme von Vorhofdehnungsrezeptoren verstärkt ausgeschüttet und bewirkt über Kochsalz- und Wasserdiurese im Bereich der Nierentubuli eine arterioläre Vasodilatation und Hemmung der Aldosteronsekretion in der Nebennierenrinde, eine Abnahme von Vor- und Nachlast und damit des arteriellen Mitteldruckes.

Somit herrscht eine sich ständig neu aufbauende Balance zwischen global und regional wirksamen vasokonstriktorischen und vasodilatatorischen, positiv und negativ inotropen, kochsalz- und wasserretinierenden und diuresestimulierenden sowie herzfrequenzsteigernden und -senkenden Einflüssen zur Optimierung von Vorlast, Nachlast, Kontraktilität und Herzfrequenz und damit von Herzzeitvolumen, peripherem Gefäßwiderstand und arteriellem Mitteldruck.

## Mechanismen der Pumpfunktionsstörung

Die systolische Funktion des insuffizienten Ventrikels ist herabgesetzt. Dies zeigt sich zunächst an einer Verringerung der maximalen Verkürzungsgeschwindigkeit, dann einer Verringerung der maximal entwickelbaren isometrischen Kraft, später einer Verringerung der Ejektionsfraktion, des Belastungsherzzeitvolumens und schließlich des Ruheherzzeitvolumens. Die diastolische Funktion des insuffizienten Ventrikels ist häufig bereits in einer Phase herabgesetzt, in der die systolischen Funktionsparameter noch normal sind. Es findet sich eine verlängerte frühdiastolische Relaxation sowie verringerte Dehnbarkeit. Die Dehnbarkeit ist in chronisch volumenüberlasteten Ventrikeln erst bei deutlich vergrößerten Füllungsvolumina, in chronisch drucküberlasteten Ventrikeln bereits bei verkleinerten Füllungsvolumina herabgesetzt.

Der koronare Blutfluß des insuffizienten Ventrikels ist bei Verringerung des effektiven Perfusionsdruckes infolge der Abnahme des arteriellen Mitteldruckes bzw. Zunahme des atrialen und ventrikulären Füllungsdruckes und bei Zunahme des Koronargefäßwiderstandes bei Hypertrophie (durch systolische Zunahme der extravasalen Widerstandskomponente) herabgesetzt, wenn die Koronarreserve ausgeschöpft ist.

Der myokardiale Energiestoffwechsel des insuffizienten Ventrikels zeigt bei herabgesetztem koronaren Blutfluß eine verringerte Sauerstoffaufnahme. Der Energieverbrauch ist insbesondere bei Hypertrophie durch Veränderung der Zusammensetzung der kontraktilen Proteine (Myosin-Isoenzyme) herabgesetzt. Die myokardiale Energieproduktion ist erst in fortgeschrittenen Stadien eingeschränkt, wenn eine signifikante Verringerung des Myofibrillenanteiles am Zellvolumen vorliegt.

Mit zunehmendem Schweregrad der Herzinsuffizienz werden nacheinander das sympathische Nervensystem, das Renin-Angiotensin-Aldosteron-System, das Antidiuretische-Hormon-System und gegenregulatorisch das Atriale-Natriuretische-Peptid-System daueraktiviert und das parasympathische Nervensystem gehemmt. Hierdurch werden die nachfolgenden Kompensationsmechanismen in Gang gesetzt.

Die Vorlaststeigerung, d.h. die Vergrößerung des Ventrikelfüllungsvolumens und Verlängerung der Sarkomere auf 2,2 µm zur Bereitstellung einer optimalen Überlappung zwischen dicken und dünnen Filamenten, führt im druckbelasteten, volumenbelasteten oder kontraktionsgestörten Ventrikel zur Optimierung der eingeschränkten systolischen Ventrikelleistung. Dies läßt sich veranschaulichen durch Verschiebung des Arbeitspunktes auf einer abgeflachten Ventrikelfunktionskurve nach rechts (Abb. 1.7).

Die Kontraktilitätssteigerung des insuffizienten Myokards durch Erhöhung der efferenten sympathischen Nervenimpulse und der zirkulierenden Katecholamine zeigt sich an einer auf $\beta$-Blockade reversiblen Zunahme des maximal entwickelbaren Druckes, Schlagvolumens und Herzzeitvolumens.

Die Ruheherzfrequenz wird infolge der Daueraktivierung des sympathischen Nervensystems und Hemmung des parasympathischen Nervensystems gesteigert. Aufgrund einer Verringerung der

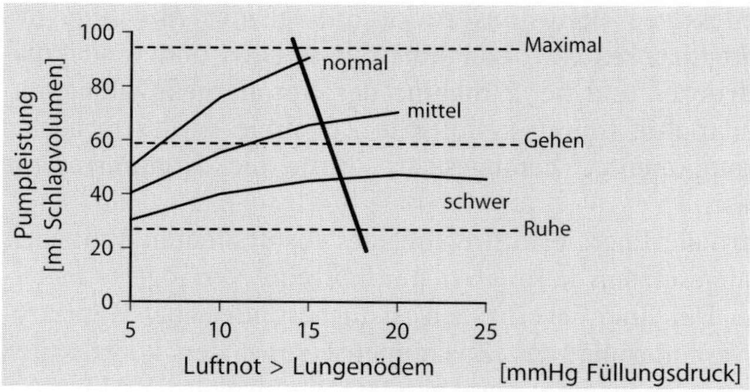


**Abb. 1.7.** Die kardiale Pumpfunktion im Bezugsrahmen des Frank-Starling-Mechanismus (Ventrikelfunktionskurve). Während der Herzgesunde eine maximale körperliche Belastung ohne Anstieg des Füllungsdruckes über 15 mmHg durchführen kann, sind beim Herzinsuffizienten (mittel, schwer) die Füllungsdrücke bereits in Ruhe erhöht. Die Erhöhung der Füllungsdrücke verursacht Symptome wie Luftnot und Lungenödem

Empfindlichkeit (Desensibilisierung) des Barorezeptorreflexes kommt es unter Lageänderung, pharmakologischer Intervention und Belastung zu einem gegenüber dem Gesunden verringerten Anstieg der Herzfrequenz.

Im Rahmen der chronischen Herzinsuffizienz kommt es kompensatorisch zur Ausbildung einer Ventrikelhypertrophie. Dabei führt eine chronische Druckbelastung durch vorwiegend systolisch überhöhte Wandspannung zur Parallelausbildung von Myofibrillen, Verdickung der Myozyten und damit zur konzentrischen Druckhypertrophie. Die chronische Volumenüberlastung führt durch eine vorwiegend diastolisch überhöhte Wandspannung zur Ausbildung von Myofibrillen, einer Verlängerung von Myozyten und damit zur exzentrischen Volumenhypertrophie. Die Mechanismen der Hypertrophieentstehung betreffen neben den Myozyten auch die Bindegewebsmatrix und Mikrozirkulation. Voraussetzung auf molekularbiologischer Ebene ist die differentielle Aufhebung der DNA-Repression mit Ermöglichung von Transkription, Translation und Proteinsynthese. Der Hypertrophiestimulus besteht wahrscheinlich in der Aktivierung miteinander vernetzter lokaler Regulationssysteme wie Gewebs-Renin-Angiotensin-System, Endothelin und weiterer Peptid-Wachstumsfaktoren vom Typ der Zytokine, möglicherweise werden gleichzeitig auch gegenregulatorische Mechanismen des programmierten Zelltodes (Apoptose) in Gang gesetzt.

Bei fortgeschrittener Herzinsuffizienz kommt es durch eine organbezogene Vasokonstriktion zur Umverteilung des zunächst unter Belastung, später unter Ruhe reduzierten Herzzeitvolumens von weniger kritischen Organen wie Haut, Nieren und Magen-Darm-Trakt zu vital wichtigen Organen wie Herz und Gehirn.

Durch Überwiegen der Aktivierung vasokonstriktorischer Regulationssysteme kommt es zu einem gegenüber dem Gesunden erhöhten peripheren Gefäßwiderstand, der in Gegenwart des erniedrigten Herzzeitvolumens zur Aufrechterhaltung eines adäquaten arteriellen Mitteldruckes und damit Gewebsperfusionsdruckes beiträgt.

Es scheint sinnvoll, die gestörte kardiale Pumpfunktion unabhängig von Ätiologie und Schweregrad im Bezugsrahmen des Frank-Starling-Mechanismus zu betrachten (Abb. 1.7). Dabei zeigt sich die eingeschränkte Kontraktilität des insuffizienten Ventrikels in einer Rechtsverlagerung und Abflachung der Herzfunktionskurve. Anfangs kann auf Kosten eines erhöhten Füllungsvolumens und erhöhter Füllungsdrücke mit entsprechender Neigung zu Stauungssymptomen ein ausreichendes Ruhe- und eventuell Belastungsherzzeitvolumen aufrechterhalten werden. Aufgrund der Verringerung der kardialen Noradrenalinspeicher, der myokardialen $\beta$-Rezeptorendichte, der Katecholaminempfindlichkeit und der inotropen Antwort auf adrenerge Impulse kann die Ventrikelfunktionskurve trotz Sympathikusdaueraktivierung nicht in einen normalen Bereich angehoben werden. Dem Konzept von Braunwald (Braunwald 1992) zufolge erreicht die chronische Herzinsuffizienz das klinisch-hämodynamische Stadium IV, wenn die Herzfunktionskurve auf einen Punkt rechtsverlagert und abgeflacht wird, an dem entweder die kardiale Pumpleistung unter Ruhebedingungen den Stoffwechselbedürfnissen der Körpergewebe nicht mehr gerecht wird, der linksventrikuläre Füllungsdruck und damit der pulmonale Kapillardruck eine Höhe erreicht, die zum Lungenödem führt, oder beides eintritt.

Bei der chronischen Herzinsuffizienz kommt es im Rahmen der Aktivierung der neurohormonalen Systeme zur Erhöhung der Plasma-Spiegel von Noradrenalin, Renin, Angiotensin II, Aldosteron, antidiuretischem Hormon und als Folge der Aldosteron- und Antidiuretischen-Hormon-Erhöhung zu einer Erniedrigung des Serum-Natrium-Spiegels (Cohn 1984, Lee 1986, Packer 1987, Gottlieb 1989). Das Ausmaß der Veränderungen der genannten Parameter korreliert mit dem Schweregrad der Herzinsuffizienz und damit mit der Prognose des Patienten. Dabei ist die Aktivierung der vasokonstriktorischen Regulationsmechanismen nicht nur Folge, sondern auch Ursache des Fortschreitens der schweren chronischen Herzinsuffizienz. Denn auf der einen Seite kommt es zu einer verringerten Dichte, d.h. Down-Regulation, von $\beta$-Rezeptoren, zu einem verringerten Ausmaß an isoproterenolvermittelter Adenylatzyklase-Stimulation, d.h. zu einer Verringerung der myokardialen Kontraktilität. Dabei spielen auch bislang noch unbekannte intrazelluläre Signaltransduktionsmechanismen, die neuerdings mit molekularbiologischen Methoden erfaßt werden können, eine Rolle (Müller 1995). Auf der anderen Seite kommt es durch die hohe Konzentration zirkulierender Katecholamine zu einer arteriellen Vasokonstriktion mit konsekutiver Nachlasterhöhung für den insuffizienten Ventrikel sowie zu einem direkt toxischen und arrhythmogenen Effekt auf den insuffizienten Herzmuskel. Obwohl sich bei der fortgeschrittenen Herzinsuffizienz eine Erhöhung des Atrialen Natriuretischen Peptides findet

(Gottlieb 1989), geht diese nicht mit einer effektiven Gegensteuerung, d.h. Vasodilatation, einher. Dieses wird mit einem Überwiegen der ebenfalls daueraktivierten vasokonstriktorischen Systeme erklärt. Auch die anderen vasodilatatorischen Systeme wie die Prostaglandine scheinen das Überwiegen der vasokonstriktorischen Einflüsse nicht aufheben zu können. Inwieweit einer Aktivierung des Immunsystems ebenfalls eine kompensatorische Rolle in dieser Situation zukommt, ist Gegenstand intensiver Forschung. So ist eine vom Schweregrad der Herzinsuffizienz abhängige Erhöhung des Zytokines Tumor-Nekrose-Faktor-$\alpha$ (Levine 1990) und Interleukin-6 (Deng 1996, Munger 1996) beschrieben worden. In jüngster Zeit wird einer Aktivierung des Immunsystems eine nur evolutionär verständliche Rolle bei der chronischen Herzinsuffizienz zugeschrieben (Packer 1995). Damit kommt es zu einer Imbalance zwischen vasokonstriktorischen und vasodilatatorischen Einflüssen zugunsten der vasokonstriktorischen. Die damit verbundene Nachlasterhöhung bedingt eine weitere Funktionseinschränkung des insuffizienten Ventrikels (Abb. 1.8).

Die überschießende Erhöhung der Plasma-Katecholamin-Spiegel begünstigt kardiale Arrhythmien auf Vorhof- und Ventrikelebene, die ihrerseits zu einer Verschlechterung der hämodynamischen Situation beitragen. Die aktivierten neurohormonalen Systeme führen über die Tätigkeit von Wachstumsfaktoren zum einen zur Herzmuskelhypertrophie, somit erhöhtem koronaren Perfusionswiderstand und verrin-

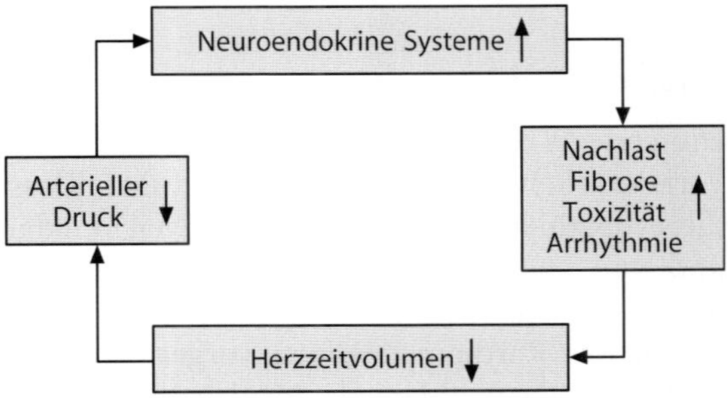


**Abb. 1.8.** Circulus vitiosus bei chronischer Herzinsuffizienz infolge von Daueraktivierung neurohumoraler vasokonstriktorischer Regulationsmechanismen. Die chronische Aktivierung des sympathischen und Renin-Angiotensin-Systems führt zur Erhöhung der Nachlast und damit des Auswurfwiderstandes für die Ventrikel, Ausbildung von Myokardfibrose, toxischer Myokardschädigung sowie Arrhythmien. All diese Faktoren begünstigen die weitere Einschränkung der Herzleistung

gerter Dehnbarkeit, zum anderen zu zunehmender Vermehrung des bindegewebigen Anteils im Herzmuskel, d.h. Fibrose. Beide tragen zur weiteren Verschlechterung der Pumpfunktion bei.

Die Entdeckung, daß die neurohumoralen Regulationsmechanismen nicht nur eine nützliche, sondern auch eine selbstschädigende Rolle bei Individuen mit fortgeschrittener chronischer Herzinsuffizienz spielen können, wirft die Frage nach dem entwicklungsgeschichtlichen Sinn dieser Mechanismen auf. Es ist anzunehmen, daß sie sich im Laufe der Evolution für Situationen herausbildeten, die mit akutem Volumenmangel, z.B. infolge akuten Blutverlustes, bei herzgesunden Menschen einhergingen. Im Vordergrund steht bei derartigen Notfallsituationen die Aufrechterhaltung eines adäquaten Herzzeitvolumens, peripheren Gefäßwiderstandes und damit arteriellen Mitteldruckes sowie eine nachfolgende Volumenregulation. Eine vorübergehende Aktivierung der neurohumoralen Systeme initiiert beim intakten Ventrikel keinen der genannten Circuli vitiosi. Während eine Optimierung der Regulation bei akuter Herzkreislaufinsuffizienz im Laufe der Evolution anzunehmen ist, sind für das Bestehen der Gattung Mensch überlegene Regulationsmechanismen für die chronische Herzinsuffizienz kein Auswahlkriterium. Denn diese tritt in der Regel erst in einem Alter auf, welches jenseits der reproduktiven Phase liegt.

## 1.3 Grunderkrankungen

### Kardiomyopathien

Die erste WHO-Klassifikation der Kardiomyopathien wurde 1980 in Paris erarbeitet (Report 1980). In dieser Klassifikation wurden Kardiomyopathien als Herzerkrankungen unklarer Ursache definiert und von spezifischen Herzerkrankungen mit bekannten Ursachen unterschieden. 1995 wurde eine neue WHO-Definition und -Klassifikation der Kardiomyopathien vorgestellt (Richardson 1996), in der die Kardiomyopathien als Myokarderkrankungen definiert werden, die mit einer Herzfunktionsstörung einhergehen. Damit wurde mit der bis zu diesem Zeitpunkt gültigen Festlegung gebrochen, daß Kardiomyopathien per definitionem Herzmuskelerkrankungen unklarer Genese sind. In der neuen WHO-Klassifikation werden folgende Kardiomyopathien unterschieden:

- Dilatative Kardiomyopathie
- Hypertrophe Kardiomyopathie
- Restriktive Kardiomyopathie
- Arrhythmogene rechtsventrikuläre Kardiomyopathie
- Spezifische Kardiomyopathie
- Unklassifizierbare Kardiomyopathie.

### Dilatative Kardiomyopathie

**Kennzeichen:** Die dilatative Kardiomyopathie (DCM) ist gekennzeichnet durch eine Dilatation des linken und/oder rechten Ventrikels mit begleitender schwerer Einschränkung der Pumpfunktion. Herzrhythmusstörungen, thrombembolische Ereignisse sowie ein plötzlicher Herztod können in jedem Stadium der Erkrankung auftreten.

**Pathologie:** Die Kammerwandstärke ist normal oder leicht verdickt, und Parietalthromben werden häufig gefunden. Aufgrund der Dilatation und der Verschiebung der Papillarmuskeln zur Herzspitze kann es zu einer Insuffizienz der Mitral- und Trikuspidalklappe kommen. Histologisch sowie ultrastrukturell sieht man unspezifische Veränderungen. Neben hypertrophierten Kardiomyozyten zeigt das Interstitium Fibrosierungen unterschiedlichen Ausmaßes.

**Ursache:** Ist weitgehend unbekannt. Es wird angenommen, daß die Pumpfunktionsstörung auf den Verlust von kontraktilem Gewebe zurückzuführen ist. Pathophysiologisch werden unterschiedliche Ursachen diskutiert:

- Autoimmune und familiär/genetische Genese. Bei Patienten, die an einer DCM leiden, und deren symptomfreien Angehörigen konnten in erhöhtem Maß herzspezifische Antikörper im Serum identifiziert werden (Caforio 1994). Untersuchungen an Stammbäumen von mit DCM belasteten Familien konnten autosomal dominante oder autosomal rezessive oder X-chromosomale Erbverläufe zeigen (Schowengerdt 1995).
- Einige Autoren sehen die Ursache der DCM in einer chronischen lymphozytären Myokarditis (Kasper 1994), deren Ursache auf eine virale Infektion zurückzuführen ist (Kishimoto 1994, Neumann 1994).

In jüngster Zeit wird die Apoptose, der programmierte Zelltod, als eine Ursache der DCM diskutiert (Narula 1996). Im Endstadium einer DCM ist ein Verlust von Kardiomyozyten auf den Prozeß der Apoptose zurückzuführen (Olivetti 1997).

**Therapie:** Eine kausale Therapie der DCM ist zur Zeit nicht verfügbar.

Inwieweit eine immunsuppressive Therapie bei Patienten mit chronischer Entzündung die Prognose verbessert, wird von verschiedenen Autoren kontrovers diskutiert (Maisch 1994, Mason 1995).

Wenn die konventionelle Herzinsuffizienz-Therapie ausgeschöpft ist, bleibt als Therapieoption die Herztransplantation.

### Hypertrophe Kardiomyopathie (HCM)

**Kennzeichen:** Diese primär myokardiale Erkrankung zeichnet sich durch einen deutlich hypertrophierten und nicht dilatierten linken Ventrikel aus, ohne begleitende kardiale oder systemische Erkrankung, die diese Hypertrophie erklären könnte, wie beispielsweise eine Aortenklappenstenose oder ein systemischer Hypertonus (Maron 1979). Obwohl eine symmetrische linksventrikuläre Hypertrophie beschrieben wird, ist die asymmetrische Hypertrophie des Ventrikelseptums ein klassisches Kennzeichen der Erkrankung. Die diastolische Herzfunktion ist eingeschränkt und die systolische Funktion hyperdynamisch. Bei Nachweis eines subaortalen Gradienten ist ein lautes systolisches Herzgeräusch auszukultieren. Das jährliche Risiko bei Patienten mit HCM, einem plötzlichen Herztod zu erliegen, liegt bei 2–4%, auch wenn sie asymptomatisch sind.

**Pathologie:** Makroskopisch ist eine linksventrikuläre Hypertrophie, insbesondere im Herzseptum, auffällig. Das Septum wölbt sich in das Ventrikelkavum vor, wodurch eine Obstruktion auftreten kann. Die Ratio der Wanddicke von Septum und freier Wand beträgt 3:2. Das Herzgewicht liegt bei 500 g oder höher. Histologisch charakteristisch, aber nicht spezifisch ist der Nachweis eines myozytären Disarrays. Dieses ist gekennzeichnet durch myozytäre Verzweigungsstörungen hypertrophierter Kardiomyozyten, wobei die normale parallele Anordnung aufgehoben ist und durch vermehrte seitliche Verzweigungen und Seit-zu-Seitverbindungen ersetzt wird. Zusätzlich ist das Interstitium durch eine Fibrosierung umgebaut, wobei das Ausmaß der Fibrose stärker ist als bei einer Hypertrophie auf dem Boden eines Hypertonus. Ein myozytäres Disarray wird auch bei einer Herzhypertrophie anderer Genese beobachtet, jedoch nicht im selben Ausmaß wie bei der HCM. Die Fläche des Disarrays beträgt hier über 30% des untersuchten Myokards, hingegen nur bis zu 5% bei einer Herzhypertrophie anderer Genese. Kleine intramurale Arterien zeigen in 80% der Fälle eine Wandverdickung mit Vermehrung der Intima- und Mediakomponenten. Diese Veränderungen werden häufig in der Nähe von Narbenfeldern beobachtet, so daß ein kausaler Zusammenhang vermutet wird (Maron 1987).

**Ursache:** Genetische Untersuchungen zeigen, daß die HCM in etwa 50% der Fälle autosomal dominant vererbt wird (Maron 1984). Die restlichen 50% sind sporadische Fälle, wobei in dieser Gruppe auch Neumutationen oder eine autosomal rezessive Vererbung mit reduzierter Penetranz vorliegen können (Maron 1987). Die Gene, welche für die familiäre HCM verantwortlich sind, liegen auf dem langen Arm des Chromosoms 14 und kodieren das kardiale $\alpha$- und $\beta$-Myosin-Heavy-Chain (MHC) (Solomon 1990). Neuere Untersuchungen konnten weitere Mutationen an den Genen für das $\alpha$-Tropomyosin und Troponin T aufzeigen (Thierfelder 1994).

### Restriktive Kardiomyopathie

**Kennzeichen:** Die restriktive Kardiomyopathie zeichnet sich durch eine eingeschränkte diastolische Funktion der Ventrikel mit normalem oder reduzierten diastolischen Volumen aus (Richardson 1996, Kushwaha 1997). Es können ein oder beide Ventrikel befallen sein, die systolische Ventrikelfunktion ist nicht eingeschränkt und die Wandstärke ist normal.

Man unterscheidet eine idiopathische und eine spezifische Form, die mit anderen Erkrankungen assoziiert ist. Die letztere Form ist definitionsgemäß den spezifischen Kardiomyopathien zuzuordnen. Die restriktive Kardiomyopathie ist in einigen Teilen Afrikas, Indiens, Südamerikas und Asiens endemisch.

## Idiopathische Form

Die idiopathische restriktive Kardiomyopathie tritt gelegentlich familiär auf und kann mit einer distalen Skelettmuskelerkrankung verbunden sein (Katritsis 1991).

**Pathologie:** Das Herzgewicht kann leicht bis mäßig erhöht sein. Gewöhnlich sind beide Vorhöfe vergrößert und können Thromben in den Herzohren aufweisen. Die Ventrikel haben normale Größe mit regelrechter Wandstärke. Bei einem bestehenden pulmonalen Hochdruck kann eine Rechtsherzhypertrophie vorliegen. Histologisch imponiert eine interstitielle Fibrose unterschiedlichen Ausmaßes, die fleckförmig im Myokard verteilt ist (Siegel 1984).

## Spezifische Form

### Amyloidose

Außerhalb der tropischen Länder ist die kardiale Amyloidose die häufigste restriktive Kardiomyopathie. Eine kardiale Beteiligung sieht man häufig im Rahmen einer primären Amyloidose, verursacht durch eine Überproduktion von Immunglobulinen bei einem Plasmozytom.

Die sekundäre Amyloidose wird verursacht durch eine Ablagerung anderer Proteine und kann familiär, im Alter oder bei einer chronischen Erkrankung auftreten. Pathophysiologisch wird ein Prozeß angenommen, bei dem normales Myokard untergeht und durch interstitielle Amyloidablagerungen ersetzt wird (Smith 1984).

**Pathologie:** Die Herzhöhlen haben häufig normale Dimensionen, können jedoch auch verkleinert oder leicht vergrößert sein. Gelegentlich finden sich Thromben in den Herzohren. Die linksventrikuläre Wand kann verbreitert sein, was sich in einer deutlichen Verschlechterung der Prognose niederschlägt (Katritsis 1991). Histologisch können die interstitiellen Amyloidablagerungen in allen vier Herzhöhlen nachgewiesen werden. Das Perikard, die Herzklappen sowie die Koronararterien sind mit einbezogen (Hesse 1993). Mit Hilfe von Endomyokardbiopsien läßt sich die Diagnose sichern und das Amyloid mittels Immunhistochemie weiter differenzieren.

### Endomyokardiale Fibrose und Löffler'sche Endokarditis

Die endomyokardiale Fibrose und die Löffler'sche Endokarditis scheinen unterschiedliche Manifestationen einer restriktiven Kardiomyopathie zu sein, die beide mit einer Eosinophilie einhergehen (Fauci 1982). Es wird angenommen, daß der Inhalt der intrazellulären Granula der Eosinophilen einen toxischen Effekt auf das Myokard hat (Tai 1987).

**Pathologie:** Das Herz ist normal groß, die Ventrikelhöhlen sind häufig obliteriert durch eine exzessive Endokardverbreiterung mit aufgelagerten Thromben. Die Endokardverbreiterung setzt sich auch auf die Papillarmuskeln fort, was mit einer Klappendeformation und Klappeninsuffizienz einhergeht.

Weitere Erkrankungen und Speicherkrankheiten, die mit einer restriktiven Kardiomyopathie einhergehen können, sind entsprechend der Ursachen in Tabelle 1.2 aufgeführt (nach Kushwaha 1997).

### Arrhythmogene rechtsventrikuläre Kardiomyopathie

Die arrhythmogene rechtsventrikuläre Kardiomyopathie ist erst in der 1995 erstellten, neuen WHO-Klassifikation als eigenständige Kardiomyopathie hinzugekommen. Bis zu diesem Zeitpunkt wurde diese Erkrankung als arrhythmogene rechtsventrikuläre Dysplasie (ARVD) bezeichnet.

**Kennzeichen:** Die arrhythmogene rechtsventrikuläre Kardiomyopathie zeichnet sich durch eine segmentale bis globale Kontraktionsstörung des rechten Ventrikels aus. Das klinische Erscheinungsbild umfaßt asymptomatische Fälle, die fast ausschließlich bei systematischem Familienscreening entdeckt werden, über Patienten mit Kammertachykardien bis hin zum plötzlichen Herztod. In etwa 30% der Fälle läßt sich eine familiäre Häufung feststellen (Nava 1988).

**Pathologie:** Makroskopisch erkennt man im normalen oder vergrößerten rechten Ventrikel eine vermehrte Fetteinlagerung, die vom Epikard bis an das Endokard reicht. Histologisch ist die Erkrankung gekennzeichnet durch eine interstitielle Lipomatose und vermehrtem interstitiellen Bindegewebe (Thiene 1988). Zusätzlich können die Kardiomyozyten degenerative Veränderungen aufweisen. Aufgrund der

**Tabelle 1.2.** Mit einer restriktiven Kardiomyopathie assoziierte Erkrankungen

| **Myokardial** |
|---|
| Nicht infiltrativ |
| Idiopathische restriktive Kardiomyopathie* |
| Familiäre restriktive Kardiomyopathie |
| Hypertrophe Kardiomyopathie |
| Sklerodermie |
| Pseudoxanthoma elasticum |
| Diabetische Kardiomyopathie |
| Infiltrativ |
| Amyloidose* |
| Sarkoidose* |
| Morbus Gaucher |
| Morbus Hurler |
| Speichererkrankungen |
| Hämochromatose |
| Morbus Fabry |
| Glykogenspeichererkrankungen |
| **Endomyokardial** |
| Endomyokardiale Fibrose* |
| Radiatio* |
| Toxische Effekte nach Anthracyclin-Behandlung* |
| Hypereosinophilie-Syndrom |
| Herzbeteiligung bei einem Karzinoid-Syndrom |
| Medikamente, die eine Endokardfibrose verursachen können (z.B. Serotonin, Methysergid, Ergotamin, Busulfan) |

* Klinisch häufig relevante Erkrankung

segmentalen Ausbreitung der Erkrankung ist die Interpretation einer negativen Endomyokardbiopsie schwierig, ein positiver Befund kann die Diagnose entscheidend erhärten (McKenna 1994). Erschwerend kommt hinzu, daß diese Erkrankung selten das Interventrikularseptum befällt, wo üblicherweise biopsiert wird.

**Ursache:** Die Ätiologie ist zur Zeit nicht bekannt. Genetische Linkage-Untersuchungen konnten vier unterschiedliche Genloki identifizieren, wobei jedoch die Identifizierung eines Kandidatengens noch aussteht (Rampazzo 1995). Neben einer gestörten sympathischen Innervierung des Myokards (Wichter 1994) wird auch eine entzündliche Genese diskutiert (Thiene 1991). Es gibt ferner Hinweise, daß die Apoptose (programmierter Zelltod) eine Rolle in der Pathogenese spielen könnte (Mallat 1996).

### Unklassifizierbare Kardiomyopathie

In diese Gruppe der Kardiomyopathien fallen diejenigen Erkrankungen, die nicht in eine der bisher genannten Gruppen passen. Dazu gehört die Fibroelastose, die minimale Kardiomyopathie, sowie die mitochondriale Kardiomyopathie.

### Spezifische Kardiomyopathie

Zu dieser Gruppe der Kardiomyopathien werden die Herzerkrankungen gezählt, bei denen Ätiologie und Pathogenese bekannt sind. Die Erkrankung zeigt sich klinisch meist unter dem Bild einer dilatativen Kardiomyopathie. Die klinisch häufigsten Formen sind die

- ischämischen Kardiomyopathien
- valvulären Kardiomyopathien
- hypertensiven Kardiomyopathien
- medikamentös-toxischen Kardiomyopathien
- inflammatorischen Kardiomyopathien.

**Ischämische Kardiomyopathie:** Die Erkrankung zeichnet sich durch eine kardiale Dysfunktion des nichtischämischen oder des nicht direkt infarktgeschädigten Myokards aus. Die Störung der Herzfunktion läßt sich somit nicht durch die koronare Herzerkrankung erklären.

Die Ursache liegt in einem Remodelling-Prozeß mit einer Hypertrophie der Kardiomyozyten und der Ausbildung von vermehrtem interstitiellen Bindegewebe und einer perivaskulären Fibrose.

**Valvuläre Kardiomyopathie:** Die kardiale Dysfunktion überschreitet das Maß, welches man bei einem reinen Klappenfehler erwarten würde.

**Hypertensive Kardiomyopathie:** Cor hypertensivum mit einer Hypertrophie des linken Ventrikels und vermehrter interstitieller Fibrose und Verbreiterung der intramuralen Gefäße. Daraus resultiert eine diastolische und im Verlauf der Erkrankung eine systolische Funktionsstörung.

**Medikamentös-toxische Kardiomyopathie:** Alkohol kann eine Herzfunktionsstörung verursachen, wobei jedoch nicht bekannt ist, welche Alkoholmenge diese Schädigung verursacht. Ebenso können Medikamente wie z.B. trizyklische Antidepressiva, Lithiumcarbonat und auch Adriamycin eine Kardiomyopathie verursachen.

**Inflammatorische Kardiomyopathie:** Diese Kardiomyopathie ist 1995 erstmals in die Klassifikation aufgenommen worden. Sie ist definiert als Entzündung des Myokards mit einer Funktionseinschränkung, die histologisch und immunhistochemisch am Gewebe diagnostiziert wird. Ursächlich für diese Form ist eine Virusinfektion oder ein immunologischer Prozeß.

### Ischämische Herzerkrankung

**Kennzeichen:** Im Gegensatz zur ischämischen Kardiomyopathie ist die Pumpfunktionsstörung bei der ischämischen Herzerkrankung auf das infarktgeschädigte Myokard zurückzuführen.

**Ursache:** Die Ursache ist eine Stenosierung oder ein Verschluß eines oder mehrerer Herzkranzgefäße. Die zugrundeliegende Erkrankung ist die Atherosklerose, deren Genese multifaktoriell ist. Durch eine Gewebszunahme in der Intima der Arterie kommt es zu einer exzentrischen Lumeneinengung. Die Gewebszunahme beruht auf einer Ansammlung von Lipiden, die entweder intrazellulär in Schaumzellen oder extrazellulär den Plaque vergrößern. Glatte Muskelzellen vom synthetischen Typ produzieren Kollagen, lassen den Plaque weiter wachsen und verstärken die Lumeneinengung. Komplizierend kann die Läsion einreißen und das Gefäß sich thrombotisch verschließen.

**Pathologie:** Makroskopisch imponiert auf der Myokardschnittfläche eine deutliche Fibrose mit großflächigen Vernarbungen. Wenn zusätzlich ein akuter Myokardinfarkt vorliegt, ist das infarzierte Gewebe lehmgelb verfärbt und zeigt einen rötlichen Randsaum. Die epikardialen Gefäße sind hochgradig stenosiert bis obliteriert. Morphologisch können die Gefäßveränderungen nach Tabelle 1.3 klassifiziert werden.

**Tabelle 1.3.** Histologische Klassifikation von Gefäßveränderungen (Stary 1995)

| Nomenklatur | Histologie | Wachstum | Frühestes Auftreten | Klinik |
|---|---|---|---|---|
| Typ I Initiale Läsion | Isolierte Schaumzellen | Lipide | ab 1.Dekade | stumm |
| Typ II Lipidfleck | Intrazelluläre Lipidansammlung | Lipide | ab 1. Dekade | stumm |
| Typ III Intermediäre Läsion | Typ II + wenig extrazell. Lipid | Lipide | ab 3. Dekade | stumm |
| Typ IV Atherom | Typ II + extrazell. Lipidkern | Lipide | ab 3. Dekade | stumm oder symptomatisch |
| Typ V Fibroatherom | Lipidkern + fibröse Kappe, Kalk | glatte Muskelzellen, Kollagen | ab 4. Dekade | stumm oder symptomatisch |
| Typ VI Komplizierte Läsion | Oberflächendefekt mit Hämatom, Thrombose | Thrombose, Hämatom | ab 4. Dekade | stumm oder symptomatisch |

Folge eines Gefäßverschlusses ist die Ausbildung eines Myokardinfarktes mit Myozytennekrosen und nachfolgender Defektheilung mit Ausbildung von Narbengewebe. Aus dem Untergang von kontraktilem Gewebe resultiert eine Pumpfunktionsstörung.

## Myokarditis

**Kennzeichen:** Pumpfunktionsstörung auf dem Boden einer Entzündung im Myokard. Klinisch zeigt sich häufig ein plötzlicher Beginn der Herzinsuffizienz mit Rhythmusstörungen sowie einer Assoziation mit einer grippeähnlichen Erkrankung einige Wochen zuvor.

**Pathologie:** Das makroskopische Bild ist uncharakteristisch und reicht von normalem Myokard über eine schlaffe Ventrikeldilatation zu einer scheckigen, getigerten Myokardschnittfläche. Histologisch imponiert eine Durchsetzung des Myokards mit überwiegend rundzelligen Entzündungszellen, bestehend aus T-Lymphozyten und Makrophagen. Nach der Dallas-Klassifikation (Aretz 1987) kann eine Myokarditis nur diagnostiziert werden, wenn zum Entzündungsinfiltrat zusätzlich Myozytennekrosen oder -degenerationen sichtbar sind. Häufig sind die Entzündungszellinfiltrate nicht diffus, sondern fleckförmig im Myokard verteilt, so daß ausreichend Biopsien ent-

**Tabelle 1.4.** Entzündungszellen einer Myokarditis und deren Differentialdiagnose (modifiziert nach Aretz 1987)

| Lymphozyten | Neutrophile | Eosinophile | Riesenzellen |
|---|---|---|---|
| **Infektiös** (Viren, Bakterien, Protozoen, Parasiten) | Eitrige Myokarditis (Sepsis) | Medikamenten-Hypersensitivitätsreaktion | Idiopathische Riesenzellmyokarditis |
| **Autoimmun** | Infarkt | Parasiten | Sarkoidose |
| | Leukozytoklastische Vaskulitis | Löffler'sche Endokarditis | Tuberkulose |
| | | | Rheumatoide Erkrankung |

nommen werden sollten. Dieses Phänomen könnte ein Grund für die schlechte Korrelation zwischen Klinik und Pathologie sein. Die Dallas-Klassifikation unterscheidet ferner eine Borderline-Myokarditis mit wenigen Entzündungszellen ohne Myozytenschädigungen. Einige Autoren bezeichnen dieses Bild als chronische Myokarditis, welches das Äquivalent zur inflammatorischen Kardiomyopathie darstellt (Maisch 1998).

**Ursache:** Über die Charakterisierung des Entzündungszellinfiltrates läßt sich die Ursache bzw. sind die Differentialdiagnosen weiter eingrenzen (Tabelle 1.4).

Die häufigste Ursache einer lymphozytären Myokarditis ist eine Infektion mit kardiotropen Viren. Am häufigsten sind die Infektionen mit Coxsackie B, Zytomegalie und Adenoviren.

Therapeutisch steht an erster Stelle die medikamentöse Therapie der Herzinsuffizienz und strikte Bettruhe. Bei nicht beherrschbarer Herzinsuffizienz ist die Implantation eines Linksherz-Unterstützungssystems (LVAS) zu erwägen. Mit diesem System ist die Überbrückung des Patienten bis zur Herztransplantation möglich, in Einzelfällen ist auch eine Erholung der Herzfunktion am LVAS beobachtet worden, wodurch der Ausbau des Systems ohne Durchführung einer Herztransplantation möglich war (Jett 1992, Müller 1997). Inwieweit eine immunsuppressive Therapie nützlich ist, wird kontrovers diskutiert (Maisch 1994, Mason 1995).

### Herzklappenfehler

Bei fortgeschrittenen Herzklappenfehlern kann eine Herztransplantation indiziert sein. Am häufigsten betroffen sind die Klappen im linken Herzen, wobei die Aortenklappe im Vordergrund steht. Ist der Remodelling-Prozeß mit Ausbildung der interstitiellen Fibrose soweit fortgeschritten, daß ein Klappenersatz die Herzfunktion nicht verbessert, ist eine Herztransplantation zu diskutieren.

### Herzrhythmusstörungen

**Kennzeichen:** Speziell die ventrikulären Tachyarrhythmien sind für das Auftreten des sogenannten plötzlichen Herztodes verantwortlich, der zwischen 5 und 10% aller Todesfälle, bei herzinsuffizienten Menschen zwischen 30 und 50% der Todesfälle ausmacht. Insofern nimmt die Behandlung dieser Herzrhythmusstörungen einen großen Stellenwert in der modernen Kardiologie und somit auch Kardiochirurgie ein.

**Ursache:** Bei der Betrachtung von ventrikulären Tachyarrhythmien muß man grundsätzlich die ventrikulären Tachykardien vom Kammerflimmern trennen. Beim Kammerflimmern kann ein sogenanntes arrhythmogenes Substrat als Ursprungsort der Rhythmusstörung nicht lokalisiert werden, so daß kein direkter Zugriff möglich ist. Anhaltende (*sustained*) Kammertachykardien treten meist auf dem Boden sogenannter Wiedereintrittskreise (Reentry-Kreise) auf. Man muß davon ausgehen, daß die Übergangszone zwischen gesundem Muskel und Narbengewebe den Ursprungsort für die Arrhythmien darstellt. In diesem Bereich liegen noch vitale Herzmuskelzellen (Myozyten), die aber aufgrund ihrer ischämischen Schädigung elektrisch instabil geworden sind. Die Verflechtung von isolierendem Narbengewebe und Herzmuskelzellen mit modifizierten Reizleitungseigenschaften bietet ideale Voraussetzungen für das Entstehen von kreisenden Erregungen, die sich dann als Kammertachykardie bemerkbar machen.

### Sonstige Herzerkrankungen

Weitere zur Herztransplantation führende Erkrankungen sind in ausgewählten Einzelfällen Herztumoren sowie anders nicht behandelbare Angina pectoris bei koronarer Herzkrankheit.

## 1.4 Prognose ohne Herztransplantation

### Patienten mit Ruhebeschwerden (NYHA IV)

Die Prognose der chronischen Herzinsuffizienz ist nach wie vor schlecht. Die mittleren 1-Jahres- bzw. 5-Jahres-Überlebensraten betragen 60 bzw. 30%, bei Versagen der etablierten konventionellen Therapie 50 bzw. 10% (McKee 1971, Ho 1993). Patienten, die unter Ruhebedingungen (Stadium NYHA IV) Beschwerden haben, besitzen unter optimaler medikamentöser Therapie eine geschätzte 1-Jahres-Überlebensrate von maximal 60% (Swedberg 1987). Patienten, die auf diese Therapie (Digitalis, Diuretika, ACE-Hemmer) nicht ansprechen, haben wahrscheinlich eine 1-Jahres-Überlebensrate von weniger als 50% (Stevenson 1990, O'Connell 1992). Durch hämodynamisch maßgeschneiderte Therapie mit Vor- und Nachlastsenkung (siehe Kapitel 2) läßt sich, insbesondere nach den Arbeiten der Arbeitsgruppe der University of California in Los Angeles (UCLA) eine Verbesserung der Prognose erreichen (Stevenson 1987).

### Patienten mit Beschwerden bei geringer Belastung (NYHA III)

Patienten im klinischen Herzinsuffizienzstadium NYHA III haben nach den vorliegenden Daten eine bessere 1-Jahres-Spontanprognose, die auf 70–90% geschätzt wird (O'Connell 1992). Diese läßt sich durch Vasodilatatorentherapie (Cohn 1986, 1991, SOLVD-Study-Group 1991) und neuerdings durch den Einsatz von $\beta$-Blockern mit vasodilatierenden Eigenschaften noch verbessern (Packer 1996).

# 1.5 Konservatives Management

## Allgemeines

Die Betreuung des schwer herzkranken, insbesondere schwer herzinsuffizienten Patienten wird vom niedergelassenen Hausarzt, häufig in Zusammenarbeit mit niedergelassenen Internisten oder Kardiologen und dem örtlichen Krankenhaus vorgenommen.

## Lebensstil

Grundlage einer jeden Betreuung des schwer herzkranken, insbesondere des herzinsuffizienten Menschen ist eine angemessene Einstellung des Lebensstiles. Dies erfordert eine intensive Zusammenarbeit insbesondere zwischen Patient, Angehörigen, niedergelassenem Arzt und wohnortnahem Krankenhaus. Die wichtigsten Regeln sind:

- Einhalten eines geregelten Wach-Schlaf/Ruhe-Rhythmus. Dieser trägt vermutlich zu einer Verbesserung der zirkadianen Rhythmik der neurohormonalen Systeme bei und begrenzt die ohnehin überschießende Aktivierung insbesondere des sympatischen Nervensystems (siehe Kapitel 1.2).
- Mäßiges körperliches Trainingsprogramm. Dabei sind regelmäßige Ausdauerformen wie Spazierengehen, Fahrradfahren, Schwimmen gegenüber Sportarten, die mit akuten Spitzenbelastungen einhergehen, zu bevorzugen. Anzustreben sind 3–5×pro Woche 30–60 Minuten Sport. Der Effekt des körperlichen Trainings auf die kardiale Grunderkrankung ist Gegenstand intensiver Forschung (McKelvie 1995, Stevenson 1995).
- Gesundheitsfördernde Ernährungsgewohnheiten (Checkliste 19.21), d.h.:
  - vielseitig, aber nicht zuviel,
  - weniger fettreiche Lebensmittel,
  - würzig, aber nicht salzig,
  - wenig Süßes,
  - mehr Vollkornprodukte,
  - reichlich Gemüse, Kartoffeln, Obst,
  - weniger tierisches Eiweiß, d.h. weniger Fleisch,
  - trinken mit Verstand, insbesondere Begrenzung der Flüssigkeitszufuhr auf 1–2 Liter pro Tag,

- öfter kleinere Mahlzeiten,
- nährstoffschonend zubereiten.

- Verzicht auf Drogen, d.h. nicht rauchen und maximal 1 Glas Wein/Bier pro Tag trinken.
- Gelassener Umgang mit Alltagssorgen, d.h. Abbau von krankheitsförderndem Umgang mit Alltagsstreß. Hierzu gehört im Bereich der Berufswelt eine realistische Planung des Tages-Arbeitsprogrammes, die Fähigkeit, Aufgaben zu delegieren oder zu verschieben, die Formulierung von realistischen Zielen, die Erkenntnis des Ersetzbarseins durch andere. Im Bereich des Privatlebens gehören hierzu ein bewußter Umgang mit nahen Angehörigen, insbesondere in Anbetracht einer eingeschränkten Lebenserwartung, sowie eine positive Einstellung zur Sexualität.
- Regelmäßige tägliche Aufzeichnungen über Blutdruck, Herzfrequenz, Gewicht, Urinausscheidung, Temperatur, Befindlichkeitsänderungen und Medikamenteneinnahme sind die Basis für eine ambulante Betreuung des herzinsuffizienten Menschen. Hieraus können bei Ambulanzvorstellungen wichtige Erkenntnisse über Veränderungen im Längsschnitt gewonnen werden.
- Meditative-philosophische Gesamtschau der Lebensstiländerungen. Es kommt bei den genannten Maßnahmen nicht auf die akribische Einhaltung nur eines Punktes an, sondern auf die dauerhafte, gefühlsmäßig verinnerlichte Annahme eines angemessenen Lebensentwurfes. Dadurch kann die Progredienz und damit eventuell die Prognose der Grunderkrankung verändert werden. Dies ist für die koronare Herzkrankheit als einer der häufigsten Ursachen der chronischen Herzinsuffizienz eindrucksvoll nachgewiesen worden (Ornish 1990).

### Medikamentöses Management

Es empfiehlt sich, zur medikamentösen Therapiesteuerung eine Hämodynamikausgangsmessung und Verlaufskontrolle durchzuführen (siehe Kapitel 2.5). Innerhalb der Stufentherapie der Herzinsuffizienz kommen neben allgemeinen Richtlinien zur Lebensführung zunächst drei verschiedene Medikamentengruppen zum Einsatz (Stevenson 1991):

- Digitalisglykoside wie Digoxin 0,2–0,4 mg/Tag (Novodigal®, Lanitop®) oder Digitoxin 0,05–0,15 mg/Tag (Digimerck®);

- Diuretika wie Furosemid 20–1600 mg/Tag (Lasix®) und Spironolactone 100–600 mg/Tag (Aldactone®);
- Angiotensin-Converting-Enzym-Hemmer wie Captopril 50–150 mg/Tag (Lopirin®) und Enalapril 10–40 mg/Tag (Xanef®). Dabei ist bei den ACE-Hemmern auf eine einschleichende Dosierung, z. B. mit 2×6,25 mg/Tag Captopril oder 2×2,5 mg/Tag Enalapril, zu achten. Der Blutdruck ist insbesondere nach Ersteinnahme engmaschig, d. h. in 15minütigen Abständen, zu kontrollieren, da es bei vorbestehender Aktivierung des Renin-Angiotensin-Systems zu bedrohlichem Abfall des arteriellen Mitteldruckes kommen kann. Angiotensin-II-Rezeptor-Antagonisten (z. B. Losartan®) können möglicherweise alternativ eingesetzt werden.

Wenn komplexe ventrikuläre Herzrhythmusstörungen dokumentiert werden können, so ist der Einsatz von Antiarrhythmika zu erwägen. Die Prognose ist abhängig von der Grunderkrankung und der linksventrikulären Pumpfunktion. Ob sie durch Antiarrhythmika wie der Klasse-III-Substanz Amiodaron (Cordarex®) günstig beeinflußt werden kann, ist bislang nicht geklärt (Doval 1994, Singh 1995, Breithardt 1995).

Weitere Substanzen zur Verbesserung der Prognose bei schwerer Herzinsuffizienz sind zunehmend im Einsatz. Zu ihnen gehören $\beta$-Blocker wie Bisoprolol (CIBIS 1994), Ca-Antagonisten wie Amlodipin (Packer 1995), Aldosteron-Antagonisten wie Spironolacton (Pitt 1999), die zytokininhibierende Substanz Vesnarinon (Matsumori 1994) und der $\alpha$-blockierende $\beta$-Blocker Carvedilol (Dilatrend®, Querto®). Insbesondere die letztgenannte Substanz hat in jüngster Zeit eine günstige Beeinflussung der Sterblichkeit bei Herzinsuffizienz gezeigt (Packer 1996), ist jedoch weiterhin Gegenstand der Prüfung (Pfeffer 1996).

Neben den medikamentösen Behandlungsgrundsätzen und Prinzipien der Lebensführung ist das frühzeitige Mitteilen von Warnsymptomen wie Brustenge, Luftnot, Schwindel, kurze Ohnmacht, schnelle Gewichtszunahme, Wassereinlagerungen an den betreuenden Arzt von großer Bedeutung. Wenn sich das klinische Bild nicht mehr mit herkömmlichen Mitteln behandeln läßt, wird meist von einem der betreuenden Kollegen die Frage nach der Indikation zur Herztransplantation im regional zuständigen Herztransplantationszentrum aufgeworfen. Es kommt dann gemäß dem Prinzip der Stufentherapie der chronischen Herzinsuffizienz (Braunwald 1992) der Einsatz von intravenösen Vasodilatatoren, Inotropika, mechanischer Unterstützung und Herztransplantation in Frage. Damit beginnt für den Patienten die Phase der Herztransplantation.

## 1.6 Psychologische Betreuung

Liegt eine Kardiomyopathie oder koronare Herzerkrankung im Endstadium (fortgeschrittenen Stadium) vor, so bedeutet dies für den Patienten einen Krankheitszustand und einen Lebensentwurf mit begrenzter Zukunftsperspektive. In unserem Körperbild kommt dem Herzen eine ganz besondere - oft unbewußte - Bedeutung zu. Es liegt auf der Hand, daß aufgrund dieser Bedeutung das Kranksein dieses wichtigen Organs von großen Ängsten begleitet ist. In diesem Stadium, in dem vielleicht zum ersten Male die Möglichkeit einer Herztransplantation mit dem Patienten besprochen wird, ist es von immenser Wichtigkeit, allen aufkommenden Fragen und Ängsten Raum zu geben und immer wieder zu signalisieren, daß ein Gesprächsangebot besteht. Die Fragen: Wie geht es weiter? Gibt es noch eine Hoffnung? stehen für den Patienten und dessen Angehörige im Mittelpunkt. Ganz wichtig ist es zu diesem Zeitpunkt, das weitere Vorgehen für den Patienten nachvollziehbar darzustellen und zu erläutern, z. B. daß noch bestimmte Untersuchungen durchgeführt werden müssen, um von Seiten der Medizin zu einer Entscheidung über eine Therapieempfehlung an den Patienten zu kommen.

# Kapitel 2 Evaluation

## 2.1 Erstvorstellung

### Erkennung

Die Vorstellung zur Herztransplantation erfolgt gewöhnlich, wenn Beschwerden der Funktionsklasse III/IV nach den Kriterien der New York Heart Association (NYHA) auftreten. Die Symptome der Herzinsuffizienz können von Symptomen der Ischämie und Arrhythmie begleitet sein. Hier zeigt sich die enge Verzahnung der Diagnostik und Therapie von linksventrikulärer Dysfunktion, Ischämie und Arrhythmie (Tabelle 2.1).

Bei der Erstvorstellung ist es wichtig, daß sich:

- das Team einen grundlegenden Eindruck vom Patienten als Person sowie der Schwere seines Krankheitsbildes macht,
- der Patient und seine Angehörigen einen grundlegenden Eindruck vom Betreuungsprogramm machen, in welches die Überweisung erfolgte und
- der Kern für ein langfristiges Arbeitsbündnis bildet.

Im Vordergrund steht zunächst die Erfassung der Krankengeschichte, d.h. die Art der aktuellen Beschwerden, die Geschwindigkeit der Verschlechterung, die Vorerkrankungen, Risikofaktoren, Medikamente, soziale Situation und familiäre Vorerkrankungen. Daran schließt sich die Erfassung des Befundes an. Hier ist das Augenmerk besonders zu richten auf Links- und Rechtsherzdekompensationszeichen, Klappenerkrankungen, Gefäßerkrankungen, Lungenfunktionsstörungen sowie Infektionen, systemische Erkrankungen und Tumorerkrankungen. Daran schließen sich die Untersuchungen der Checkliste (Checkliste 19.1) an. Zur effektiven Durchführung des Erstkontaktes ist es sinnvoll, daß die vorliegenden Krankenunterlagen vor dem Erst-

**Tabelle 2.1.** Verzahnung von Symptomatik, Diagnostik und Therapie bei fortgeschrittenen Herzerkrankungen

| Ischämie | LV-Dysfunktion | Arrhythmie |
|---|---|---|
| **Symptome** | | |
| Angina | Low-output | Synkope |
| Myokardinfarkt | Stauung | Plötzlicher Herztod |
| **Diagnose** | | |
| EKG | Echo | Holter |
| Echo | Rö-Thorax | (Spät-Potentiale) |
| Radionuklid-Szintigramm | $VO_{2\,max}$ | HF-Variabilität |
| Katheter | PA-Katheter | Elektrophysiologie |
| **Behandlung** | | |
| Nitrate | Digitalis | Amiodarone |
| $\beta$-Blocker | Diuretika | Sotalol |
| Ca-Antagonisten | Vasodilatoren<br>Inotropika | |
| Angioplastie | Mechanisches Bridging | Ablation |
| Bypass-Operation | Aneurysmektomie<br>Mitralisreparatur<br>Ventrikel-Volumenreduktion | Defibrillator<br>Antitachykarde Operation<br>Biventrikulärer Herzschrittmacher |
| Ventrikelunterstützung | Ventrikelunterstützung | Ventrikelunterstützung |
| Herztransplantation | Herztransplantation | Herztransplantation |

gespräch detailliert studiert werden und ggf. der Eindruck der voruntersuchenden/überweisenden Kollegen telefonisch einbezogen wird.

**Fallbericht:** Ein 42jähriger Mann mit Kardiomyopathie nach Aortenklappen- und Mitralklappenersatzoperation, Z.n. subduralem Hämatom mit Krampfanfall, wird von einer kooperierenden Klinik zur Transplantation in die Transplantationsambulanz überwiesen. Nach Durchführung des EKG, Echokardiogramms, der Blutentnahmen und Besprechung des geplanten Vorgehens (Vervollständigung der auswärts begonnenen Checkliste, Prüfung der alternativen Behandlungsmöglichkeiten) erklärt der Patient: „Ich bin eigentlich nur hergekommen, um mich auf die Warteliste zur Herztransplantation setzen, nicht aber, um mich auf den Kopf stellen zu lassen oder noch irgendwelche

Behandlungsmöglichkeiten zu prüfen. Jetzt will ich nicht mehr hier betreut werden. Ich suche mir ein anderes Zentrum.“ Ein Rückruf beim zuweisenden Kollegen ergibt, daß sich der Patient nur unter dem Versprechen, daß er zügig zur Transplantation angemeldet werde, bereit erklärt hatte, der Überweisung Folge zu leisten. Wäre das Telefongespräch vor dem Patientenkontakt geführt worden, hätte dieser Aspekt seitens des Transplantationsarztes von Beginn an mit einbezogen werden können.

Folgende Fragen müssen geklärt werden:

- Welches ist die zugrundeliegende Herzerkrankung?
- Liegen außer Zeichen der Herzinsuffizienz auch solche der Ischämie oder Arrhythmie vor?
- Wie ist der aktuelle klinische und hämodynamische Zustand? Liegt eine stabilisierbare Phase der Herzinsuffizienz vor, die zunächst internistisch-kardiologisch betreut werden kann, eine instabile Phase mit rezidivierenden Dekompensationsepisoden oder eine kritische Phase, die eine kardiologisch-kardiochirurgische Betreuung unter Einsatz von mechanischen Unterstützungssystemen wie der Intraaortalen Ballonpumpe (IABP) oder dem Ventrikulären Assistenzsystem (VAS) unter gleichzeitiger dringlicher Anmeldung zur Herztransplantation erforderlich macht?
- Gibt es Möglichkeiten der Optimierung der internistisch-kardiologischen, d.h. medikamentösen/interventionellen Therapie (einschließlich Port-Systemen zur Katecholaminperfusion) und des Lebensstils?
- Gibt es Möglichkeiten der konventionell-chirurgischen Therapie zur Verbesserung der LV-Pumpfunktion (Aneurysmektomie, Mitralklappenreparatur, Ventrikelreduktions-Operation), der Ischämie (Bypass-Operation) oder der Arrhythmie (ICD-Implantation, antitachykarde Operation, biventrikuläre Herzschrittmacherimplantation)?
- Liegen weitere Erkrankungen bzw. Risikofaktoren vor, die einer Diagnostik und einer Behandlung bedürfen?
- Wie ist die psychosoziale Situation des Patienten?
- Liegt eine Kontraindikation zur Herztransplantation vor, die die Begrenzung auf eine internistisch-kardiologische Betreuung erfordert?

Es ist hervorzuheben, daß zwischen 50 und 90% der Patienten, die zur Herztransplantation erstvorgestellt werden, unter optimierter Lebensführung und medikamentöser Therapie zunächst stabilisierbar sind und somit nicht in die aktive Phase der Herztransplantation einzutreten brauchen (Stevenson 1990, 1991, Deng 1995). Hervorzuheben ist die Tatsache, daß ein Patient zu jeder Zeit von einer der genannten Gruppen in eine andere wechseln kann.

## Hämodynamikoptimierung

Folgendes Vorgehen zur Optimierung der Hämodynamik hat sich als praktikabel erwiesen:

- Messung der Ausgangshämodynamik, meist unter Digitalis, Diuretika und ACE-Hemmern,
- Gabe von Vasodilatatoren wie Nitroprussid-Natrium (Nipruss®), Katecholaminen wie Dopamin (Dopamin®), Dobutamin (Dobutrex®), Phosphodiesterasehemmern wie Milrinone (Corotrop®) und Enoximone (Perfan®), Prostaglandinen wie Alprostadil (MINPROG®) oder Epoprostenol (Flolan®) und Diuretika wie Furosemid (Lasix®) und Spironolactone (Aldactone®) zur Erreichung folgender Ziele (nach Stevenson 1991):
  - Pulmonalkapillardruck (PCWP) < 16 mmHg,
  - Systemgefäßwiderstand (SVR) < 1200 $dyn \times s \times cm^{-5}$,
  - Zentralvenendruck (ZVD)/Rechtsatrialdruck (RAP) < 9 mmHg,
  - systolischer Blutdruck (AP) > 80 mmHg,
- Einstellen dieser Parameter innerhalb von 24–48 Stunden,
- Titration von hochdosierten oralen Vasodilatatoren unter gleichzeitigem Ausschleichen der o. g. Substanzen (Maximaldosen: Captopril (Lopirin®) 100–150 mg/d, Enalapril (Xanef®) 20–40 mg/d, ggf. zusätzlich Hydralazin 400 mg/d, Isosorbitdinitrat (ISDN®) 320 mg/d),
- 24–48stündige Monitorüberwachung mit Anpassung der Diuretika-Dosis,
- Anstreben eines Digoxin (Novodigal®, Lanitop®)-Spiegels von 1,0–2,0 ng/dl, bei Niereninsuffizienz eines Digitoxin (Digimerck®)-Spiegels von 20–30 ng/ml, falls keine Kontraindikationen bestehen,
- detaillierte Patienten-Schulung,
- flexible ambulante Vorstellung und Diuretika-Anpassung,
- zunehmendes Trainingsprogramm,
- sorgfältige Verlaufskontrolle.

Zur Austestung der Reversibilität eines erhöhten Pulmonalgefäßwiderstandes, die sowohl für die hämodynamische Optimierung als auch die Entscheidung über eine eventuelle Kontraindikation zur orthotopen Transplantation eine wichtige Rolle spielt, wird nach unserem Protokoll gegenwärtig wie folgt verfahren: Eine fixierte Erhöhung des Pulmonalgefäßwiderstandes (PVR) > 3 Wood-Einheiten (WU) wird als absolute Kontraindikation zur orthotopen Transplantation gesehen. Bei uns wird neben dem PVR der Bestimmung des transpulmonalen Gradienten (TPG) Bedeutung beigemessen. Der Grenzwert für die orthotope Transplantation wird hier mit 15 mmHg angesiedelt. Eine routinemäßige Verlaufskontrolle des PVR während der Wartezeit wird in 3–6 Monatsabständen durchgeführt. Im Protokoll werden Prostaglandine wie Prostaglandin $E_2$ (Minprog®), Epoprostenol (Flolan®), Phosphodiesterasehemmer wie Milrinon (Corotrop®), Katecholamine wie Dobutamin (Dobutrex®) und Angiotensin-Converting-Enzym-Hemmer wie Enalapril (Xanef®) eingesetzt. Angestrebt wird bei der Austestung ein PVR < 3 WU. Für uns reicht der Nachweis der Reversibilität mit einer Substanz aus. Gegenwärtig praktizieren wir ein Kurzzeitprotokoll über 60 min. Darüber hinaus führen wir eine mehrwöchige intravenöse Dauertherapie bei Irreversibilität im Kurzzeitprotokoll durch. Im Rahmen einer Multicenter-Studie, die von der Arbeitsgruppe Thorakale Organtransplantation der Deutschen Gesellschaft für Kardiologie – Herz- und Kreislauf-Forschung seit 1997 organisiert wird, beteiligen wir uns an einem standardisierten Protokoll. Die Studie trägt den Namen: Prostaglandine bei pulmonaler Hypertonie ermöglichen Transplantation (PROPHET) (www.Dgk.org).

Von US-Transplantationskardiologen wird mehrheitlich eine pulmonale Widerstandserhöhung > 5 Wood-Einheiten (WU) (= 400 dyn × s × $cm^{-5}$) nach medikamentöser Austestung als Kontraindikation zur orthopen Herztransplantation angesehen. Von 80% wird ein pulmonaler Gefäßwiderstand (PVR) > 2,5 WU (= 200 dyn × s × $cm^{-5}$) nach Austestung als Risikofaktor angesehen. Über 60% halten den transpulmonalen Gradienten für verläßlicher als den PVR. Weniger als 33% der US-Zentren erwägen bei pulmonaler Widerstandserhöhung eine heterotope Herztransplantation als Alternative. Über 80% vertreten die Auffassung, daß ein standardisiertes Protokoll zur Austestung Anwendung finden sollte (O'Connell 1992, Hunt 1993, Miller 1995). Es scheint nach der internationalen Literatur vorteilhaft zu sein, sowohl den PVR als auch den TPG als Marker zu nutzen, ein Kurzzeitprotokoll durchzuführen und Substanzen wie Prostaglandine oder inhalatives Stickstoffmonoxid (*nitric oxide*) inotropen Substanzen vorzuziehen (Murali 1991, Murali 1992, Kieler-Jensen 1993, Kieler-Jensen 1995).

## 2.2 Indikationen

Die Indikation ist grundsätzlich gegeben bei einer irreversiblen Herzerkrankung im Endstadium (NYHA-Stadium IV) mit einer voraussichtlichen Lebenserwartung von 6–12 Monaten, d.h. einer geschätzten 1-Jahres-Überlebenschance ohne Herztransplantation von < 50%. Das Alter von Transplantationskandidaten liegt zwischen wenigen Tagen (siehe Kapitel 16) und ca. 65 Jahren. Die obere Altersgrenze hat sich im Laufe der letzten 10 Jahre nach oben verschoben, da die Behandlungsergebnisse bei über 60jährigen Patienten nicht durchweg schlechter sind als bei unter 60jährigen. Voraussetzung für die Anmeldung zur Transplantation ist, daß eine optimale medikamentöse Behandlung durchgeführt wurde und keine den Zustand verbessernde, organerhaltende operative Maßnahme zur Verbesserung des funktionellen Status und der Lebenserwartung möglich ist. Diese Einstufung verlangt eine vollständige kardiologische Diagnostik mit Links- und Rechtsherz-Katheteruntersuchung sowie häufig eine Endomyokardbiopsie sowie die nachfolgend beschriebene Checklistendiagnostik (Miller 1995).

Die derzeitige Indikationsstellung zur Herztransplantation basiert auf einer Kombination von klinischen Kriterien (Tabelle 2.2).

Eine typische Anamnese umfaßt Ruhedyspnoe, die bei geringer Anstrengung verstärkt wird (NYHA-Stadium IV), sowie eine Progredienz trotz optimierter Therapie. Die körperliche Untersuchung zeigt häufig Symptome des Low-output-Syndroms wie Kaltschweißigkeit, schneller, flacher Puls, Linksherzdekompensation (3. Herzton, feuchte Rasselgeräusche) und Rechtsherzdekompensation (Jugularvenenprominenz, Lebervergrößerung, Ikterus, Aszites, Ödeme). Laborchemisch typisch sind eine Serum-Natrium-Erniedrigung (Lee 1986), Noradrenalin-Erhöhung (Cohn 1984), Erhöhung des Atrialen Natriuretischen Peptides (Gottlieb 1989) als Zeichen der Aktivierung der neurohormonalen Regulationssysteme, eine Bilirubin-Erhöhung als Zeichen der durch die Linksherzinsuffizienz verursachten Rechtsherzinsuffizienz und eine Serum-Kreatinin-Erhöhung als Zeichen eines durch niedri-

**Tabelle 2.2.** Derzeitige Indikationen zur Herztransplantation

**Anamnese**
- Ruhedyspnoe, die bei geringer Anstrengung verstärkt wird (NYHA-Stadium IV)

**Untersuchung**
- Linksherzdekompensation (Kaltschweißigkeit, schneller, flacher Puls, 3. Herzton, feuchte Rasselgeräusche)
- Rechtsherzdekompensation (Jugularvenenprominenz, Lebervergrößerung, Ikterus, Aszites, Ödeme)

**Labor**
- Serum-Natrium-Erniedrigung <135 mmol/l
- Serum-Noradrenalin (>800 pg/ml), Renin (>15 ng/ml/h), ANP (>125 pg/ml)

**EKG**
- Komplexe refraktäre ventrikuläre Arrhythmien

**Echokardiogramm**
- Linksventrikulärer enddiastolischer Durchmesser >75 mm
- Linksventrikulärer endsystolischer Durchmesser >65 mm
- Verkürzungsfraktion <15%

**Rö-Thorax**
- Herz-Thorax-Quotient >0,55

**Hämodynamik**
- Linksventrikuläre Ejektionsfraktion <20%
- Herzindex <2 $l/min/m^2$
- Linksventrikulärer enddiastolischer Druck >20 mmHg
- Zentraler Venendruck >15 mmHg

**Funktionsdiagnostik**
- Maximale $O_2$-Aufnahme <10–14 ml/kg/min

gen arteriellen Perfusionsdruck verursachten prärenalen Nierenversagens. Das EKG zeigt häufig Vorhofflimmern/-flattern (Middelkauf 1991), in der Langzeit-Registrierung über 24 Stunden komplexe ventrikuläre Arrhythmien (Wilson 1983, Chakko 1989) und gelegentlich eine QRS-Breite >100 ms mit diffusem intraventrikulärem Blockbild (Deng 1995). Im Echokardiogramm findet sich als prognostisch ungünstiger Marker ein linksventrikulärer enddiastolischer Durchmesser (LVEDD) >75 mm und ein linksventrikulärer endsystolischer Durchmesser (LVESD) >65 mm (Lee 1993) sowie eine Verkürzungsfraktion (FS) <15%. Mitral- und Trikuspidalklappeninsuffizienzsignale finden sich häufig. Die Röntgenaufnahme des Thorax zeigt (mit Ausnahme der restriktiven Kardiomyopathien) einen Herz-Thorax-Quotienten >0,55, verbreiterte Oberlappenvenen als Zeichen der pulmonalvenösen Druckerhöhung, eine Verbreiterung der zentralen Pulmonalarterien als Ausdruck der pulmonalarteriellen Druck- und Widerstandserhöhung sowie Stauungszeichen mit Kerley-B-Linien (horizontal gelegene basale Atelektasen). Die mittels Rechtsherz-Einschwemmkatheter durchgeführte Hämodynamik ergibt einen Herzindex (CI) $<2\ l/min/m^2$, einen linksventrikulären enddiastolischen Druck (LVEDP) >20 mmHg sowie einen zentralen Venendruck (ZVD) = rechten Vorhofdruck (RAP) >15 mmHg. Der Linksherz-Katheter erlaubt die Bestimmung der Auswurffraktion des linken Ventrikels (LVEF), die häufig <20% liegt (Keogh 1988). Die Funktionsdiagnostik zeigt eine maximale $O_2$-Aufnahme ($VO_{2\,max}$) <10–14 ml/kg/min (Unverfehrt 1984, Kappler 1986, Likoff 1987, Mancini 1991).

Unser Bestreben geht dahin, bei der Erstevaluation eine ungünstige Prognose voraussagen zu können, um gemeinsam mit dem Patienten eine entsprechende Strategie zu entwickeln. Dabei ist die Suche nach Parametern bzw. Markern eines erhöhten Risikos, die bereits zum Zeitpunkt der Erstevaluation vorliegen, vordringlich (Deng 1995). Bezüglich der klinischen Marker wie refraktäres Funktionsstadium NYHA IV, refraktäre Angina pectoris und Arrhythmie herrscht weitgehende Übereinstimmung in der internationalen Literatur (Unverfehrt 1984, Cleland 1987, Copeland 1987, Likoff 1987, Cohn 1988, Keogh 1988, Keogh 1990, SOLVD 1991, Dec 1991, Edwards 1992, O'Connell 1992, Saxon 1993, Hunt 1993, Miller 1995, Yeatman 1995). Zur Zeit gibt es international keine univarianten prognostischen hämodynamischen Marker, die uneingeschränkt anerkannt sind (Hunt 1993). Es gibt Hinweise darauf, daß der Pulmonalkapillarverschlußdruck bei Erstevaluation ein unabhängiger Prädiktor für das mittelfristige Überleben ist (Franciosa 1987, Stevenson 1987, Stevenson 1990, Stevenson 1990, Lee 1993). Im Bereich der funktionellen Marker erlangte nach Veröffentlichung der prognostischen Bedeutung der maximalen Sauerstoffaufnahme (Mancini 1991) dieser Parameter in den letzten Jahren zunehmende Bedeutung. Prognostische Marker für den plötzlichen Herztod liegen aus einzelnen Arbeiten vor (Chakko 1989, Gradman 1989, Middelkauf 1991, Wilson 1983), jedoch ist ihre Wertigkeit Gegenstand anhaltender Diskussion. Im Bereich der biochemischen Marker haben nach Veröffentlichung der prognostischen Bedeutung des Noradrenalin-Spiegels (Cohn 1984) weitere Arbeiten dies einerseits bestätigt (Packer 1987), andererseits auch relativiert (Miller 1995). Darüber hinaus sind weitere neurohormonale (Atriales Natriuretisches Peptid, Endothelin) (Gottlieb 1989), immunologische (Tumor-Nekrose-Faktor-$\alpha$, Interleukin-6) (Levine 1990, Munger 1996, Tsutamoto 1998) und biochemische (Serum-Natrium) (Lee 1986) Parameter mit prognostischer Bedeutung beschrieben worden. Keiner dieser Parameter ist bisher als Indikationskriterium generell etabliert. In der Literatur gibt es bislang nur einen multiparametrischen Risikoscore, den sogenannten „Heart Failure Survival Score (HFSS)“ (Aaronson 1997). Dieser wurde als Score mit sieben nichtinvasiven Parametern (linksventrikuläre Auswurffraktion, Vorliegen einer koronaren Grunderkrankung, intraventrikuläre Erregungsleitungsstörung, Serum-Natrium, Herzfrequenz, arterieller Mitteldruck und maximale Sauerstoffaufnahme) aus einem Set von 80 univariaten signifikanten Markern durch Regressions-Modeling in einer Kohorte von 256 Patienten an der University of Pennsylvania zwischen 1986 und 1991 konstruiert. In einer zweiten Stufe wurde der HFSS in einer unabhängigen Kohorte von 198 Patienten der Columbia University in New York City zwischen 1993 und 1995 prospektiv validiert. Inzwischen gibt es Hinweise dafür, daß Patienten mit unterschiedlichen Grunderkrankungen, insbesondere solche mit ischämischer Herzmuskelerkrankung („ischämische Kardiomyopathie“) und solche mit idiopathischer dilatativer Kardiomyopathie, bei gleichem hämodynamischem und funktionellem Schweregrad, unterschiedliche Prognosen haben (Saxon 1993, Deng 1995). Nach detaillierter Evaluation ergibt sich – in Anlehnung an die Empfehlungen des American College of Cardiology im Juli 1993 – die Möglichkeit, jeden Patienten in eine der in Tabelle 2.3 genannten Gruppen einzuordnen (Hunt 1993).

Dabei gilt zum Zeitpunkt 1993 für das American College of Cardiology als akzeptierte Indikation zur Transplantation eine maximale Sauerstoffaufnahme ($VO_2$) von $<10$ ml/kg/min mit Erreichen der anaeroben Schwelle (AT), eine stark limitierende Ischämie, die ständig die normale Aktivität einschränkt und einer Bypass-Operation/Angioplastie nicht zugänglich ist sowie wiederkehrende symptomatische ventrikuläre Arrhythmien, die gegenüber allen akzeptierten therapeutischen Modalitäten refraktär sind. Als wahrscheinliche Indikation zur Transplantation gilt eine maximale $VO_2$ $<14$ ml/kg/min und starke Einschränkung der Alltagsbelastbarkeit, wiederkehrende instabile Ischämie, die einer Bypass-Operation/Angioplastie nicht zu-

**Tabelle 2.3.** Indikationsklassifikation zur Herztransplantation des American College of Cardiology 1993

**I. Akzeptiert**
- Maximale $VO_2 < 10$ ml/kg/min mit Erreichen der anaeroben Schwelle
- Stark limitierende Ischämie, die ständig die normale Aktivität einschränkt und einer Bypass-Operation/Angioplastie nicht zugänglich ist
- Wiederkehrende symptomatische ventrikuläre Arrhythmien, die gegenüber allen akzeptierten therapeutischen Modalitäten refraktär sind

**II. Wahrscheinlich**
- Maximale $VO_2 < 14$ ml/kg/min und starke Einschränkung der Alltagsbelastbarkeit
- Wiederkehrende instabile Ischämie, die einer Bypass-Operation/Angioplastie nicht zugänglich ist
- Instabilität der Flüssigkeitsbilanz und Nierenfunktion, die bei guter Compliance, regelmäßiger Gewichtskontrolle, flexiblem Einsatz von Diuretika und Salzrestriktion auftritt

**III. Inadäquat**
- LV-EF <20% ohne andere Indikationen
- Vorgeschichte mit NYHA III/IV-Symptomen der Herzinsuffizienz ohne andere Indikationen
- Vorgeschichte mit ventrikulären Arrhythmien ohne andere Indikationen
- Maximale $VO_2 > 15$ ml/kg/min ohne andere Indikationen

gänglich ist und eine Instabilität der Flüssigkeitsbilanz und Nierenfunktion, die bei guter Compliance, regelmäßiger Gewichtskontrolle, flexiblem Einsatz von Diuretika und Salzrestriktion auftritt. Als inadäquate Indikation zur Transplantation werden angesehen eine alleinige Verringerung der LVEF <20%, eine alleinige Vorgeschichte mit NYHA III/IV-Symptomen der Herzinsuffizienz, eine alleinige Vorgeschichte mit ventrikulären Arrhythmien sowie eine maximale $VO_2 > 15$ ml/kg/min ohne andere Indikationen.

Bei synoptischer Würdigung aller klinischen, hämodynamischen und funktionellen Parameter des individuellen Patienten gibt es im Einzelfall trotz Überschreitens einzelner Grenzwerte mitunter prognostisch günstige Umstände, die einen Aufschub der Herztransplantation erlauben. Hierbei muß der voraussichtliche komparative Überlebensnutzen bei Erstevaluation und bei den Verlaufskontrollen im Einzelfall abgeschätzt werden. Diese Abschätzung des Überlebensnutzens ist auch bei großer Erfahrung des Teams nur mit begrenzter Sicherheit möglich.

# 2.3 Kontraindikationen

Vor der Entscheidung über die Anmeldung zur Herztransplantation ist die gewissenhafte Erfassung von Erkrankungen und Lebensumständen erforderlich, welche ein erhöhtes postoperatives Risiko wahrscheinlich machen. Hierzu zählen insbesondere die in Tabelle 2.4 aufgeführten Umstände.

Die genannten Kontraindikationen und Risikofaktoren spiegeln die frühen Erfahrungen der Herztransplantation, insbesondere der Arbeitsgruppe in Stanford, wider. In der Cyclosporin-Ära haben verschiedene Gruppen trotz Vorliegens eines oder mehrerer der genannten Risikofaktoren durchaus zufriedenstellende Langzeitergebnisse berichtet. Dies trifft zu für die fortgeschrittene hämodynamische Instabilität mit dem Erfordernis von intravenösen Inotropika, Intraaortaler Ballonpumpe (IABP) oder Ventrikulären Assistenzsystemen (VAS) (Hardesty 1986, O'Connell 1988, Oaks 1991, McCarthy 1991, Pifarre 1992, Reedy 1992, Birovljev 1992, Reemtsma 1992, Tandler 1997) und den insulinabhängigen Diabetes mellitus (Munoz 1992).

Jedoch gibt es auch 2000 für die Herztransplantation eine Reihe von Ausschlußkriterien bzw. Kontraindikationen. Dazu zählen Komplika-

**Tabelle 2.4.** Derzeitige Kontraindikationen zur Herztransplantation

**Grunderkrankung**

- Fixierte pulmonale Hypertonie, d.h. pulmonaler Gefäßwiderstand (PVR)>240 $dyn \times s \times cm^{-5}$ oder transpulmonaler Gradient (TPG) >15 mmHg (heterotope HtX möglich)
- Floride Infektion
- Akute Lungenembolie
- Fortgeschrittene irreversible Niereninsuffizienz
- Fortgeschrittene irreversible hepatische Insuffizienz

**Organerkrankungen**

- Nicht kurativ behandelte Tumorerkrankung
- Bestimmte Systemerkrankungen wie Amyloidose
- Fortgeschrittene chronische Lungenerkrankung
- Fortgeschrittene zerebrale/periphere arterielle Gefäßerkrankungen

**Psychosomatik**

- Aktive Sucht (Nikotin, Alkohol, sonstige Drogen)

**Psychosoziales**

- Eingeschränkte Compliance

tionen der Grunderkrankung wie extreme Kachexie, aktive systemische oder lokale Infektion, z. B. im Sternumbereich, fortgeschrittene Organschädigungen wie schwere irreversible Nieren- oder Leberinsuffizienz, prognostisch ungünstige aktive Tumorerkrankungen, prognostisch ungünstige aktive Systemerkrankungen, schwere zerebrovaskuläre Gefäßerkrankungen, z. B. abgelaufener Insult, schwere periphere arterielle Gefäßerkrankungen, aktives Magen-Darm-Ulkus, bestimmte immunologische Konstellationen wie Blutgruppen-Inkompatibilität oder bei Antikörpern, die der Empfänger im Panel-Reactive-Antibody-Test gegen Zelloberflächenproteine vom Typ der Major Histocompatibility-Antigene bildet, ein *positiver Crossmatch-Test*, psychiatrische/psychosomatische Erkrankungen wie aktive Sucht (Nikotin, Alkohol, sonstige Drogen), emotionale Instabilität, psychosoziale Umstände wie eingeschränkte Compliance, d. h. Fehlen von Kooperation, Verständnis für die Erkrankung und deren Prognose, den Ablauf der Transplantation und Nachbetreuung (Thompson 1990), Probleme der familiären Unterstützung und ein Alter über 65–70 Jahren (Olivari 1988).

In Übereinstimmung mit der gegenwärtigen internationalen Praxis (O'Connell 1992, Hunt 1993, Miller 1995, Deng 1995) sind die absoluten und relativen Kontraindikationen zur Herztransplantation sehr sorgfältig zu prüfen und individuell abzuwägen. Der Teamcharakter der Entscheidung ist entscheidend. Die Frage eines Alterslimits wird in den US-Richtlinien z. T. kontrovers diskutiert (Miller 1995). Weniger als 33% der US-Zentren sehen Herztransplantationen bei Patienten über 65 Jahren vor. Die Begründung liegt – trotz einzelner günstiger Berichte (Olivari 1988) – in der höheren Komplikationsrate bei den über 65jährigen und dem Tod vieler jüngerer Patienten auf der Warteliste. 55% der US-Transplantationskardiologen halten ein Übergewicht von über 25% für eine Kontraindikation (Miller 1995). Die Mehrzahl der US-Zentren hält ein Emphysem oder eine chronische Bronchitis für eine relative Kontraindikation, wobei eine FEV1 <1–1,5 l eine absolute Kontraindikation darstellt (Miller 1995). International wird eine irreversible Leber- und Nierenfunktionsstörung (Kreatinin >3 mg/dl) als Kontraindikation angesehen (Hunt 1993). In ausgewählten Einzelfällen erscheint eine Mehrorgantransplantation gerechtfertigt (Zerkowski 1994). Eine symptomatische periphere arterielle Verschlußkrankheit wird nur von 30% der US-Zentren als absolute Kontraindikation, jedoch von der überwiegenden Mehrheit als relative Kontraindikation angesehen. Es besteht Konsens, daß eine asymptomatische Karotisstenose nicht vor Herztransplantation korrigiert werden sollte. 60% der US-Zentren sind der Auffassung, daß eine symptomatische Karotisstenose vor Transplantation beseitigt werden sollte. Darüber hinaus vertreten 49% der befragten US-Zentren die Meinung, daß ein Bauchaortenaneurysma >5 cm vor Transplantation operiert werden sollte, während 35% dies als Kontraindikation zur Herztransplantation ansehen. Nur 16% der US-Zentren halten einen stattgehabten zerebralen Insult ohne Residuen für eine Kontraindikation. Der Diabetes mellitus gehört international zu den ursprünglichen Kontraindikationen, die in den letzten Jahren in Frage gestellt wurden, da ausgezeichnete mittelfristige Ergebnisse vorliegen (Munoz 1992). Von 97% der US-Zentren wird deshalb im Diabetes mellitus keine Kontraindikation mehr gesehen. 90% der US-Zentren halten eine aktuelle bestehende Neoplasie, mit Ausnahme der Hauttumoren vom Nichtmelanom-Typ, für eine Kontraindikation zur Herztransplantation. Im übrigen wird einzelfallbezogen nach onkologischem Konsil entschieden. Von 80% der befragten US-Zentren wird ein bestehender Nikotin-Abusus und von 93% ein Alkohol-Abusus als Kontraindikation angesehen. International wird eine psychotische Erkrankung sowie eine erhebliche Beeinträchtigung des psychosozialen Umfeldes als Kontraindikation angesehen (Miller 1995).

## 2.4 Betreuung bei Kontraindikationen

Wenn bei einem Patienten im Herzinsuffizienzstadium NYHA IV einer oder mehrere der genannten Kontraindikationen/Risikofaktoren vorliegen, sinkt die erwartete 1-Jahres-Überlebensrate nach Herztransplantation. Somit wird bei Nichtbeachtung der Kontraindikation der komparative Nutzen für den Patienten verkleinert (Anguita 1992). Nach unserer Auffassung sollten Patienten in der funktionellen Klasse NYHA IV mit Ruheherzinsuffizienz, welche wegen Kontraindikationen nicht herztransplantiert werden, mit derselben Intensität vom selben Team betreut werden wie Wartelistenpatienten und Patienten nach Herztransplantationen.

## 2.5 Voruntersuchungen

Zur Optimierung der Langzeitergebnisse und Datendokumentation ist bei uns eine Evaluations-Checkliste in Benutzung (siehe Checkliste 19.1). Diese enthält Abschnitte über Indikationen, Kontraindikationen, apparative und Laboruntersuchungen, Ergebnisse der Teamdiskussion über die Indikation sowie ein Protokoll aller Gespräche, insbesondere des Listungsgesprächs, mit dem Patient und ggf. seinen Angehörigen.

Die Laboruntersuchungen umfassen Tests für Blut und Gerinnung (Blutbild, Differentialblutbild, Retikulozyten, Blutkörperchen-Senkungsgeschwindigkeit, Prothrombinzeit (PTZ), Partielle Thromboplastinzeit (PTT), Blutungszeit, Fibrinogen, Blutgruppe, Thrombozytenfunktion, C-reaktives Protein, Hämoccult), Leberfunktion (LDH-Isoenzyme, SGOT, SGPT, $\gamma$-GT, AP, CPK, Serum-Protein-Elektrophorese, Immunelektrophorese, Amylase, Lipase), Metabolismus und Endokrinologie (Triglyzeride, Cholesterin/Cholesterin-Fraktionen mit Typisierung, Lipoprotein (a), Serum-Lipoprotein-Elektrophorese, Harnsäure, Blutzucker-Tagesprofil (BZT), HBA1 c, T3/T4/TSH-Basal-Spiegel), Nieren- und Ausscheidungsfunktion (Elektrolyte, Harnstoff, Kreatinin, Kreatinin-Clearance, Urinelektrolyte, Urinstatus), Mikrobiologie (Zytomegalie-IgG- und -IgM-Antikörper, CMV-Early Antigen, Ebstein-Barr-Virus-IgG- und -IgM-Antikörper, Herpes-simplex/zoster-IgG- und -IgM-Antikörper), HB-s-Ag, HIV (IgG- und -IgM-Antikörper), Coxsackie B, Toxoplasmose-KBR, Pneumocystis-carinii-Antikörper, Aspergillus-Antikörper, Candida-Antikörper, Rachenabstrich, Sputum, Urin-Bakteriologie, Tuberkulin-Test, Treponema pallidum-Hämaglutinations-Hemm-Test (TPHA) zum Lues-Ausschluß, Immunologie (Antinukleäre Antikörper, Rheumafaktoren, $\beta$-Mikroglobuline, Interleukin-6, T-Zell- und Monozyten-Subpopulationen) sowie ein Antikörpersuchtest auf präformierte Antikörper gegen Spenderantigene. Das Empfänger-Serum wird dafür mittels Lymphozyten von 50 verschiedenen Blutspendern auf das Vorhandensein von HLA-AK getestet (*panel-reactive antibody-test*, Dauer ca. 6 Stunden). Erhält ein auf die Transplantation wartender Patient eine Bluttransfusion, so muß das Antibody-Screening 2 Wochen nach der Transfusion wiederholt werden. Außerdem sollte bei Patienten mit nachgewiesenen HLA-Antikörpern vierteljährlich ein Antikörpersuchtest durchgeführt werden. Dies trifft insbesondere auf Patienten mit Voroperationen, wie Kunstherz-Einpflanzungen, Bluttransfusionen und Schwangerschaften zu. Zur Bestimmung des HLA-Phänotyps einer Person wird die HLA-Typisierung durchgeführt, d. h. es werden die T- bzw. B-Lymphozyten des Patienten in einem komplementabhängigen „lymphozytotoxischen Test" gegen eine Vielzahl von HLA-Antiseren getestet.

Apparative Checklisten-Untersuchungen umfassen die Röntgen-Diagnostik mit Thorax a. p. und seitlich (Veränderung gegenüber Vorbefunden), Nasennebenhöhlen (Infekte), Zähne/Kiefer-Panorama-Aufnahmen (Entzündungen), das EKG mit 12-Kanal-Standard-Ableitungen und 24-Stunden-Bandspeicher, die Herz-Lungenfunktionsdiagnostik mit Spirometrie (Checkliste 19.3) mit Vitalkapazität und 1-Sekunden-Kapazität, arterielle Blutgase bei Raumluftatmung (restriktive und obstruktive Ventilationsstörungen), die Rechtsherz-Katheter-Diagnostik zur Bestimmung des pulmonalvaskulären Widerstands (PVR) und seine Reaktivität (siehe Kapitel 2.1 und Checkliste 19.2) und die Ultraschalldiagnostik in Form eines Echokardiogramms, Abdomen-Sonogramms (pathologische Prozesse in Leber, Gallenblase, Nieren, Pankreas, Milz, Aorta, Lymphknoten, Harnblase und Darm) und der Doppler/Duplex-Sonographie der hirnzuführenden und peripheren Arterien. Erweiterte Untersuchungen nach individueller Fragestellung schließen ein Elektroenzephalogramm (Krampfpotentiale), Lungenperfusionsszintigramm (Lungenemboliefolgen), Abdomen-Computertomogramm (pathologische Prozesse nach klinischem oder sonographischem Verdacht) sowie z. B. ein Thorax-Computertomogramm (pathologische Prozesse nach klinischem oder radiologischem Verdacht) ein. Weiterhin erfolgen ein aktueller Linksherz-Katheter mit Koronarangiographie, Positronen-Emissions-Tomogramm des Herzens (PET) bei ischämischer Herzerkrankung und klinischem Verdacht auf pathologischen Prozeß, Gastroskopie und Koloskopie.

Konsiluntersuchungen umfassen ein Zahn-Mund-Kiefer-Konsil mit Vitalitätstest für jeden Zahn, Hals-Nasen-Ohren-Konsil, Gynäkologie-Konsil (Tumoren, Infekte, Blutung), Psychiatrie-Konsil, Neurologie-Konsil (fokale Ausfallserscheinungen), ggf. mit dopplersonographischer Untersuchung der gehirnversorgenden Arterien (Arteriosklerose) und mit Schädel-Computertomogramm (Narben nach Insulten) sowie eventuell ein Dermatologie-Konsil (Infekte, Systemerkrankungen) und spezielle Konsile bei entsprechenden Befunden wie ein Onkologie-Konsil bei Tumoranamnese.

Die Checkliste wird bei der Erstvorstellung aktiviert. Sie wird in enger Zusammenarbeit mit dem zuweisenden niedergelassenen Kollegen und örtlichen Krankenhaus vervollständigt. Einzelne Untersuchungen wie z. B. die hämodynamische Optimierung oder Spiroergometrie werden in jedem Falle im Transplantationszentrum durchgeführt. Die Checklistenuntersuchungen werden, zumindest teilweise, in halbjährlichen Abständen wiederholt. Sie dienen als Datenbasis für den gesamten Verlauf des Patienten.

## 2.6 Alternativoperationen

Die Möglichkeit der konventionell-chirurgischen Therapie zur Verbesserung der LV-Pumpfunktion (Aneurysmektomie, Mitralklappenreparatur, Ventrikelreduktionsplastik), der Ischämie (Bypass-Operation) oder der Arrhythmie (Biventrikuläre Schrittmacherstimulation, ICD-Implantation, antitachykarde Operation, siehe Abb. 2.1) müssen bei jedem Patienten vor Entscheidung über die Anmeldung zur Herztransplantation, aber auch noch während der Warteperiode überprüft werden (Scheld 1996). Zur Abschätzung des komparativen Nutzens (siehe Kapitel 2.7) ist die Überlebenschance mit konventionell-chirurgischer Behandlung gegenüber der Herztransplantation nicht nur vom Operationszeitpunkt an zu berücksichtigen, sondern vom Zeitpunkt der Entscheidung für die eine oder andere Behandlung. Diese Art der Überlebensanalyse nennt man Intention-to-Treat-Analyse. Da eine Hochrisiko-Bypass-Operation, eine Mitralklappen-Operation oder eine Ventrikelreduktionsplastik nach Batista (siehe Abb. 2.2) jederzeit durchgeführt werden kann, eine Herztransplantation aber mit einer Wartezeit von bis zu 12 Monaten einhergeht, ist insbesondere bei letzterer das Wartezeitrisiko mit zu berücksichtigen (Deng 1995).

Zur Verbesserung der Koronardurchblutung ist die Bypass-Operation in Betracht zu ziehen, wenn bei erfüllten Transplantationskriterien zusätzlich:

- Zeichen der Mangeldurchblutung (Ischämie) nachweisbar sind, d. h. Angina pectoris besteht und sich im Thallium-Szintigramm Perfusionsdefekte unter Belastung mit Redistribution in Ruhe oder bei Reinjektion zeigen und/oder in der Positronenemissionstomographie (PET) vitales Myokard nachweisbar ist und

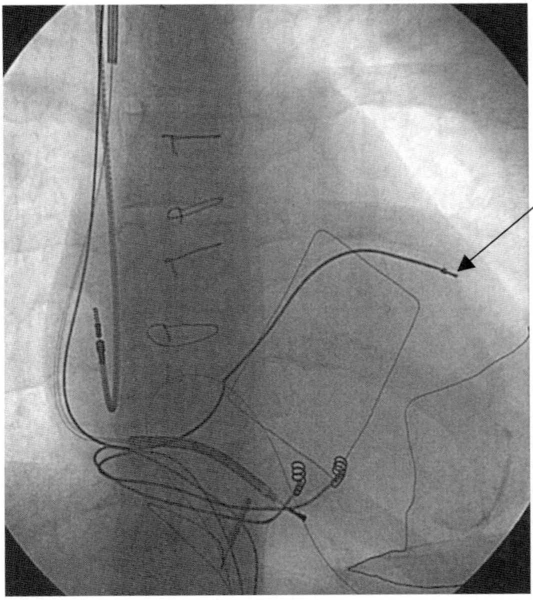


**Abb. 2.1.** Defibrillator (ICD) und multifokale Stimulation.

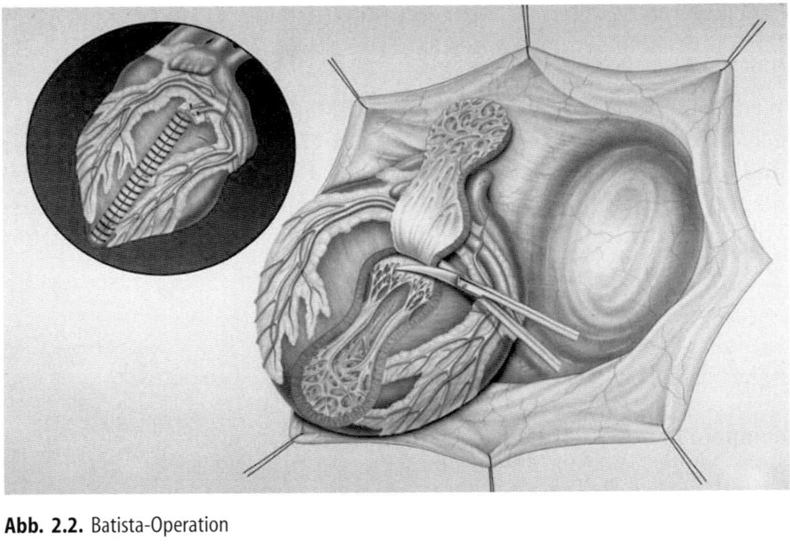

**Abb. 2.2.** Batista-Operation

- technische Operabilität besteht, d.h. bypassfähige Koronarien mit gutem *run off* vorliegen. Diese kann mit akzeptablem Operationsrisiko u. evtl. unter LVAS-back-up durchgeführt werden (Alderman 1983, Pigott 1985, Sanchez 1990, Hausmann 1993, Tjan 1999).

Die Mitralklappenreparatur (Rekonstruktion oder Ersatz) ist in Betracht zu ziehen, wenn bei erfüllten Transplantationskriterien zusätzlich der klinisch-hämodynamische Eindruck besteht, daß:

- die Mitralinsuffizienz nicht im wesentlichen die Folge einer Dilatation des linken Ventrikels ist, sondern ursächlich maßgeblich zur Dilatation desselben beigetragen hat und
- technische Operabilität besteht. Zur Bewertung der Rolle der Mitralklappenreparatur bei Herztransplantations-Kandidaten wird gegenwärtig eine internationale Multicenter-Studie durchgeführt, die von der International Society for Heart and Lung Transplantation (ISHLT) gemeinsam mit der italienischen Kardiologen-Vereinigung (ANMCO) organisiert wird (www.ishlt.org) (Bolling 1998).

Die Aneurysmektomie kommt in Frage, wenn bei erfüllten Transplantationskriterien zusätzlich Hinweise dafür vorliegen, daß:

- ein relevant großer dyskinetischer Bezirk des linken Ventrikels zur hämodynamischen Situation beiträgt, der Rest des linksventrikulären Myokards hingegen funktionsfähig ist und
- technische Operabilität besteht (Dor 1990, Dor 1999).

Wenn eine konventionell-chirurgische Maßnahme in Betracht gezogen wird, ist vor der Operation der Patient über das erhöhte Risiko und die eventuelle Notwendigkeit von Überbrückungsmaßnahmen bis hin zur Herztransplantation aufzuklären. Der Wert der Ventrikel-Volumenreduktions-OP läßt sich bisher noch nicht sicher bestimmen (Batista 1997, Batista 1999).

## 2.7 Entscheidung

### Komparativer Nutzen als Entscheidungsgrundlage

Grundlage für die Entscheidung zur Herztransplantation ist der erwartete Zugewinn an Lebenserwartung mit Lebensqualität durch die Herz-

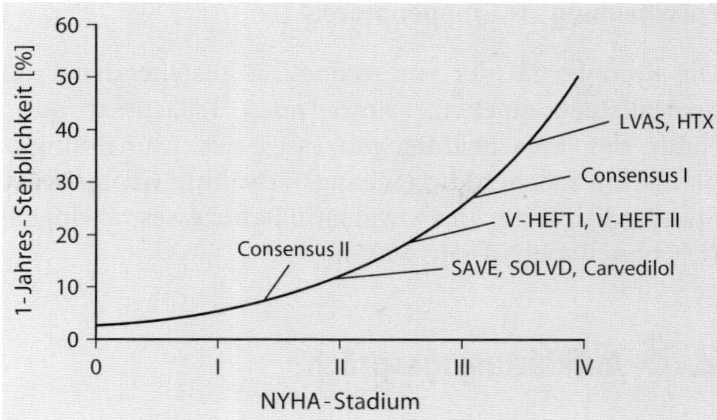


**Abb. 2.3.** Ein-Jahres-Sterblichkeit bei chronischer Herzinsuffizienz in Abhängigkeit vom Symptomstatus und komparativer Nutzen (symbolisiert durch flacher verlaufende Sterbekurven) durch verschiedene prospektiv getestete Therapieformen (NYHA = New York Heart Association, CONSENSUS = Cooperative North Scandinavian Survival Study, SAVE = Survival and Ventricular Enlargement, SOLVD = Studies of Left Ventricular Dysfunction, V-HEFT = Veterans Administration Heart Failure Trial, LVAS = Left Ventricular Assist System, HTX = Herztransplantation).

transplantation gegenüber dem Spontanverlauf und sämtlichen anderen in Frage kommenden Behandlungsmethoden. Die genannten Indikationskriterien dürfen dabei nicht als statische Parameter gesehen werden, sondern müssen bei jeder Verlaufsuntersuchung kritisch auf ihre Gültigkeit überprüft werden. Damit werden sie zur Grundlage für die Einschätzung des aktuellen Spontanverlaufsrisikos eines Patienten zu einem gegebenen Zeitpunkt. Die Abschätzung des Risikos erfordert in der Arbeitsgruppe neben fundierter klinischer Erfahrung eine detaillierte Kenntnis der Fachliteratur. Als Richtlinien dienen die Daten der in den letzten Jahren durchgeführten prospektiven randomisierten Interventionsstudien bei Patienten mit linksventrikulärer Dysfunktion/Herzinsuffizienz verschiedener Schweregrade (Cohn 1986, Consensus Trial Study Group 1987, SOLVD 1991, Cohn 1991), die im Kapitel 1 bereits näher beschrieben worden sind (Abb. 2.3), sowie die Studien, welche zusätzliche prognostische Marker in der Patientengruppe mit schwerer chronischer Herzinsuffizienz beschrieben haben (Cleland 1987, Franciosa 1987, Copeland 1987, Cohn 1988, Keogh 1990, Dec 1991, Yeatman 1995, Aaronson 1997).

### Entscheidung als Gruppenprozeß

Die Komplexität der zur Evaluation anstehenden Fragen, die jeweils Spezialistenkompetenz erfordernden Teilaspekte und die subjektive Natur des Entscheidungsprozesses der Anmeldung zur Herztransplantation machen die eingangs erwähnte Gruppenstruktur und eine Standardisierung des Evaluationsprozesses zwingend erforderlich (O'Connell 1992, Deng 1995).

## 2.8 Aufklärungsgespräch

Der Vorschlag der Transplantation stellt die erste konkrete Phase des Transplantationsprozesses für den Patienten/die Patientin und seine/ihre Familie dar. Es ist wichtig, daß auf dem Boden eines zwischen Patienten und Arbeitsgruppenmitgliedern entstandenen Vertrauensverhältnisses ein informatives, ehrliches und druckfreies Gespräch geführt wird, in dessen Verlauf der Patient mit dem Vorschlag zur Herztransplantation konfrontiert wird. Vor einer Entscheidung zur Transplantation sollte der Patient, unter Einbeziehung von patientengerecht aufbereitetem Informationsmaterial, die Gelegenheit zur Beratung im Familienkreise und, falls gewünscht, zur Einholung ärztlicher Alternativmeinungen haben.

## 2.9 Anmeldung bei Eurotransplant

Nach Evaluation, Vorschlag der Transplantation und Einverständnis des Patienten wird die Anmeldung auf der Warteliste bei Eurotransplant vorgenommen (siehe Checkliste 19.1). Jeder akzeptierte Herztransplantationskandidat wird über Datenleitung bei der Eurotransplant Foundation in Leiden/Niederlande gemeldet (siehe auch Anhang 2).

Folgende Empfänger-Daten werden obligat übermittelt:
Name der Klinik, Kontaktadresse, Kontakttelefonnummer, persönliche Daten (Name, Vorname, Geschlecht, Geburtsdatum, Blutgruppe inkl. Rhesus-Faktor, HIV-AK, Körpergewicht, Körpergröße), Krankenkassenzugehörigkeit inkl. Versicherungsnummer, Diagnose und Dringlichkeitsstufe.

Folgende Empfänger-Daten werden fakultativ übermittelt:
HLA-Typisierung, HLA-Antikörpersuchtest, Anzahl früherer Bluttransfusionen, HBs-Antigentest, MV-Test, Toxoplasmosetest, Voroperationen an Herz oder Lunge.

Folgende Spender-Daten werden obligat übermittelt:
Die am besten geeigneten, ersten beiden Körpergrößenklassen des männlichen bzw. weiblichen Spenders, die maximale Altersgrenze des männlichen bzw. weiblichen Spenders.

Folgende Spender-Daten werden fakultativ übermittelt:
Akzeptanz eines HBs-Ag(+)-Spenders, Akzeptanz eines HCV-Ab(+)-Spenders. Seit 1.1.1997 wird gemäß einem Konsensus-Beschluß der Organkommission Herz der Deutschen Transplantationsgesellschaft (DTG) jeder Herztransplantationskandidat mit einem Set von >20 etablierten prognostischen Markern zur Herztransplantation angemeldet. Des weiteren wird ein ebenso obligates 6-Monats-Follow-up während der Wartezeit und Post-Transplant-Follow-up durchgeführt. Die Ergebnisse dieser „Clinical Profile"-Pilot-Studie stehen ab 2000 zur Verfügung.

Folgende Dringlichkeitsstufen werden bei Eurotransplant zur Zeit vergeben:

- **High Urgency (HU)** bedeutet eine sehr dringliche Indikation.
- **Transplantable (T)** bedeutet eine dringliche (normale) Indikation.
- **Not transplantable (NT)** bedeutet eine vorübergehende Nichttransplantierbarkeit, z. B. wegen einer Lungenentzündung.

# Kapitel 3 Wartephase

## 3.1 Schulung

Die Wartezeit stellt naturgemäß eine sehr belastende Periode für den Patienten und seine Angehörigen dar. Das Augenmerk in dieser Phase liegt insbesondere auf einer intensiven Schulung des Patienten. Dieser muß in die Lage versetzt werden, frühzeitig Zeichen der Progredienz der Herzinsuffizienz zu erkennen und den Arbeitsgruppenmitgliedern im Transplantationszentrum mitzuteilen. Weiterhin ist die Erreichbarkeit im Fall eines Organangebotes zu schulen. Viele Patienten wünschen zur Erhöhung ihrer Beweglichkeit in der Wartephase die Anschaffung eines City-Funkes oder Handys. Alle Patienten erhalten im Rahmen der Evaluationsgespräche die Münsteraner Patientenbroschüre, die in für Laien verständlicher Form die wichtigsten Informationen zusammenfaßt und eine gute Basis für weitere Gespräche darstellt.

## 3.2 Rolle der Transplantationsambulanz

In der Warteperiode erfolgen regelmäßige ambulante Vorstellungen in einer flexiblen Weise, meist in 1–4wöchigen Abständen. Diese dienen zur Überprüfung der klinischen und hämodynamischen Stabilität, der Aktualisierung des Immunstatus des Patienten und insbesondere der Klärung des Vorhandenseins von zytotoxischen Antikörpern durch den Panel-Reactive-Antibody(PRA)-Test.

## 3.3 Wartestatus-Überprüfung

Während der Wartezeit geschieht eine kontinuierliche Aktualisierung der Transplantationsindikation mit der Option der Abmeldung von der aktiven Warteliste bei neu auftretenden Kontraindikationen oder nachhaltiger Besserung des Zustandes. Diese Flexibilität des Teams ist von besonderer Bedeutung, da sich die Lebenserwartung von Patienten, die auf der Warteliste zur Herztransplantation die ersten sechs Monate überlebt haben, ohne Herztransplantation nicht wesentlich von der Prognose mit Herztransplantation unterscheidet (Stevenson 1991). Auch die Leistungsfähigkeit ist in diesen beiden Patientengruppen nicht unterschiedlich (Stevenson 1990). Sie läßt sich bei Patienten während der Wartezeit verbessern (Stevenson 1995). Dies setzt eine flexible Denkweise im Team und beim entsprechend geschulten Patienten voraus (Abb. 3.1).

## 3.4 Krankenhausaufnahme

Falls sich eine klinische oder hämodynamische Verschlechterung einstellt oder ein anderes medizinisches Problem, wie eine Infektion oder Stoffwechselentgleisung, gelöst werden muß, ist jederzeit eine

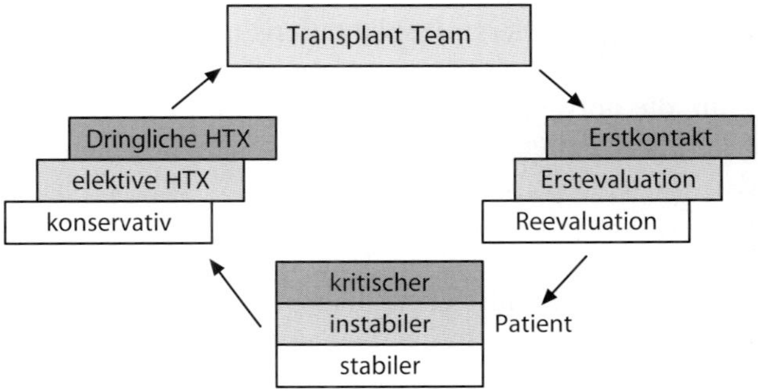


**Abb. 3.1.** Flexible Betreuungsstruktur im Transplantationszentrum. Da jeder Herzinsuffiziente nach Erstkontakt jederzeit von einer stabilen in eine instabile bzw. kritische Krankheitsphase übergehen kann, sind flexible Reevaluationsmodalitäten (ambulant, stationär, kurzfristige Terminabsprachen) notwendig, um eine angemessene Behandlung in die Wege zu leiten

stationäre Aufnahme im Transplantationszentrum, ggf. nach Absprache auch im örtlichen Krankenhaus, möglich.

## 3.5 Organversagen/Behandlungsabbruch

Im Rahmen der gestörten Perfusion der lebenswichtigen Organe kann es zu einer irreversiblen Schädigung von Gehirn, Lunge, Nieren, Leber und Darm mit Multiorganversagen kommen. In dieser Situation sind mitunter medizinethisch schwierige Entscheidungen zu treffen, wie z.B. die Beendigung einer Organersatz-Behandlung mit Kunstherz, Beatmungsgerät oder Dialysetherapie. Diese durch die moderne Intensivmedizin neu entstandenen Situationen erfordern ein angemessenes Verfahren zur Entscheidung unter Einbeziehung von Spezialisten der beteiligten Disziplinen, Angehörigen sowie, wie in unserem Haus, die Hinzuziehung des Ad-hoc-Ethikkomitees, welches aus Hochschullehrern der Bereiche Herz-, Thorax- und Gefäßchirurgie, Kardiologie, Intensivmedizin, Theologie, Philosophie und Rechtswissenschaften sowie Angehörigen der Pflegeberufe besteht.

## 3.6 Pflegerische Betreuung

Wenn die Vorstellung eines Patienten in der Herztransplantationsambulanz eine Herztransplantationsindikation ergibt, so werden innerhalb eines stationären Aufenthaltes bzw. mehrerer Ambulanztermine die notwendigen Voruntersuchungen durchgeführt (siehe Kapitel 2). Bei Patienten vor Herztransplantation kann, insbesondere in der Wartephase, jederzeit eine akute Verschlechterung der Hämodynamik oder des Herzrhythmus auftreten. Dies erfordert erhöhte Wachsamkeit rund um die Uhr, auch auf der Allgemeinstation. Eine kontinuierliche Flüssigkeitsbilanzierung und die tägliche Gewichtsmessung sind von größter Bedeutung. Phasenweise gewinnt die pflegerische Betreuungsintensität die einer Intensivstation unter Einschluß der Gabe von perfusorgesteuerten Medikamenten und Monitorüberwachung.

Die präoperative Diagnostik gemäß Herztransplantations-Checkliste (Checkliste 19.1) kann für den Patienten mit einem erhöhten Risiko verbunden sein. Insbesondere bei den Belastungsuntersuchungen (Spiroergometrie), der Hämodynamikmessung mittels Rechtsherz-Katheter und der Vorbereitung zur Koloskopie, welche mit einer Volumenbelastung von mehreren Litern einhergeht, muß im Einzelfall besondere Aufmerksamkeit auf das Befinden des Patienten gerichtet werden.

Bei Patienten vor Herztransplantation kann sich die Gesamtsituation akut verschlechtern. Es muß dann die wichtige ärztliche Entscheidung getroffen werden, ob die Verlegung auf die Intensivstation mit Einleitung von Überbrückungsmaßnahmen für Kreislauf, Atmung und Nieren auf dem Wege zur Organtransplantation in Frage kommt oder ob, bei Kontraindikationen zur Überbrückung und Transplantation, die Situation das Ende einer chronischen Erkrankung darstellt, bei der eine würdevolle Sterbebegleitung angezeigt ist. Hier ergibt sich die Notwendigkeit der Reflexion des gruppendynamischen Prozesses auf der Station unter Einbeziehung aller beteiligten Mitarbeiter.

Die kontinuierliche Schulung des Patienten während des stationären Aufenthaltes über Verhaltensweisen in der Wartezeit, vor und nach der anstehenden Transplantation und über das Leben mit dem neuen Herzen stellt einen wesentlichen Bestandteil des Umgangs, auch seitens des Pflegepersonals dar. Die Angehörigen sind intensiv in den Prozeß der Patienten-Evaluation und Aufklärung über die geplante Transplantation einzubeziehen.

Positive Erlebnisse im Umgang mit den schwerkranken Patienten finden sich häufig. Dabei kann es sich z.B. darum handeln, daß ein schwer herzinsuffizienter Patient auf der Intensivstation durch hämodynamisch gesteuerte Therapie stabilisiert werden konnte und auf die Allgemeinstation zurückverlegt wird. Die Erhöhung des Aktionsradius auf der Allgemeinstation wird vom Patienten als sehr angenehm empfunden. Kommt ein Patient im Rahmen der Dekompensation für eine Überbrückungsmaßnahme in Frage und z.B. nach Novacor- oder TCI-HeartMate-Kunstherz-Implantation wieder auf die Allgemeinstation, kommt das Gefühl der gemeinschaftlichen Leistung auf.

Mit Ängsten bei Patienten vor Transplantation muß das Pflegepersonal professionell umgehen lernen. Insbesondere die begründete Angst, die Wartezeit möglicherweise nicht zu überleben, ist durch Gespräche mit Schwestern und Pflegern, aber auch Mitpatienten, häufig auf ein realistisches Maß zu beschränken. Hier besteht eine große Herausforderung auch für die pflegerischen Mitarbeiter darin, einen verantwortungsvollen Kommunikationsstil zu praktizieren.

Häufig erleben sich Wartepatienten unbewußt als Konkurrenten um dasselbe Herz. Auch hier liegt eine große Verantwortung darin, durch sachbezogene Argumente (gerechtes, durch die Eurotransplant-Foundation zentral gesteuertes Verteilungssystem mit transparenten Kriterien) auf die seelische Situation des Patienten positiv einzuwirken. Bei der Planung der Stationsbelegung sollte dies berücksichtigt werden, wenn beispielsweise ein zu transplantierender Patient kurzfristig einbestellt und zur Operation vorbereitet wird, sollte er in den maximal 3 Stunden der Vorbereitung nicht in einem Zimmer mit einem Wartelistenpatienten untergebracht sein.

Ein weiterer Bereich der Stationsarbeit liegt in der Betreuung hinsichtlich Verdrängung und Verleugnung des Krankseins von Patienten, insbesondere solchen, die im Rahmen der koronaren Herzkrankheit nach mehreren abgelaufenen Herzinfarkten auf die Herztransplantationswarteliste gekommen sind. Diese Patienten, die häufig den Schweregrad ihrer Erkrankung unterschätzen, bringen sich mitunter durch ihre verleugnende Haltung in Gefahr.

Nicht selten melden sich Patienten in der Wartezeit von zu Hause aus auf der Allgemeinstation, um Fragen zu stellen oder Probleme zu klären. Im Umgang mit solchen Telefonkontakten ist die richtige Informationsweiterleitung an den diensthabenden Arzt sowie die Anteilnahme am Problem des Patienten die wichtigste Maßnahme.

Voraussetzung ist eine in Bezug auf die Problematik des schwer herzinsuffizienten Patienten informierte Pflegeperson, die sich mitverantwortlich fühlt für den Ablauf der gesamten Klinik. Dies setzt einen gleichberechtigten Kommunikationsstil zwischen ärztlichen und pflegerischen Mitarbeitern voraus. Häufig sind es nicht die Patienten, sondern die Angehörigen, die anrufen (Williams 1991).

# 3.7 Physiotherapeutische Betreuung

Die physiotherapeutische Betreuung des fortgeschritten herzinsuffizienten Patienten beginnt nicht erst in der Wartephase, sondern bereits mit der Aufnahme in unserer Klinik für die vorbereitenden Checklistenuntersuchungen. Das Ziel ist, den Patienten möglichst gut auf die anstehende Herztransplantation vorzubereiten. Jedoch profitiert auch der Patient, der nach dem Evaluationsprozeß nicht für eine Herztransplantation in Frage kommt, von der physiotherapeutischen Betreuung. Es findet zunächst ein Vorgespräch statt, in welchem dem Patienten die Wichtigkeit der physiotherapeutischen Vorbereitung durch Atemtherapie, Haltungsschulung, Thoraxmobilisation und Entspannungsübungen für die postoperative Phase vermittelt wird. Vor allem wird die Wichtigkeit intensiver Atemtherapie unterstrichen.

Das physiotherapeutische Übungsprogramm bezieht sich zunächst auf eine optimale atemgymnastische Vorbereitung. Es wird ein ausführlicher Atembefund erhoben, in welchem u.a. die bevorzugte Atemform des Patienten ermittelt wird. Es wird auf Atemfrequenz, Atemrichtung und Atemrhythmus geachtet. Werden unnatürliche bzw. pathologische Atemformen festgestellt, wird auf diese Störungen über gezielte atemtherapeutische Maßnahmen eingegangen. Das Ziel besteht darin, daß der Patient eine dauerhafte kostoabdominale Atmung selbständig und möglichst unbewußt durchführen kann.

Oft wird diese physiologische Atemform durch verspannte Muskulatur und Bindegewebstonuserhöhung im kostoabdominalen, ventralen und dorsolumbalen Bereich behindert. In diesen Fällen wird u.a. mit feuchter Hitze in Form von heißen Rollen und Tüchern, flächigen Bindegewebsmassagen, Packegriffen, lockernden Massagen, Dehnlagerungen und Entspannungsübungen/Abhebeproben nach Schaarschuch-Haase gearbeitet. Als günstig hat sich auch die Behandlung mittels reflektorischer Atemtherapie nach Brüne erwiesen. In der Regel kommt es bereits nach den ersten 2 Behandlungen zu einer Verbesserung der kostoabdominalen Atmung.

Der Patient wird darauf hingewiesen, daß er unabhängig von der täglichen physiotherapeutischen Betreuung unbedingt auch eigenverantwortlich üben muß. Zu diesem Zweck erhält jeder Patient einen Atemtrainer, der zur Schulung der vertieften Atmung dient. Er/sie wird angehalten, stündlich 3×5 Atemzüge in einer vorher eingeübten

Technik durchzuführen. Weiterhin muß er/sie auch selbständig die Kontaktatmung in die kostoabdominale, laterale und lumbodorsale Richtung aus verschiedenen Ausgangspositionen (Seitenlage, Rückenlage, Dehnlagerungen) üben.

Hat der Patient eine erhöhte Atemfrequenz, wird versucht, über Entspannungstechniken (z.B. Schaarschuch-Haase, reflektorische Atemtherapie nach Brüne, Kontrastentspannung nach Jacobsen und Eutonie-Übungen) darauf einzugehen. Es kommt für den Patienten durch diese Übungen nicht nur zu einer Verbesserung des Atemverhaltens, sondern auch gleichzeitig zu einem Bewußtmachen des Körpers. Die Körperwahrnehmung wird geschult. Dieses ist für die Zeit nach der Kunstherzeinpflanzung/Herztransplantation von größter Wichtigkeit.

Je nach Belastbarkeit des Patienten wird ein individuelles Übungsprogramm erstellt. Es sollte neben der bereits erwähnten Atemtherapie die Mobilisation des Thorax, der Wirbelsäule und der angrenzenden großen Gelenke, weiterhin das Erarbeiten der aufrechten Haltung, das Dehnen verkürzter Strukturen (Dekontraktion nach Brügger), das Kräftigen schwacher Muskulatur, ein Gleichgewichtstraining, ein auf die NYHA-Klasse und Hämodynamik abgestimmtes leichtes Ausdauertraining auf dem Fahrrad- oder Laufbandergometer und eine Entspannungstherapie enthalten.

Dabei muß man sich immer wieder vor Augen halten, daß der Patient schwerkrank ist und infolgedessen die Belastung sehr individuell dosiert werden muß. Oft ändert sich die Belastbarkeit von Tag zu Tag. Einige Patienten neigen außerdem dazu, sich zu überlasten. Hier besteht die Aufgabe in Zusammenarbeit mit den ärztlichen, pflegerischen und psychologisch geschulten Mitarbeitern darin, geduldig auf die Belange des Patienten, insbesondere dessen Ängste, depressive Verstimmungen oder Unsicherheiten, einzugehen.

## 3.8 Psychologische Betreuung

Die Zeit zwischen der Aufnahme in das Transplantationsprogramm und dem Tag der Herztransplantation ist laut Aussagen der meisten Patienten die sie am stärksten belastende Zeit. Immer wieder gibt es Phasen, in denen der Patient seine Entscheidung in Frage stellt. Der Krankheitsverlauf in dieser Zeit bringt dem Patienten auch Phasen relativer physischer Stabilität. Ganz besonders zu diesem Zeitpunkt kommt für den Patienten und auch dessen Angehörige der Zweifel und die Hoffnung „*Vielleicht kann ich ja auch unter medikamentöser Therapie einigermaßen gut überleben*". Folgt dann wieder eine Verschlechterung des Gesundheitszustands, fiebert derselbe Patient einer möglichst sofortigen Transplantation entgegen. Diese Ambivalenz der eigenen Entscheidung gegenüber bedeutet verständlicherweise einen extremen psychischen Streß für die Betroffenen. Hinzu kommt bei allen Patienten die Angst, die Wartezeit vielleicht nicht zu überleben und das Gefühl, nichts tun zu können, um das Eintreffen eines Spenderherzens zu beeinflussen.

Zudem muß sich der Patient in dieser Zeit auch mit der Tatsache auseinandersetzen, daß sein krankes Herz durch das gesunde Herz eines Spenders ersetzt wird. Die Todesphantasien, nämlich sich das Herz eines anderen Menschen für das eigene Überleben zu wünschen und damit den Tod eines anderen unbekannten Menschen herbeizusehnen, bedeuten oft eine fast unerträgliche Belastung für diese Patienten (Bunzel 1994). Viele Patienten leiden in dieser Zeit unter ihrem Wunsch nach Verkehrsunfällen und Schwerverletzten mit ihrer Blutgruppe. Daß diese nur sehr schamhaft geäußerten Zwangsgedanken keine Ausnahme darstellen, zeigen die in den letzten Jahren entstandenen Fachausdrücke für diese extreme psychische Belastung, *rainy day syndrome* (Freeman 1984) und *donor weather* (Kuhn 1988). Dieses Zusammentreffen von Angst, Schuldgefühl, Scham und Ambivalenz besitzt Ähnlichkeit (Henderson 1977) mit dem immensen Streß beim Überleben von Schiffbruch und Kriegsgefangenschaft (Singer 1981).

Es ist aus diesen Gründen ersichtlich, daß für den Patienten neben der wichtigen familiären Unterstützung für die psychische Stabilität des Patienten die emotionale Unterstützung und die ständige Bereitschaft zum Gespräch mit dem Transplantationsteam von großer Bedeutung ist. Hier haben sich die in unserer Klinik praktizierten regelmäßigen wöchentlichen Anrufe bei Patienten, die nicht in der Universitätsklinik Münster, sondern im Heimatkrankenhaus oder zu Hause auf die Herztransplantation warten, als sehr nützlich erwiesen.

Da in dieser Zeit deutlich wird, wie der Patient mit belastenden Situationen umgeht (*coping*), kann die Wartezeit auch aus dem Blickwinkel der psychosomatischen Evaluation gesehen werden, in der sich vor allem Frustrationstoleranz und Compliance als Prädiktoren des Operationserfolges erkennen lassen (Frierson 1987).

Muß der Patient die Wartezeit in stationärer Behandlung verbringen, so sind zwangsläufig soziale Kontakte und persönliche Bindungen beeinträchtigt. Es fehlt nahezu jede Privatsphäre. Weder das Alleinsein noch das vertraute Zusammensein mit dem Partner ist in zufriedenstellendem Maße möglich. Hinzu kommen Phasen, in denen der Patient immer wieder erlebt, daß er seine Entscheidung zur Transplantation in Frage stellt. Gefühle der Hoffnung schlagen um in Angst, ein zu großes Risiko eingegangen zu sein. Die Folge sind Schlafstörungen und verstärktes Grübeln. In dieser Zeit kann man Gefühle von Depressivität, Aggressivität, Verzweiflung und auch Wut bzw. Zorn beobachten. Neben dieser psychischen Anspannung erlebt der Patient häufig die sich noch verschlechternde körperliche Verfassung. In Anbetracht der geschilderten Belastungen ist es erstaunlich, wie ausgesprochen selten Patienten im Gespräch von sich aus solche Gefühle und Symptome verbalisieren oder auf behutsames Nachfragen äußern (Verleugnung, Verdrängung). Hier deutet sich die Funktion des Abwehrverhaltens der Patienten angesichts der akut lebensbedrohenden Situation an. Es geht um das schlichte Überleben und den Wunsch, den wichtigen letzten Rest von verbleibender physischer und vor allem psychischer Stabilität zu erhalten. Den Patienten gelingt dieses Unterdrücken der belastenden Gefühle häufig, indem sie ihre Aussagen immer wieder auf den sachlichen Aspekt der Krankheit zentrieren (Rationalisierung). Häufig erlebt man auch eine Umkehrung der vorhandenen Gefühle (Verkehrung ins Gegenteil). Patienten demonstrieren Tatkraft und Optimismus, obwohl sie zunehmend hilfloser werden. Eine nur aufdeckende oder konfliktzentrierte Vorgehensweise ohne Berücksichtigung der dargestellten Widerstände hätte zur Folge, daß sich der Patient schnell einer psychologischen Betreuung entzöge. Der Schwerpunkt der psychologischen Betreuung liegt demzufolge in der unterstützenden (supportiven) Therapie, d.h. Beratung und Unterstützung in einem Maße, welches der Patient selbst wünscht. Besonders wichtig ist es, eine Vertrauensbeziehung zwischen Mitgliedern des Transplantationsteams und dem Patienten zu schaffen. Zudem ist bei Patienten in dieser Extremsituation folgende spezifische therapeutische Grundhaltung erforderlich: Dem Patienten und auch den Angehörigen muß mit verstärkter Zuwendung begegnet werden. Immer wieder sollte der Patient ermutigt werden, über seine Gefühle zu sprechen. Forderungen und Konfrontationen müssen an der eingeschränkten physischen und psychischen Belastbarkeit orientiert werden. Ausgangspunkt sollten die beim Patienten vorhandenen Bewältigungsstrategien sein. Angesichts der lebensbedrohlichen Herzerkrankung müssen „unangemessene Reaktionen“ nicht nur verstanden, sondern auch respektiert werden. In dieser Phase sollten Hilfe und Information immer wieder angeboten werden.

# Kapitel 4 Mechanische Ventrikelunterstützung

Die zunehmende Diskrepanz zwischen der Anzahl der Wartelistenpatienten und der zur Verfügung stehenden Spenderorgane hat in vielen der weltweit ca. 300 Herztransplantationszentren zu einem wachsenden Prozentsatz von Wartelistenpatienten geführt, die einer mechanischen Überbrückung bedürfen. Der Ersteinsatz eines Unterstützungssystems als Überbrückung zur Herztransplantation gelang 1969 (Cooley 1969), danach 1978 (Norman 1978) und als elektrisch angetriebenes System 1985 (Portner 1985). Seit dieser Zeit wurde eine Menge klinischer Erfahrungen gesammelt. Dies hat dazu geführt, daß die Überlebenschancen mit Herztransplantation nach einer Überbrückungsbehandlung annähernd so hoch sind wie bei Herztransplantation ohne Überbrückungsbehandlung (Ramasamy 1993, Frazier 1994, Kormos 1994, El-Banayosy 1999, Tjan 1999, Murali 1999, Poirier 1999). Mögliche Erklärungen sind eine vollständige Erholung der dysfunktionellen Organe, Bluttransfusionen, verbessertes Match mit Spenderorganen und verbesserte mentale Vorbereitung auf die Transplantation.

## 4.1 Indikationen

Eine mechanische Kreislaufunterstützung ist indiziert, wenn medikamentös keine ausreichende Herzkreislauffunktion aufrecht erhalten werden kann. Dies kann sowohl bei einem Patienten der Fall sein, der bereits auf die Warteliste zur Herztransplantation gesetzt worden ist, als auch bei einem Patienten, der von einem auswärtigen Krankenhaus notfallmäßig zur Herztransplantation im Zentrum vorgestellt wird. Hierbei kann ein isoliertes Links- oder Rechtsherzversagen, oder aber eine globale Herzinsuffizienz vorliegen. Gerade in Notfallsituationen ist die Entscheidung zur Implantation eines Unterstützungssystems besonders schwierig und verantwortungsvoll,

**Tabelle 4.1.** Hämodynamische Grenzwerte für mechanische Unterstützungssysteme

| Hämodynamischer Parameter | Grenzwert |
|---|---|
| Herzindex | $<2{,}0$ l/min/$m^2$ |
| Arterieller Mitteldruck | <60–70 mmHg |
| Pulmonaler Verschlußdruck (PCW) | >20 mmHg |
| Urinausscheidung | <20 ml/h |

denn sie muß innerhalb von kurzer Zeit getroffen werden und beinhaltet weitreichende Konsequenzen in medizinischer und psychosozialer Hinsicht, da eine Evaluation des Patienten nicht in standardisierter Weise möglich ist. Hierbei ist auch zu bedenken, daß die Ergebnisse bei Patienten mit akuter Herzinsuffizienz, z.B. bei großem Herzinfarkt, schlechter sind (Ramasamy 1993, Schmid 1998, Deng 1998). Die hämodynamischen Grenzwerte sind in Tabelle 4.1 wiedergegeben.

Neben den hämodynamischen Grenzwerten spielen aber auch eine Vielzahl anderer Parameter eine Rolle. Ganz entscheidend ist die Frage, was mit der Überbrückungsmaßnahme beabsichtigt wird. Prinzipiell kann die Implantation eines ventrikulären Unterstützungssystems unter 4 Gesichtspunkten erfolgen:

- Überbrückung bis zu einer Herztransplantation,
- Überbrückung bis zur Erholung des eigenen Herzens,
- Überbrückung bis zur Implantation eines Langzeitunterstützungssystems,
- Dauerhaftes Langzeitunterstützungssystem.

Entsprechend der o.g. Ziele muß geprüft werden, ob ein **Kurzzeit**- oder **Langzeit**unterstützungssystem indiziert ist (siehe Kapitel 1.3).

Prinzipiell kann die Implantation eines ventrikulären Unterstützungssystems bei nahezu allen Formen eines Herzkreislaufversagens erfolgen. Folgende Krankheitsbilder sind allgemein akzeptiert:

- dilatative Kardiomyopathie (DCM)
- konservativ chirurgisch nicht (weiter) angehbares, erworbenes oder angeborenes Vitium
- ischämische Kardiomyopathie (ICM)
- akuter Myokardinfarkt
- akute Myokarditis

- Postkardiotomieversagen
- akutes Transplantatversagen.

## 4.2 Kontraindikationen

Prinzipielle Kontraindikationen bestehen nur wenige. Eine systemische Infektion steht natürlich einer Fremdkörperimplantation entgegen, ebenso wie schwere Gerinnungsstörungen einem chirurgischen Eingriff. Abgesehen von der Verwendung der IABP (Intraaortale Ballonpumpe) muß bei allen anderen mechanischen Unterstützungssystemen auch eine volle Antikoagulation der Patienten möglich sein, was z. B. bei einer floriden Ulkuserkrankung oder einem frischen Apoplex nicht der Fall ist.

In erster Linie resultieren Kontraindikationen aber aus der Wahl des Überbrückungssystems in Verbindung mit dem Ziel der mechanischen Unterstützung. Soll eine Überbrückung bis zu einer Herztransplantation erfolgen, muß der Patient die Kriterien eines Herztransplantationskandidaten erfüllen, d.h. er muß transplantabel sein. Bestehen Kontraindikationen für die Herztransplantation, ist die Implantation eines entsprechenden Systems nicht sinnvoll. Im Falle eines Postkardiotomieversagens wird aber beispielsweise eine Kurzzeitunterstützung mittels ECMO (extrakorporale Membranoxigenation) mit dem Ziel einer Erholung des eigenen Herzens auch bei bestehender Kontraindikation zur Herztransplantation angestrebt. Generell kann die Indikation zur kurzzeitigen Unterstützung mittels IABP oder mittels ECMO liberal gestellt werden, während Langzeitsysteme nicht zuletzt aufgrund der enormen Kosten nur nach sorgfältiger Indikationsstellung implantiert werden. Letzteres bedingt gelegentlich, daß bei unklarem Patientenstatus zweizeitig vorgegangen wird: Zunächst wird ein Kurzzeitsystem implantiert, um beispielsweise eine unklare Infektionssituation oder einen primär nicht abklärbaren neurologischen Befund zu erhalten. Finden sich hierauf keine Kontraindikationen, folgt im zweiten Schritt die Implantation eines Langzeitsystems.

Eine dauerhafte mechanische Kreislaufunterstützung, d.h. die Implantation eines permanenten Systems, ist zur Zeit noch nicht möglich, aber in naher Zukunft wahrscheinlich. Die Indikationen werden dann ähnlich den oben genannten sein, wobei eine Erweiterung der Indikationsstellung bei zunehmender klinischer Erfahrung möglich erscheint. Epidemiologischen Berechnungen zufolge werden im Jahre 2010 bis zu 70 000 Menschen allein in den USA einer chronischen Unterstützung bedürfen (Institute of Medicine 1991, McCarthy 1994).

## 4.3 Wahl des Unterstützungssystems

Die Wahl des Unterstützungssystems hängt in erster Linie von der Indikation bzw. der Zielsetzung ab. Hierbei ist zu beachten, daß die weitgehend implantierbaren ventrikulären Unterstützungssysteme ausschließlich als LVAS zur Verfügung stehen (Novacor, World Heart Corp., Ottawa, Canada (Portner 1993); HeartMate, Thermo-Cardio-Systems, Woburn, MA, MicroMed/DeBakey Houston, TX (Wieselthaler 2000)). Die parakorporalen Systeme (Thoratec, Thoratec Lab. Corp, Berkeley, CA (Farrar 1994); Medos, Helmholtz Institut, Aachen (Weyand 1998)) können dagegen als Links-, Rechts- oder Biventrikuläres Unterstützungssystem eingesetzt werden (Abb. 4.1). Alle diese Systeme werden auch bei uns implantiert. Weltweit sind bislang mehr als 3000 dieser Unterstützungssysteme implantiert worden, lediglich das DeBakey/MicroMed-System ist neu und noch im Erprobungsstadium (Abb. 4.2). Im Gegensatz zu den anderen Systemen weist es keine Pumpkammer im eigentlichen Sinne auf, sondern besteht aus einem Impeller, der sich mit 7500 bis 10 000 U/min dreht und erstaunlicherweise keine signifikante Hämolyse verursacht. Die Hemopump funktioniert nach einem ähnlichen Prinzip, setzt aber voraus, daß Aorta und A. femoralis kein starkes Kinking, keine höhergradige Stenose und kein wandschwaches Aneurysma aufweisen, welche das retrograde Einführen der Pumpe risikoreich oder unmöglich machen. Darüber hinaus kann eine fortgeschrittene periphere arterielle Verschlußkrankheit eine Kontraindikation darstellen. Letzteres gilt auch für die IABP, die sich in der Regel auch bei ausgeprägten Veränderungen der Aorta zumeist noch relativ gut einbringen läßt (Tabelle 4.2). Das Kunstherz im engeren Sinn (TAH = *total artificial heart*), d.h. ein implantierbares biventrikuläres System, hat bislang keinen nennenswerten klinischen Stellenwert erreicht, da die Komplikationsraten als zu hoch angesehen wurden

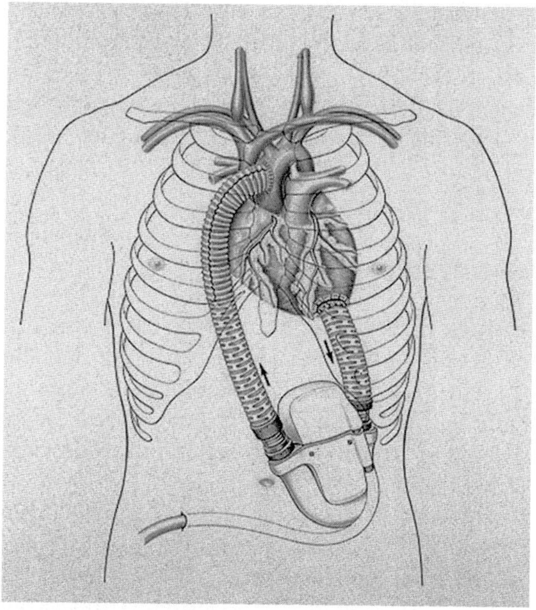

**Abb. 4.1.** Schemabild einer Novacor-Implantation

**Tabelle 4.2.** Kriterien zur Auswahl des Unterstützungssystems

| | Kurzzeitsystem | Langzeitsystem |
|---|---|---|
| ■ Postkardiotomieversagen | IABP<br>Hemopump<br>ECMO | implantierbares oder<br>parakorporales VAS<br>evtl. TAH |
| ■ ‚Bridge-to-transplant' | IABP | VAS, evtl. TAH |
| ■ ‚Bridge-to-recovery' (Myokardinfarkt, Myokarditis, etc.) | IABP | VAS |

IABP = intraaortale Ballonpumpe, VAS = ventrikuläres Assistenzsystem, ECMO = extrakorporale Membranoxigenation, TAH = Kunstherz

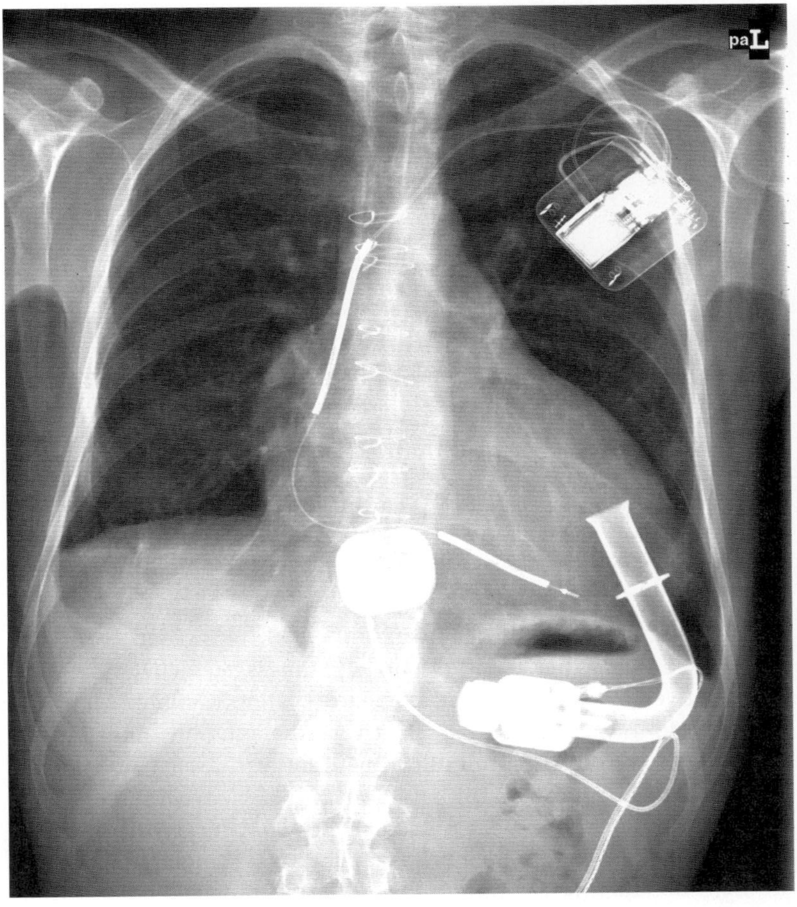


**Abb. 4.2.** MicroMed/DeBakey – Unterstützungssystem (LVAS) und zusätzliche ICD-Implantation

(Joyce 1986, DeVries 1988). Mittlerweile sind neuere Systeme entwikkelt; ob sie sich durchsetzen können, bleibt abzuwarten.

## 4.4 Präoperatives Management

Kurzzeitunterstützungssysteme bedürfen in der Regel keiner Vorbereitung. Lediglich beim Einsatz der Hemopump sollte eine schwere

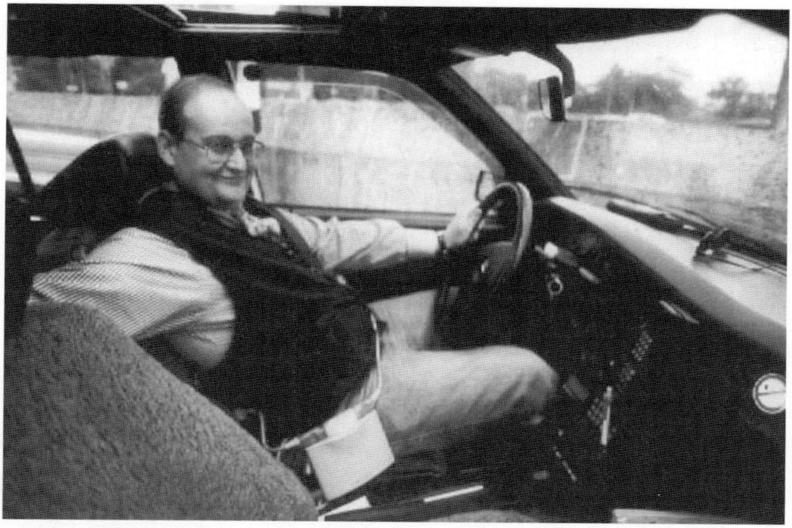

**Abb. 4.3.** Patient nach Implantation eines mechanischen Unterstützungssystems

arterielle Veränderung an der Aorta und ein Kinking der Aorta ausgeschlossen sein. Bei Langzeitunterstützungssystemen erfolgt ein präoperatives Management mit dem Ziel, spätere Komplikationen zu minimieren. Insbesondere bei elektiver Implantation eines Kunstherzsystems werden Kontraindikationen ausgeschlossen und mögliche Infektionsherde, wie z. B. Zähne, nach Möglichkeit saniert. Eine spezielle Vorbehandlung der Patienten erfolgt aber nicht, vielmehr werden sie „normal" auf eine Herzoperation vorbereitet. Lediglich die Zahl der für die Operation angeforderten Blutprodukte wird erhöht. Bei notfallmäßiger oder dringlicher Indikation muß schnell oder unmittelbar gehandelt werden, so daß die Implantation des Unterstützungssystems oft ohne Verzug und mit erhöhtem Risiko erfolgen muß. Lediglich die IABP kann, sofern keine periphere arterielle Verschlußkrankheit vorliegt, jederzeit problemlos und mit niedrigem Risiko eingebracht werden.

# 4.5 Intraoperatives Management

Die IABP und die Hemopump werden durch Punktion mittels Seldinger-Technik oder über eine Venae sectio eingebracht, eine Herz-Lungen-Maschine ist dafür nicht notwendig.

Die Implantation der weitgehend implantierbaren oder parakorporalen Kunstherzunterstützungssysteme erfolgt in der Regel unter Verwendung der extrakorporalen Zirkulation am schlagenden Herzen, auf eine Kardioplegiegabe wird dementsprechend verzichtet. Der arterielle Mitteldruck wird ausreichend hoch gehalten, die Füllung des Herzens dem Bedarf angepaßt. Die Anastomose der Konduits bzw. das Einbringen der Inflow-/Outflow-Kanülen muß so erfolgen, daß der Ein- und Ausstrom in das Unterstützungssystem nicht behindert wird. Eine sorgfältige Entlüftung des implantierten Systems verhindert zerebrale Luftembolien.

Ein persistierendes Foramen ovale kann durch die Druckdifferenz zwischen rechtem und linkem Vorhof zu einem Rechts-Links-Shunt und zu gekreuzten Embolien führen und sollte intraoperativ verschlossen werden.

# 4.6 Postoperatives Management

Das postoperative Hauptproblem nach Implantation der implantierbaren oder parakorporalen Unterstützungssysteme ist die Blutung bedingt durch die Vollheparinisierung und das große Wundgebiet. Insbesondere bei Postkardiotomiepatienten mit langer HLM-Dauer ist das Gerinnungssystem derangiert und eine suffiziente Hämostase nur schwierig zu erzielen. Aus diesem Grunde wird die Vollheparinisierung postoperativ um 6–12 Stunden verzögert. Stattdessen werden niedermolekulares Dextran und gerinnungsfördernde Blutprodukte appliziert. Bei reinen Linksherz-Unterstützungssystemen muß die Funktion des Systems engmaschig kontrolliert werden und zusammen mit der Rechtsherzfunktion durch eine balancierte Gabe von Volumen und Katecholaminen stabilisiert werden. In unseren Händen hat sich eine Therapie mit Milrinon in einer Dosierung von 0,2 µg/kg/min als segensreich erwiesen.

Es scheint eine Untergruppe von Patienten mit gleichzeitig bestehendem Rechtsherzversagen zu geben, die nicht von einer isolierten Linksherzunterstützung profitieren (McCarthy 1994). So benötigten 19% der Patienten der Novacor-Multicenter-Studie nachfolgend eine Rechtsherzunterstützung (Ramasamy 1993). Die Vorhersage der Notwendigkeit einer biventrikulären Unterstützung ist jedoch schwierig. Mögliche Prädiktoren ergeben sich aus der intraoperativen Änderung der Dosis an inotropen Substanzen, der Änderung der rechtsventrikulären Auswurffraktion und der Abnahme des Pulmonalgefäßwiderstandes. Zu den Risikofaktoren für die Notwendigkeit einer biventrikulären Unterstützung gehören eine progrediente Niereninsuffizienz, eine nicht beherrschte systemische Infektion, eine refraktäre hämodynamische Verschlechterung, eine verlängerte Intubation, ein Alter über 42 Jahre, weibliches Geschlecht, vorangegangene Operationen, insbesondere Herzoperation vor mehr als 30 Tagen, sowie ein erhöhter Harnstoffspiegel (Reedy 1990, Farrar 1990, Farrar 1994).

Ursachen früh postoperativer Letalität liegen in erster Linie im Multiorganversagen, welches durch vorangegangene Operationen, mehrfache simultane Operationen in der gleichen Sitzung, lange Bypass-Zeiten bei Postkardiotomie-Patienten, extrakorporale Membranoxygenierung (ECMO) sowie einem protrahierten Low-cardiac-output-Syndrom begünstigt wird (Pierce 1993). In der Novacor-Multicenter-Studie waren 35% der Todesfälle auf ein Multiorganversagen zurückzuführen (Ramasamy 1993). Gerätedysfunktionen mit schweren Folgen sind bislang in erster Linie beim HeartMate berichtet worden, wo es auch zu Rupturen am Einflußstutzen gekommen ist (Scheld 1997). Einzelne Fälle, die aufgrund komplexer ventrikulärer Herzrhythmusstörungen verstarben, sind ebenfalls bekannt. Aus diesem Grunde sollte bei Risikopatienten, bei denen die Rhythmusstörungen nicht durch Antiarrhythmika wie Amiodarone oder Sotalol zu beherrschen sind, eine liberale Indikation zu einer Kombinationsbehandlung mit implantierbaren Defibrillatoren erfolgen.

Die Entwöhnung von der Beatmung und nachfolgende Mobilisierung bzw. Rehabilitation erfolgt wie bei herkömmlichen Herzpatienten so früh wie möglich. Erwähnenswert hierbei ist, daß bei der Betreuung der Patienten, denen als Überbrückung zur Herztransplantation ein implantierbares linksventrikuläres Unterstützungssystem eingesetzt wurde, von einer Hüftbeugung über 90 Grad abzuraten ist, um eine Reizung der Eintrittsstelle des im rechten Unterbauch austretenden Verbindungskabels zu vermeiden. Eine Gangschule, wie sie früher bei den Konsolenmodellen notwendig war, ist mittlerweile nicht mehr notwendig. Seit Einführung der batteriebetriebenen tragbaren Modelle 1993 muß nicht mehr ständig mit Fehlfunktionen der Konsole aufgrund von Erschütterungen gerechnet werden. Die Patienten können ohne Begleitung von Kardiotechniker, Arzt und Schwester für mehrere Stunden Bett, Zimmer und Krankenhaus verlassen und ihre Gangschule alleine ausführen. Bei den anfänglichen Spaziergängen auf dem Gelände des Zentralklinikums sollte allerdings eine im Umgang mit dem Kunstherz geschulte Person (Kardiotechniker, Arzt, Pflegekraft, Physiotherapeut) anwesend sein. Mit zunehmender Besserung des Gesundheitszustands der Patienten werden diese angeleitet, die Gerätefunktion zu prüfen und den Batteriewechsel bzw. die Wundpflege selbst durchzuführen. Mit unvorhergesehenen Situationen, die zu Fehlfunktionen des Kunstherzunterstützungssystems führen, muß jedoch stets gerechnet werden (Hammel 1998).

## 4.7 Langzeitunterstützung

Nicht nur die verbesserte Lebenserwartung, sondern auch eine verbesserte Lebensqualität am Kunstherz ist wichtig, denn wenn die Lebensqualität gegen Null geht, wird die Lebenserwartung bedeutungslos (Parmley 1995). Daher liegt das Ziel der Langzeit-Unterstützung in der Entlassung bzw. ambulanten Betreuung der Patienten, die in etwa der Hälfte der Fälle möglich ist (Schmid 1999). Um dieses zu erreichen, müssen die Patienten voll mobilisiert und mit ihrem Gerät vertraut sein. Der Wechsel vom stationären Monitor zum tragbaren Controller, sowie der Austausch der Batterien muß perfekt beherrscht werden. Ebenso wichtig ist die Wundpflege, da stets eine Infektion über die Kabelaustrittsstelle oder sogar eine systemische bakterielle Besiedlung/Sepsis drohen. Die Antikoagulation ist in Abhängigkeit vom mechanischen Unterstützungssystem zu kontrollieren und zu optimieren (Tabelle 4.3). Nach der initialen Vollheparinisierung werden alle Patienten mit Ausnahme derjenigen, die mit einem HeartMate versorgt wurden, markumarisiert. Die zusätzliche Gabe von Thrombozytenaggregationshemmern hat sich insbesondere

**Tabelle 4.3.** Antikoagulation in Abhängigkeit von der Wahl des mechanischen Unterstützungssystems

| Antikoagulation | Novacor | HeartMate | Medos | Thoratec |
|---|---|---|---|---|
| Heparin | x | x | x | x |
| ASS/Dipyridamol | x | x | (x) | (x) |
| Marcumar | x | – | x | x |

bei Novacorpatienten als günstig erwiesen, wobei die Mindestdosis bei 50 mg/d liegt und eine Steigerung der Dosis in Abhängigkeit der klinischen Befunde und der transkraniellen Dopplerbefunde erfolgt (Schmid 1998, Schmid 2000). Große Erfahrungen mit dem DeBakey-System liegen bislang nicht vor. Zwischen Patient und betreuendem Arzt muß ein enges Verhältnis bestehen, so daß bei auftretenden Problemen jederzeit ein Ansprechpartner vorhanden ist (Abb. 4.3). Unsere Erfahrung hat gezeigt, daß die Mehrzahl der ambulant geführten Patienten mindestens einmal stationär aufgenommen werden muß (Schmid 1999).

## 4.8 Thrombembolie

Thrombembolien können sich im nativen kranken Herzen und auch im Unterstützungssystem bilden. Zerebrale und systemische Symptome sind die Folge. Am häufigsten sind zerebrale Embolien, die zumeist das Bild einer Hemiplegie verursachen. Unter einer Vollheparinisierung bilden sich die Veränderungen in der Regel binnen kurzer Zeit vollständig zurück, anhaltende neurologische Defizite sind selten.

Systemische Embolien können in den Extremitätenarterien, insbesondere in den Beinarterien, bedrohliche Durchblutungsstörungen verursachen, die einer chirurgischen Revision bedürfen – dies ist allerdings ebenfalls selten. Sehr viel häufiger finden sich asymptomatische Embolien der inneren Organe (Leber, Milz, Niere), die häufig im Rahmen einer CT-Untersuchung als Zufallsbefund erhoben werden.

Seit der Einführung der zusätzlichen Gabe von Thrombozytenaggregationshemmern ist die Thrombembolierate signifikant gesunken und hat an klinischer Bedeutung verloren. Thrombembolien sind heutzutage meist Folge inadäquater Antikoagulation (Schmid 1998).

## 4.9 Infektion

Große Fremdkörper, wie die implantierbaren Unterstützungssysteme, begünstigen die Entwicklung akuter und chronischer Infektionen. Inwieweit eine durch das Unterstützungssystem bedingte chronische Inflammation und anhaltende geringe Immunsuppression hierbei eine Rolle spielen, ist noch unklar (Deng 1999). Isolationsmaßnahmen scheinen Infektionen nicht verhindern zu können. Die Austrittsstelle des Kabels ist besonders anfällig für eine Infektion und bedarf daher intensiver Pflege mit täglichem Verbandswechsel. Tatsächlich erleidet jeder dritte Patient eine chronische Besiedlung des Unterstützungssystems, die sich jedoch durch Antibiotikagabe beherrschen läßt; chirurgische Interventionen (z.B. Verlagerung der Kabelaustrittsstelle) sind selten (McCarthy 1994). Prophylaktische Antibiotikaprotokolle sind uneinheitlich (Hill 1993). Unter den implantierbaren Systemen scheint das HeartMate anfälliger als das Novacor zu sein, Gründe dafür sind bislang nicht bekannt. Die Indikation zur Transplantation bleibt auch von den systemischen Infektionen unbeeinflußt, da mit der Organverpflanzung der gesamte Fremdkörper entfernt wird (Hermann 1997). Problematisch erscheint eher das Entwöhnen vom Unterstützungssystem, da hierbei in der Regel die Konduits nur durchtrennt, also nicht primär vollständig entfernt werden.

## 4.10 Belastungsprotokolle/Entwöhnen

Nach Implantation eines Unterstützungssystems ist das Herz entlastet und erfährt strukturelle Umbauvorgänge im Sinne eines Remodeling. Im günstigsten Fall verkleinert und erholt sich das Herz soweit, daß anstelle einer Transplantation ein Wiederausbau des Unterstützungssystems erwogen werden kann. So waren Patienten am TCI-HeartMate in der Lage, bis zu 10 km zu laufen (McCarthy 1994). Zudem war eine funktionelle Verbesserung mit Anstieg der maximalen Sauerstoffaufnahme bis zu 15 ml/kg/min sowie eine Normalisierung der Neurohormone bei drei Viertel der TCI-HeartMate-Patienten beschrieben worden, die länger als 30 Tage am System überlebten (Levin 1994). Zur hämodynamischen Beurteilung der Pumpfunktion der linken

Herzkammer erfolgt eine hämodynamische Testung, bei der der linke Ventrikel ‚belastet' wird (Branch 1994, Deng 1997, Deng 1998). Beim technisch weit ausgereiften Novacor-System kann die Füllung des Kunstventrikels vermindert, verkürzt oder aber seine Ejektion verzögert werden. Bei einfacheren Systemen wird eine asynchrone Unterstützung gewählt und die Pumpfrequenz schrittweise reduziert. Zeigt sich unter diesen Maßnahmen eine stabile Hämodynamik, kann ein Entwöhnen mit nachfolgender Explantation des Systems erfolgen. Ist dies nicht der Fall, wird der Patient einer Herztransplantation zugeführt.

# Kapitel 5 Operationsvorbereitung

## 5.1 Spenderorganangebot

### Dissoziierter Hirntod

Die Definition des dissoziierten Hirntodes lautet: „*Der Hirntod wird definiert als Zustand des irreversiblen Erloschenseins der Gesamtfunktion des Großhirns, des Kleinhirns und des Hirnstammes, bei einer durch kontrollierte Beatmung noch aufrechterhaltenen Herz-Kreislauf-Funktion. Der Hirntod ist der Tod des Menschen.*“ (Stellungnahme des wissenschaftlichen Beirates der Bundesärztekammer 1993, Update 1997 DAB).

Voraussetzungen für die Einleitung einer Hirntod-Diagnostik sind:
- das Vorliegen einer primären oder sekundären, supra- oder infratentoriellen Hirnschädigung sowie
- der Ausschluß von Vergiftung (Intoxikation), Unterkühlung, neuromuskulärer Blockade, endokrinem oder metabolischem Koma. Klinische Zeichen des Hirntodes gibt Tabelle 5.1 wieder.

Es muß geklärt werden, ob die Irreversibilität der Hirnschädigung absolut sicher ist (Drees 1991, Deng 1996). Insbesondere sind sämtliche folgende Fragen (Checkliste 19.4) mit „Nein“ zu beantworten:
- Gibt es irgendein Zeichen von Spontanatmung, wenn das Beatmungsgerät nicht mit dem Patienten verbunden (der Respirator diskonnektiert) ist?
- Gibt es noch irgendwelche Hinweise auf Hirnstammreflexe wie Pupillenreaktion auf Licht/Schmerz, Augenbewegungen, Nystagmus bei Spülung (Irrigation) von Eiswasser in die Ohren, Bewegung von Kopf und Nackenmuskulatur, Reaktion beim endotrachealen Absaugen?

**Tabelle 5.1.** Klinische Zeichen des Hirntodes

| Zeichen | Untersuchung |
|---|---|
| Koma | Weckversuch, Schmerzreize |
| Weite, lichtstarre Pupillen | Reaktion auf Licht |
| Fehlender okuloenzephaler Reflex | Kopfwendebewegungen |
| Fehlender Kornealreflex | Berührung der Hornhaut des Auges mit einem Tupfer |
| Fehlende Reaktion auf Schmerz | Schmerzreize im Trigeminusbereich |
| Ausfall der Spontanatmung | Apnoetest |
| Fehlende antivagale Kreislaufreaktion | Atropintest |

- Liegt die Rektaltemperatur unter 35 °C, d.h. könnte Unterkühlung das klinische Bild erklären?
- Könnte die tiefe Bewußtlosigkeit Folge von Medikamenten sein?
- Gibt es irgendwelche Zweifel an der Irreversibilität der Hirnschädigung?

Ergänzende Untersuchungen zur Hirntoddiagnostik, die nur bei erfüllten o.a. Voraussetzungen und Vorliegen der o.g. genannten Symptome vorgenommen werden, sind:

- 8-Kanal-EEG mit einer Null-Linie über mindestens 30 Minuten. Bei Kindern <2 Jahren sind EEG-Wiederholungen nach 24 h und 72 h erforderlich.
- Multimodal evozierte Potentiale mit bilateralem Erlöschen der Welle III–IV der frühen akustisch evozierten Potentiale bei erhaltener Welle I zur Dokumentation der Intaktheit des peripheren akustischen Rezeptors.
- Transkranielle Dopplersonographie mit dem Nachweis des zerebralen Zirkulationsstillstands durch „Pendelvolumeneffekt" oder „Shuttle-Fluß". Diese Methode ist nicht verwendbar bei Säuglingen unter 6 Monaten.
- Zerebrale Perfusionsszintigraphie.
- Beidseitige Karotis-Vertebralisangiographie. Diese Methode gilt heutzutage als unerwünscht wegen möglicher schädigender Wirkung auf die hirnzuführenden Gefäße, wodurch die Möglichkeit besteht, daß ein minimaler Restfluß dieser Gefäße zum Erliegen kommt.

Sind die genannten Zusatzuntersuchungen nicht verfügbar, müssen die vorher beschriebenen Ausfallsymptome bei Patienten ab dem 3. Lebensjahr nach primärer Hirnschädigung über mindestens 12 h, nach sekundärer Hirnschädigung über 72 h beobachtet werden. Bei Neugeborenen, Säuglingen und Kleinkindern unter 3 Jahren ist eine Beobachtung über mindestens 24 bzw. 72 Stunden erforderlich. Die Feststellung und Dokumentation der o. g. Zeichen durch zwei unabhängige Ärzte ist unbedingt erforderlich! Bei geplanter Organexplantation darf kein Arzt aus dem Transplantationsteam beteiligt sein.

Ist die Frage des dissoziierten Hirntodes beantwortet, erfolgt die Klärung von Rechtsfragen:

- Liegt eine Erklärung über die Irreversibilität der Hirnschädigung vor?
- Liegt ein Organspenderausweis bzw. das Einverständnis der nächsten Angehörigen vor?
- Ist der Leichnam seitens der Staatsanwaltschaft bzw. Gerichtsmedizin zur Organspende freigegeben?

## Spenderorganqualität

Zu den generellen Spenderauswahl-Kriterien gehören ein Alter unter 50 Jahren (bei Transplantationskandidaten mit höchster Dringlichkeit können im Einzelfall Spender bis zum 70. Lebensjahr akzeptiert werden, insbesondere dann, wenn der Empfänger bereits über 60 Jahre alt ist), Fehlen eines schweren Thoraxtraumas in der aktuellen Anamnese, keine kürzlich zurückliegende, längere kardiopulmonale Reanimation, keine Hinweise in Anamnese oder Befund auf Vorliegen einer Herzerkrankung (Angina pectoris, Herzgeräusche, Rhythmusstörungen), keine Hinweise auf eine Infektion mit HIV, HBV oder CMV.

Normalerweise wird ein potentieller Organspender über die Eurotransplant-Foundation in Leiden, Niederlande, vermittelt. Beim ersten telefonischen Kontakt mit einem Kollegen in der „Spender-Klinik", der den Hirntoten betreut, sollten vom Transplantationsarzt im Zentrum folgende Basisdaten auf der Checkliste vermerkt werden (Checkliste 19.5): Kurze Anamnese (Alter, Geschlecht), Blutgruppe, Größe, Gewicht, aktuelle EKG-Beurteilung, Dopamin-/Katecholaminmedikation bzw. Notwendigkeit, Urinausscheidung, Art der Beatmung, Blutgase, Elektrolyte, Nativ-Röntgen-Thoraxbefund. Die Kriterien für die Akzeptanz eines Organs richten sich nach den Empfeh-

**Tabelle 5.2.** Absolute Spender-Kontraindikationen

| Befund | Begründung |
|---|---|
| Diffuse KHK intraoperativ | Eingeschränkte Transplantatfunktion |
| Dokumentierte Infarktanamnese | Eingeschränkte Transplantatfunktion |
| Nachgewiesene Herzerkrankung | Eingeschränkte Transplantatfunktion |
| Therapieresistente Kammerarrhythmien | Eingeschränkte Transplantatfunktion |
| Inadäquate $O_2$-Sättigung <80% | Eingeschränkte Transplantatfunktion |
| $CO_2$-Vergiftung (>20% Methämoglobin) | Eingeschränkte Transplantatfunktion |
| Maligne Erkrankungen (außer ZNS) | Tumormetastasierung durch Transplantat |
| Positive HIV-Serologie | HIV-Übertragung durch Transplantat |
| Therapieresistente generalisierte Infektionen | Infektionsübertragung durch Transplantat |

lungen der internationalen Fachgesellschaften und sind immer an den Gegebenheiten des jeweiligen Empfängers, insbesondere des Alters und Allgemeinzustandes, zu orientieren.

Generell gilt, daß als absolute Kontraindikationen (Tabelle 5.2, Checkliste 19.6) heute nur noch folgende Zustandsbilder gelten dürfen: eine diffuse KHK des Spenderherzens (intraoperativ), dokumentierte Infarktanamnese, nachgewiesene andere Herzerkrankung, wie Tumor, Klappenfehler, Endokarditis, hochgradige linksventrikuläre Dysfunktion im M-Mode-Echokardiogramm, therapieresistente ventrikuläre Arrhythmien, inadäquate Oxygenation (Sättigung <80%) trotz suffizienter Beatmung, Kohlenmonoxid-Vergiftung mit mehr als 20% Methämoglobin, maligne Erkrankungen (außer ZNS), positive HIV-Serologie sowie therapieresistente generalisierte Infektionen.

Als relative Kontraindikationen (Checkliste 19.6) sind folgende Befunde anzusehen: HBs-AG-Nachweis (HBs-Hyperimmunglobulin), bakterielle Sepsis, HBc-Nachweis, Thoraxtrauma mit Herzkontusion (Echo oder EKG), Hypotension mit RR <60 mmHg über mehr als 6 Stunden, CPR >30 min in den letzten 24 Stunden, rezidivierende supraventrikuläre Rhythmusstörungen, längerfristige Katecholaminabhängigkeit (Dopamin mit >20 µg/kg/min oder vergleichbaren anderen Katecholaminen), ausgeprägte LV-Hypertrophie, regional moderate Hypokinesie im Echokardiogramm (typisch für Hirntod) mit einer Verkürzungsfraktion von 15–25%, anhaltende nichtkompensierte Azidose, Alter des Spenders mehr als 10 Jahre über Empfängeralter, nicht kritisch stenosierende KHK im Angiogramm, Kohlenmonoxid-vergiftung mit weniger als 20% Methämoglobin, Drogenabhängigkeit und eine kalkulierte Ischämiezeit >4 Stunden.

Da der Hirntod durch eine schwere irreversible Schädigung aller Hirnfunktionen gekennzeichnet ist, kommt es durch Hypothalamusdysfunktion zu einem gesteigerten Hirndruck und Ausfall der vegetativen Steuerung mit krisenhaftem Blutdruckanstieg. Diese akute Nachlaststeigerung kann zum Linksherzversagen mit dem Auftreten von Innenschichtischämien und Lungenödem führen. Diesem Umstand ist durch eine differenzierte Versorgung des Spenderorgans nach eingetretenem Hirntod Rechnung zu tragen, wie es von der Cambridge Universität, UK, vorgeschlagen wird.

Bei grenzwertigen Angeboten muß immer der klinische Zustand des Empfängers und der zu erwartende Nutzen von der Herztransplantation mit dem zur Diskussion stehenden Spenderorgan in die Entscheidung über Ablehnung oder Akzeptanz des Organs eingehen. Weiterhin sind bei der Entscheidung über Annahme oder Ablehnung auch die entstehenden Kosten der „Organinspektion" nicht unwesentlich. Hier fallen sehr schnell Beträge von 10000–30000 DM an, sobald ein Hubschrauber und/oder Flugzeug zum Transport benötigt werden. Hinzu kommt, daß „schlechte" Herzen mit langer Ischämiezeit auch postoperativ große Probleme machen. Bei lokalen oder regionalen Spenden mit kalkulierten Ischämiezeiten unter 2 Stunden spielen sowohl Transportkosten als auch Ischämiezeiten eine untergeordnete Rolle (Petzold 1999). Hier kann jedes Organangebot, sofern keine absoluten Kontraindikationen bestehen, vor Ort inspiziert werden. Dieser Umstand trägt zu der zunehmenden Gründung von regionalen Transplantationsverbünden innerhalb des Eurotransplant-Bereiches bei (Schmid 1999).

## Einverständnis

Derzeit wird, wenn der Hirntote nicht zu Lebzeiten sein Einverständnis zur Organentnahme gegeben hat, das Einverständnis zur Multiorganentnahme und somit auch zur Herzentnahme durch die behandelnden Ärzte des Hirntoten von den Angehörigen des Verstorbenen erbeten. Der explantierende Herzchirurg kann daher davon ausgehen, daß sowohl Hirntodfeststellung als auch Einverständnis ordnungsgemäß durchgeführt bzw. eingeholt wurden. Die Einsicht in die entsprechenden Dokumente in der Krankenakte, die im OP vorliegt, ist zur Sicherheit in jedem Falle zusätzlich zu empfehlen. Letztendlich gibt es aber keinen Grund, die Informationen der Kollegen vor Ort anzuzweifeln. Davon abgesehen ist es aus Praktikabilitätsgründen kaum möglich, z. B. spanische, italienische oder belgische Unterlagen zu prüfen. Die Organspende ist ein Bereich, in dem die gesellschaftliche Diskussion in vollem Gange ist und der von der Öffentlichkeit sehr kritisch verfolgt wird. Entsteht seitens des Explantationsteams im Kontakt zur Spenderklinik der Eindruck, daß auf die Angehörigen des Verstorbenen Druck ausgeübt wurde, sollte von einer Herzentnahme unbedingt Abstand genommen werden. Negativ-Schlagzeilen über den Problemkomplex Organspende/Transplantation schaden allen! Die 1997 erfolgte Verabschiedung des Transplantationsgesetzes (siehe Anhang 1) wird diesbezüglich nach Meinung aller Beteiligten Fortschritte bringen.

## 5.2 Organisationsablauf

### Empfängerauswahl

Patienten mit fortgeschrittener Herzinsuffizienz werden einer sehr ausführlichen Evaluation unterzogen (siehe Kapitel 2). Innerhalb der Transplantationsarbeitsgruppe wird die Entscheidung über die Aufnahme eines Patienten auf die Warteliste zur Transplantation am Ende dieses Evaluationsprozesses getroffen und der Patient entsprechend angemeldet. Grundsätzlich mußte bis zur Einführung der neuen Richtlinien der Bundesärztekammer im Dezember 1999 zwischen eurotransplantvermittelten und regionalen Organangeboten unterschieden werden. Eurotransplant-Angebote waren immer personengebunden, d. h. sie wurden gemäß dem Prioritätenprinzip für einen durch Blutgruppe, Körpergröße, Dringlichkeit und Wartezeit eindeutig festgelegten Empfänger angeboten. Das angebotene Organ mußte für den von Eurotransplant angegebenen Empfänger genutzt werden. War dieser Empfänger zum Zeitpunkt des Organangebots nicht transplantierbar, so mußte das Organangebot an Eurotransplant zurückgegeben werden, damit es von dort dem nächsten Empfänger auf die Warteliste angeboten werden konnte. Bei lokalen Angeboten (innerhalb des Transplantationszentrums) oder regionalen Angeboten (innerhalb eines Regionaltransplantationsverbundes) erfolgte die Empfängerauswahl nach vergleichbaren Kriterien. Bei regionalen oder zentrumsinternen Organangeboten wurde primär bei Eurotransplant nachgefragt, ob ein blutgruppengleicher Patient aus einem anderen Zentrum auf der Stufe „High Urgency (HU)“ angemeldet war. War dies nicht der Fall, wurde die Empfängerauswahl nach Kriterien der Blutgruppengleichheit (Spenderorgane mit der Blutgruppe Null sollen möglichst für Blutgruppe-Null-Empfänger genutzt werden, um so die Benachteiligung dieser Empfängergruppe bei Eurotransplant auszugleichen), Übereinstimmung von Alter, Größe und Gewicht, klinischem Zustand und Wartezeit getroffen.

Im Rahmen der Neugestaltung der Richtlinien des Transplantationsgesetzes sind ab dem 1.12.1999 die Allokationsmodalitäten geändert worden (siehe Anhang 1).

## Koordination

Erscheint ein Spenderherz zur Transplantation geeignet, wird als nächster Schritt in unserem Universitätsklinikum die postoperative Intensivbettenkapazität geklärt (Checkliste 19.7). Organtransplantationen haben oberste Priorität. Die Ablehnung eines Spenderorgans aus logistischen Gründen ist unbedingt zu vermeiden. Da zwischen Organangebot und Operationsende 6 bis 12 Stunden vergehen, ist hier in der Regel ausreichender organisatorischer Spielraum vorhanden. Der zuständige Herztransplantations-Koordinator informiert nach vorläufiger Akzeptanz des Spenderorgans den diensthabenden Assistenzarzt und Oberarzt der Klinik für Thorax-, Herz- und Gefäßchirurgie.

Der zu transplantierende Patient wird auf der Station benachrichtigt oder vom diensthabenden Herzchirurgen einbestellt (Checkliste 19.7). Der Herztransplantations-Koordinator teilt dem Arzt den vorläufigen Zeitplan mit. Folgende organisatorische Maßnahmen sind von diesem zu treffen, bzw. folgende Dienste sind zu informieren:

- herzchirurgisches Entnahmeteam, Transplantationsteam vor Transport des Patienten in den OP (falls noch nicht informiert),
- aufnehmende Stationsschwestern,
- Anästhesist (Anästhesie-Rufdienst für die Prämedikationsvisite informieren. Diese ist ggf. im OP möglich, wenn Zeitnot besteht (absoluter Notfall!!),
- OP-Schwestern frühzeitig, da diese ihren Rufdienst aktivieren müssen,

- Kardiotechniker, vor Transport des Patienten in den OP,
- Labor-MTA, vor Transport des Patienten in den OP,
- evtl. notwendige Patientenverlegungen von der Intensivstation zur Allgemeinstation absprechen,
- ggf. externe Verlegungen planen,
- Vorbereitung des Patienten, möglichst unter Verwendung einer Verweilkanüle für die OP-Einleitung, Standard-Rasur für Herz-OP unter Einschluß beider Leisten, Notfall-Labor, Kreuzblut für 10 EK + 6 FFP (CMV-negativ, nur wenn Empfänger auch negativ), 40 ml Heparinblut + 10 ml EDTA-Blut für Cross-Match (fakultativ), Besorgen von Patientenakten aus Archiven, Röntgen-Abteilung und Transplantationsambulanz,
- nochmalige Aufklärung des Patienten über den Eingriff und über die Möglichkeit, daß das Organ ggf. ungeeignet ist und die Transplantation dann nicht durchgeführt werden kann,
- Beginn der präoperativen Immunsuppression mit Gabe von 1 g Methyl-Prednisolon (Urbason solubile®) i.v. direkt nach Ankunft des Patienten auf Station, d.h. ca. 2–4 Stunden vor Kontakt mit dem neuen Herzen.

## Empfängereinbestellung

Ein sachlich und ruhig geführtes Gespräch mit dem Patienten am Telefon ist ein guter Auftakt für die Transplantation. Der Hinweis darauf, daß unnötige Hast nicht not tut, da mindestens ca. 1,5 bis 3 Stunden bis zur Operation vergehen werden, wird gekoppelt mit der Aufforderung, ohne weiteren Zeitverlust in die Klinik zu kommen. Hierbei wird bereits am Telefon – wie in den vorangegangenen Aufklärungsgesprächen – das Problem des möglicherweise „ungeeigneten Spenderherzens" angesprochen und auf die Möglichkeit hingewiesen, daß die Einbestellung in die Klinik nicht zwangsläufig die Transplantation nach sich zieht. Dies erfordert Einfühlungsvermögen, wird jedoch von allen Wartelistenpatienten akzeptiert, wenn zum Ausdruck kommt, daß im Interesse des Patienten nur ein voll geeignetes und funktionsfähiges Herz verwendet wird. Mit dem Patienten werden die Modalitäten des Transportes in die Klinik geklärt. Grundsätzlich soll der Transport mit einem Privat-PKW vermieden werden. Der Patient wird auf die Veranlassung des Transplantationszentrums hin von einem Krankentransportdienst, entweder per Boden- oder Lufttransport, abgeholt. Dafür ist es notwendig, die genaue Patientenanschrift aus den Unterlagen telefonisch zu aktualisieren und dem Transportdienst mitzuteilen. Im Universitätsklinikum Münster hat es sich als praktikabel erwiesen, für die Transportorganisation auf die Logistik der Transplantationszentrale zurückzugreifen. Von dort kann der Transport des jeweiligen Patienten mit dem geeignetsten Transportmittel problemlos geregelt werden. Im Regelfall sollte dies ein Krankenwagen mit Sondersignal sein.

### Zeitplan

Von der Transplantationszentrale wird auch der Zeitplan für die Organentnahme erstellt und der Transport des Explantationschirurgen geregelt. Bei lokalen Organspenden können sich Probleme für das Timing ergeben, da sich gezeigt hat, daß häufig die Information über einen potentiellen Spender erst unmittelbar vor dem geplanten Explantationszeitpunkt im Spenderkrankenhaus weitergegeben wird. Die Patiententransportzeit zuzüglich 90 Minuten für Aufnahme, Operationsvorbereitung und Narkoseeinleitung sollen die kalkulierte Entnahmezeit, d.h. die Zeit, bis das Organ im Zentral-OP verfügbar ist, nicht übersteigen. In diesen Fällen muß unter Hinweis auf den entsprechenden Transplantationskodex auf eine Anpassung des Zeitplanes hingewirkt werden!

## 5.3 Organentnahme

### Zeitliche Abstimmung

Bei Spendermeldung sind die Kontraindikationen zu beachten. Ein Formblatt Organspende ist immer anzulegen und der Qualitätssicherung zugänglich zu machen. Das Material (4 Liter Bretschneider (HTK)-Lösung, Flimmerkabel und -Generator, Perfusionssystem, Transportbeutel) wird von der Transplantationszentrale mitgeführt. Des weiteren wird der Necro-Heart-Report von den Mitarbeitern der Tx-Zentrale vorbereitet. Nach Inspektion des Herzens und endgültiger Entscheidung über die Organakzeptanz erfolgt die Meldung an das Transplantationszentrum bezüglich Verwendbarkeit des Organs und kalkulierter Ankunftszeit. Hierbei ist unbedingt auf klare Absprachen im persönlichen Kontakt zwischen dem explantierenden Herzchirurgen in der auswärtigen und dem diensthabenden Herzchirurgen in der transplantierenden Klinik zu achten, damit nicht durch dazwischengeschaltete Übermittlerpersonen folgenschwere Fehler im Ablauf auftreten. Für das HLA-Labor werden 40 ml Heparinblut und 10 ml EDTA-Blut beim Spender abgenommen.

### Technik von Herzentnahme/Transport

Es erfolgt eine Standardsternotomie. Diese ist meist bereits vom Bauchchirurgen durchgeführt worden. Anschließend erfolgen die Darstellung der V. anonyma, eine T-förmige großzügige Perikardinzision, Hochnähte und Inspektion des Herzens mit Beurteilung der Koronararterien, von Muskeldicke (Hypertrophie?) und Kontraktionsverhalten des Herzmuskels sowie von außen sicht- und tastbarer Herzfehler. Unmittelbar danach erfolgt die Meldung an das Transplantationszentrum über die Eignung des Organes, Heparinisierung in Absprache mit dem Bauchchirurgen und ggf. Katheterrückzug aus der oberen Hohlvene. Nach Induktion von Kammerflimmern erfolgen die Aortenabklemmung, Kardioplegieinfusion, sofortige Dekompression des Herzens mit Inzision der unteren Hohlvene und einer Lungenvene, Oberflächenkühlung. Nach Perfusion mit 3500 ml Bretschneider (HTK)-Lösung für ca. 25 min schließen sich die Exzision des Herzens von der unteren Hohlvene ausgehend, Abtrennen der Lungenvenen, Durchtrennen von linker und rechter Pulmonalarterie, der oberen Hohlvene, fakultatives Durchtrennen der V. anonyma und Präparation des Aortenbogens an. Es folgen das Einfüllen der restlichen 500 ml Kardioplegie-Lösung in den Transportbeutel, Ausschluß von intrakardialen Defekten im Spenderorgan, Präparation zur Implantation (Separation Arterien/Vorhöfe) und Verpackung des Herzens mit sterilen Beuteln (4lagig) sowie Transport in der Kühlbox.

Ist das Herz nicht geeignet und der Spender unter 65 Jahre alt, wird das Herz zur Homograftgewinnung explantiert. Die Versendung an Eurotransplant wird von der Transplantationszentrale übernommen.

### Dokumentation

Die Operationsdokumentation ist Aufgabe des Operateurs und wird für den Spender im OP-Online-Datenverarbeitungsprogramm angelegt.

Der OP-Bericht wird diktiert. In jedem Fall wird ein Informationsbrief über den Transplantationsverlauf an das Spenderzentrum geschrieben.

## 5.4 Empfängervorbereitung

Herztransplantationen sind per definitionem Notfalleingriffe. Alle Wartelistenpatienten sind bereits bei Aufnahme in dieselbe über den Eingriff und die Konsequenzen des Notfallcharakters des Eingriffs aufgeklärt worden. Die Vorbereitung des Patienten beim Organangebot erfolgt unter Zeitdruck. Es muß möglich sein, binnen einer Stunde nach stationärer Aufnahme den Patienten in den OP transportieren zu können.

Alle pflegerischen und ärztlichen Tätigkeiten auf Station sind, abgesehen von Notfällen, zweitrangig, bis der Transplantationspatient versorgt ist.

Bei Engpässen wird der herzchirurgische Operationsrufdienst für die Patientenvorbereitung herangezogen, ggf. auch der Oberarztdienst. Professionalität ist in diesem Zusammenhang oberstes Gebot (Checkliste 19.7). Was würde man selbst als Patient und Angehöriger über die Qualität der Versorgung denken, wenn bereits die OP-Vorbereitung chaotisch abläuft?

### Ablehnung des Organs

Die Transplantation ist für den Patienten ungleich mehr gefühlsbelastet als eine „normale" Herzoperation. In die Transplantation werden vom Patienten und seinen Angehörigen alle Hoffnungen gesetzt, zudem wenn der Zustand und das Befinden des Patienten schlecht sind. Die Ablehnung des Organs und damit der Ausfall der Transplantation stellen daher eine große Enttäuschung dar, wenn der Patient und seine Familie nicht darauf vorbereitet worden sind. Ist jedoch bei Einbestellung und Vorbereitung darauf hingewiesen worden, daß das Organ erst noch inspiziert werden muß („*wir wollen ja nur funktionstüchtige gesunde Organe verpflanzen*"), so wird der Patient eher erleichtert darüber sein, kein funktionsuntüchtiges, vorgeschädigtes oder ungeeignetes Organ erhalten zu haben. Dem Patienten diesen Sachverhalt zu erklären, ist Aufgabe des diensthabenden

Oberarztes. Er bietet im Gespräch dem Patienten an, bis zum nächsten Tag auf der Station zu bleiben und ggf. den Kontakt zum Psychologen der Klinik herzustellen oder, wenn er es wünscht, mit seinen Angehörigen direkt nach Hause zu fahren.

## 5.5 Ärztliche Betreuung

Die Vorbereitung zur Transplantation beinhaltet, wie in den vorangegangenen Abschnitten besprochen (Checkliste 19.7), die Aufnahme auf Station, die Aufklärung über den geplanten Ablauf, die Operationseinwilligung (Wiederholung der beim Listungsgespräch bereits gegebenen Einwilligungserklärung), Narkose-Einwilligung, Blutentnahmen (Kreuzblut, Cross-Match, Blutbild, Kreatinin, Elektrolyte, Quick, PTT, TZ), Achten auf CMV-freie Blutprodukte bei CMV-negativen Empfängern (10 Erythrozytenkonzentrate; 6 gefrorene Frischplasmen), Rasur, Prämedikation, zeitgerechter Transport zur Operationsschleuse, Plazieren von Multilumenkatheter, Schleuse für Swan-Ganz-Katheter, arterielle Druckmessung, aktualisierte Messung des Pulmonalgefäßwiderstands, Pulsoxymeter, endexspiratorischer $CO_2$-Monitor, Dauerkatheter. Dabei hat der diensthabende Arzt in unserer Klinik die verantwortungsvolle Aufgabe, den gesamten Ablauf der Transplantationsvorbereitung unabhängig von den sonst noch zu bewältigenden Problemen in der Klinik im Auge zu behalten.

## 5.6 Pflegerische Betreuung

Hat die Stationsschwester/der Stationspfleger der aufnehmenden Station den Patienten/die Patientin in Empfang genommen, so kommt es für die pflegerischen Mitarbeiter der Station darauf an, in enger Absprache mit dem diensthabenden Arzt in der Klinik für Thorax-, Herz- und Gefäßchirurgie die Vorbereitung des Empfängers durchzuführen und dabei folgende Ziele simultan im Auge zu haben:

- Vermittlung des Gefühls der Sicherheit und Geborgenheit beim Patienten und den begleitenden Angehörigen durch teilnehmendes Zuhören, klare verständliche Ausdrucksweise und unterstützende Gespräche während der Vorbereitung,

- absolute Orientierung am vorgegebenen Zeitplan bis zum Erreichen der Operationsschleuse,
- Verhinderung von konfliktträchtigen Patientenkontakten, z. B. die Belegung eines Zimmers mit einem vorzubereitenden und einem auf die Transplantation wartenden Patienten,
- ist ein Patient zur Transplantation einbestellt und stellt sich dann heraus, daß das Organangebot nicht in Frage kommt, da es zu stark vorgeschädigt ist (frustranes Angebot), ist die Betreuung des Patienten eine besondere Herausforderung.

## 5.7 Physiotherapeutische Betreuung

Meist handelt es sich in dieser Phase der Transplantationsvorbereitung um eine zeitlich sehr knapp kalkulierte Spanne, so daß lediglich auf die bereits während der Evaluationsphase und Wartephase eingeübte Atemgymnastik hingewiesen werden kann.

## 5.8 Psychologische Betreuung

Der Tag der Operation ist für den Patienten auch der Tag des Anrufs „*Es ist ein passendes Herz für Sie da*". Neben der Angst vor dem chirurgischen Eingriff ist dies für den Patienten auch ein Tag der Erleichterung darüber, daß das Spenderherz doch noch rechtzeitig eingetroffen ist. Das quälende Gefühl der Hilflosigkeit, der Reaktionsunfähigkeit, der Abhängigkeit vom Schicksal ist vorbei. Wenn man diesen Blickwinkel des Patienten einnimmt, ist auch die immer wieder auftretende Ruhe und Gelassenheit, mit der Patienten und ihre Angehörigen in der Klinik eintreffen, verständlich. Selbstverständlich ist es wie bei allen Patienten vor einem chirurgischen Eingriff auch hier wichtig, von Seiten des gesamten betreuenden Teams den Eindruck ruhiger Sicherheit zu vermitteln. Hast und Unruhe sollte ebenso vermieden werden wie gedankenlose Gespräche und Auseinandersetzungen unter den Mitarbeitern.

# Kapitel 6 Intraoperative Phase

## 6.1 Präoperative Evaluation

Für die Narkoseeinleitung und -führung ist die Kenntnis der präoperativen kardiovaskulären Parameter von besonderer Bedeutung. Ganz entscheidend ist die Kenntnis des pulmonalen Gefäßwiderstands. Da sich ein Spenderherz an einen oftmals erhöhten pulmonalen Gefäßwiderstand adaptieren muß, droht die Gefahr des passageren oder fatalen Rechtsherzversagens. Wir haben es uns deshalb zur Regel gemacht, den pulmonalen Gefäßwiderstand während der Narkoseeinleitung stets noch einmal zu kontrollieren. Liegt der pulmonale Gefäßwiderstand über 3 Wood-Einheiten, wird unmittelbar, d.h. noch vor Operationsbeginn, mit einer intravenösen Dauerinfusion eines hochwirksamen Vasodilatators (z.B. Prostaglandin E1) begonnen und der Nachweis der Senkbarkeit des pulmonalen Gefäßwiderstands in einen akzeptablen Bereich erbracht.

Die Ausprägung einer pulmonalarteriellen Hypertonie bzw. deren Ansprechbarkeit auf therapeutische Maßnahmen muß vor Beginn der Anästhesieeinleitung dokumentiert werden (Abb. 6.1).

Neben einer pulmonalarteriellen Hypertonie muß aufgrund der linksventrikulären Insuffizienz mit einer reversiblen Nierenfunktionseinschränkung gerechnet werden, die klinisch durch eine leichtgradige Erhöhung von Harnstoff und Kreatinin im Serum in Erscheinung tritt. Chronisch systemische Hypoperfusion und Rechtsherzinsuffizienz führen zudem zu einem reduzierten hepatischen Blutfluss, der eine moderate Erhöhung von Leberenzymen, Bilirubin und Prothrombinzeit bedingt. Häufig findet sich zusätzlich, insbesondere bei Vorliegen einer ischämischen dilatativen Kardiomyopathie, eine ausgeprägte generalisierte Vaskulopathie mit chronischer systemarterieller Hypertonie und zerebraler Atherosklerose.

Die präoperative medikamentöse Therapie wird häufig mit Digitalis-Präparaten, Antiarrhythmika, $\beta$-Rezeptorblockern und Angioten-

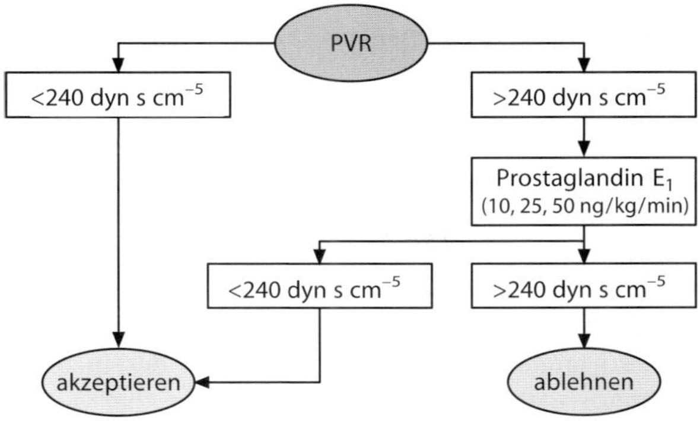


**Abb. 6.1.** Vorgehen bei ausgeprägter pulmonalarterieller Hypertonie des Empfängers. Läßt sich der pulmonalarterielle Widerstand auch durch Gabe von Prostaglandin-$E_1$-Derivaten nicht unter 240 dyn×s×cm$^{-5}$ senken, sollte der Patient nicht zur Herztransplantation akzeptiert werden. PVR = pulmonalvaskulärer Widerstand

sin-Converting-Enzymhemmern durchgeführt. Treten bei digitalisierten Patienten Hypokaliämien auf, muß mit einer erhöhten Inzidenz von Arrhythmien gerechnet werden. Als weitere Nebenwirkungen der medikamentösen Therapie finden sich häufig eine eingeschränkte rechtsventrikuläre Kontraktilität und ein erniedrigter systemvaskulärer Widerstand. In der Regel erfolgt die präoperative Thromboemboliephrophylaxe mit Cumarin, die eine intraoperative Gabe von Faktorenpräparaten und Frischplasmen notwendig macht. Bei Patienten, die am Herzen voroperiert sind, muß vor allem die Gefahr einer vermehrten diffusen Blutung beachtet werden. Im Vorfeld sollten deshalb ausreichend Erythrozytenkonzentrate und Frischplasmen zur Verfügung gestellt werden. Die Gabe von Aprotinin darf aufgrund der Gefahr einer möglichen Sensibilisierung mit eventueller anaphylaktischer Reaktion bei zu erwartender früherer Exposition nur nach prophylaktischer Injektion von $H_2$-Antagonisten und einer Probeinfusion erfolgen (siehe Kapitel 5).

Patienten mit extrem ausgeprägter kardialer Dekompensation bedürfen häufig einer präoperativen Kreislaufunterstützung in Form einer kontinuierlichen Katecholamininfusion, einer intraaortalen Gegenpulsation oder eines links- oder biventrikulären Unterstützungssystems.

# 6.2 Narkoseführung

## Präoperative Vorbereitung

Eine enge und störungsfreie Kommunikation zwischen dem Transplantationszentrum und dem Explantationsteam hinsichtlich der Ankunftszeit und des Anästhesiebeginns ist unbedingte Voraussetzung für einen erfolgreichen Ablauf der Transplantation. Die Anästhesieeinleitung sollte auf der einen Seite zwar nicht zu früh erfolgen, um eine zu lange Narkose und Bypasszeit des insuffizienten Herzens zu vermeiden, darf auf der anderen Seite aber auf keinen Fall zu spät beginnen, um einer zusätzlichen Ischämiezeit des Spenderorgans vorzubeugen. Aufgrund der aufwendigen Präparation muß insbesondere bei voroperierten Herzen eine verlängerte Präparationszeit eingeplant werden. Eine medikamentöse Prämedikation darf bei der stark vorlastabhängigen myokardialen Funktion nicht zu einer Vasodilatation führen. Es wird daher empfohlen, eine intravenöse Sedierung ängstlicher Patienten unter Monitorbedingungen in der Anästhesieeinleitung durchzuführen.

Die schon präoperativ beginnende Immunsuppression erfordert ein unbedingt steriles Vorgehen bei der Instrumentierung. Das Standardmonitoring umfasst ein 5-Kanal-EKG, eine intraarterielle Druckableitung, einen 3lumigen zentralen Venenkatheter, einen pulmonalarteriellen Katheter und eine perioperative transösophageale Echokardiographie. Wenn möglich, sollten die zentralvenösen Katheter

**Tabelle 6.1.** Vor- und Nachteile eines pulmonalarteriellen Katheters bei Herztransplantationen

- **Vorteile**
  - Evaluation des Herzminutenvolumen
  - Evaluation der Vor- und Nachlast bzw. der linken und rechten Füllungsdrücke
  - Monitoring des pulmonalarteriellen Drucks
  - Berechnung der pulmonal- und systemvaskulären Widerstände
  - unmittelbare Beurteilung einer Katecholamin- oder Vasodilatatortherapie
  - Evaluation der gemischtvenösen Sauerstoffsättigung
- **Nachteile**
  - Infektionsgefahr
  - Zurückziehen des Katheters intraoperativ in einer sterilen Hülle
  - schwierige Plazierung des Katheters mit Induktion von Rhythmusstörungen
  - Vorschieben des Katheters über die chirurgische Anastomose mit Verletzungsgefahr

über die linke Vena jugularis interna eingeschwemmt werden. Obwohl der Einsatz des Pulmonaliskatheters zunehmend kritischer beurteilt wird (Connors 1996), gilt für die Herztransplantation nach wie vor die Empfehlung diesen einzusetzen, insbesondere zur Erfassung des pulmonalarteriellen Drucks in der postoperativen Phase (Hensley 1987). Der Katheter wird nach Ende der extrakorporalen Zirkulation unter sterilen Bedingungen replaziert. In Tabelle 6.1 sind die Vor- und Nachteile des Swan-Ganz-Katheters aufgeführt.

## Einleitung und Aufrechterhaltung der Narkose

Vor Anästhesiebeginn muß eine ausreichende Aspirationsprophylaxe durchgeführt werden, da nicht wenige Patienten oft unmittelbar präoperativ eine Mahlzeit zu sich genommen haben und die Nahrungskarenz aufgrund der Dringlichkeit des Eingriffs nicht eingehalten werden kann. Die Aspirationsprophylaxe kann z.B. in Form einer oralen Antazidagabe (30 ml 0,3 molare Natriumzitratlösung) und einer intravenösen Injektion von $H_2$-RezeptorAntagonisten erfolgen. Die präoperative Gabe von Metoclopramid (10 mg i.v.) wirkt ebenfalls antiemetisch und fördert die Magenentleerung. Die Einleitung selbst sollte in leichter Oberkörperhochlage und mit Krikoiddruck, aber langsamer Injektion der Induktionshypnotika, Benzodiazepine, Opioide und Muskelrelaxantien durchgeführt werden, da eine konsequente *rapid sequence induction* von den Patienten kardiovaskulär nicht toleriert wird. Bei der Anästhesieeinleitung muß beachtet werden, daß Inhalationsanästhetika und die kombinierte Gabe von Benzodiazepinen und Induktionshypnotika den systemvaskulären Widerstand und arteriellen Blutdruck senken. Dies erfordert ein äußert umsichtiges Vorgehen während der Narkoseeinleitung, um eine kardiale Dekompensation zu vermeiden. Voraussetzung für eine stabile Anästhesieeinleitung ist eine adäquate Vorlast, so daß eine rechtzeitige Volumengabe erforderlich ist um die narkoseinduzierte Nachlastsenkung auszugleichen. Da weiterhin das Herzminutenvolumen der Patienten von einer ausreichenden Herzfrequenz abhängig ist, wird allgemein die Gabe von Pancuroniumbromid zur Muskelrelaxierung empfohlen, dessen vagolytische Eigenschaften die vagotonen Effekte der Induktionshypnotika insbesondere der Opioide antagonisieren. Allerdings können extreme Tachykardien und ventrikuläre Arrhythmien auftreten. Eine vorbestehende pharmakologische oder mechanische Kreislaufunterstützung muß während der Narkoseeinleitung weitergeführt werden.

Das vorrangige Ziel bis zur extrakorporalen Zirkulation ist die Aufrechterhaltung einer ausreichenden Organperfusion. Die Unterhaltung der Anästhesie und die Beatmung sollte auf dieses Ziel, d. h. eine ausreichende hämodynamische Stabilität, ausgerichtet sein. Die Patienten müssen normoventiliert werden mit einem arteriellen Kohlendioxidpartialdruck von 35–45 mmHg. Die Narkose selbst kann z.B. mit einer kontinuierlichen Infusion von Sufentanil (1–2 µg/kg/min) und Propofol (1–4 mg/kg/h) oder mit repetitiven Injektionen von Fentanyl (3–5 µg/kg) und Midazolam (0,05–0,1 mg/kg) fortgeführt werden.

## 6.3 Herz-Lungen-Maschinen-Phase

Die Heparinisierung wird nach Rücksprache mit dem Operateur durchgeführt. Im allgemeinen erfolgt sie beim Legen der Nähte für die Aortenkanüle. Standarddosis ist ein Bolus von 400 IE/kg. Danach erfolgt die Kontrolle der *activated clotting time* (ACT). Bei Werten über 350–450 Sekunden besteht eine komplette Ungerinnbarkeit des Blutes. Mit Beginn der Herz-Lungen-Maschinen(HLM)-Phase wird die Beatmung beendet. Bei voroperierten Patienten wird die Präparation des Herzens gelegentlich unter partieller extrakorporaler Zirkulation durchgeführt. In diesem Fall kann die Beatmung noch bis zum totalen Bypass erfolgen. Eine Fortführung der Heparinisierung (5000–10 000 IE) erfolgt entsprechend der ACT und dem Verlauf der Operation. Es wird ein Perfusionsdruck von 60 mmHg angestrebt. Der Perfusionsdruck hängt ab vom Füllungszustand des Patienten-HLM-Systems, dem geförderten Zeitvolumen (angestrebt werden 2,4 l/min/m$^2$) und dem systemischen Gefäßwiderstand (Narkosetiefe, Körpertemperatur). Bei hypotonen Werten erfolgt eine Optimierung der HLM-Leistung durch Bolusinjektion von 10–20 mg Noradrenalin (Arterenol®), evtl. durch kontinuierliche Gabe von Noradrenalin in das Reservoir der HLM. Bei hypertonen Werten erfolgt ein Vertiefen der Narkose sowie evtl. die Gabe von Nitroglyzerin (Nitrolingual®), Natrium-Nitroprussid (Nipruss®), Urapidil (Ebrantil®) oder Nifedipin (Adalat®) kontinuierlich in die HLM. Bei Patienten mit Karotisstenosen ist der Perfusionsdruck höher einzustellen. Obwohl während der HLM-Phase meist Zeit zur Vorbereitung zusätzlicher Medikamente zur Entwöhnung von der HLM ist, sollte dies routinemäßig vorher geschehen. Falls notwendig, sollte Frischplasma aufgetaut und Thrombozytenkonzentrate bestellt werden. Erythrozyten-Konzentrate und Thrombozyten-Konzentrate sind über Pal-Filter zu applizieren! Das gilt auch für die Herz-Lungen-Maschine!

## 6.4 Operationstechniken

Unmittelbar nach Akzeptanz des Spenders und Auswahl des Empfängers müssen die Operationsschwester und der Kardiotechniker über die geplante Operationstechnik informiert werden. Neben der Entscheidung, ob ortho- oder heterotop transplantiert wird, sind folgende Informationen wichtig:

- kardiale Voroperation,
- normale Aortenkanülierung oder Leistenkanülierung,
- Vorhof- oder Venenanastomosen,
- Vorhandensein und Art eines mechanischen Überbrückungssystems (Kunstherz, intraaortale Ballonpumpe, Defibrillator),
- bei geplanter heterotoper Transplantation evtl. Zusatzeingriffe (Bypass-Operation, Mitralklappenreparatur).

Abhängig von diesen Angaben wird das Material für die Operation von der Schwester zusammengestellt.

### Orthotope Herztransplantation

Neben den Herz-Grundsieben I und II werden bei der Vorbereitung im Saal folgende Verbrauchsmaterialien im Regelfall, d.h. bei aortaler Kanülierung und geplanten Vorhofanastomosen, benötigt: 2 Maschinensauger, Vent, venöse Drainage mit bikavaler Kanülierung, zwei Schrittmacher-Elektroden, Nähte: übliche Nähte für Kanülierung und Thoraxverschluß, 2 Prolene 4-0 SH fü die aortale und pulmonale Anastomose, 2 Prolene 3-0 SH-Nadel extra lang für die Vorhofanastomosen, 3 zusätzliche Prolene 4-0 SH Nähte für eventuelle Übernähungen, 3 Fibrinkleber, Lyostyptikum, 2 Jackson-Pratt-Drainagen. Das Operationsfeld wird vorbereitet und abgedeckt. Der Thorax und das Abdomen sowie eine Leiste werden 6× abgewaschen, mit Thoraxtuch abgedeckt. Eine Leiste wird sicherheitshalber vorbereitet.

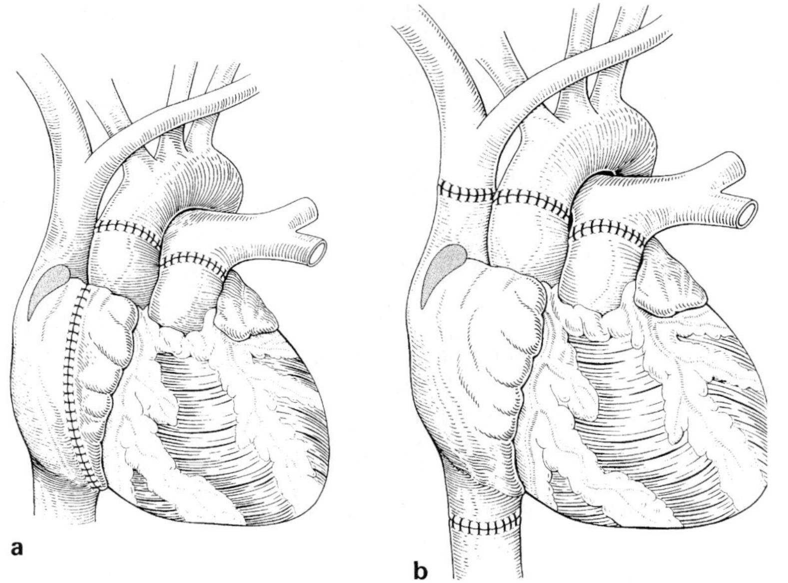

**Abb. 6.2 a, b. a** Orthotope Herztransplantation (klassische Technik nach Shumway): Die Implantation beginnt mit der linksatrialen Nahtreihe kranial am Lateralrand in Höhe des exzidierten Herzohres beim Empfänger. Nach Vervollständigung der Anastomose wird die laterale rechtsatriale Wand von der V. cava inferior aus in Richtung des Herzohres eingeschnitten, um Kongruenz zwischen den beiden rechten Vorhöfen zu erreichen, da bei Verziehungen eine höhergradige Trikuspidalinsuffizienz resultieren kann. Anschließend werden die Pulmonalis- und Aorten-Anastomosen fertiggestellt. **b** Orthotope Herztransplantation (modifizierte Technik): Alternativ zur klassischen Technik wird zur Verringerung der Trikuspidalinsuffizienz eine modifizierte Technik unter Anastomosierung der V. cava superior und V. cava inferior und Intaktlassung des gesamten Spenderherzens durchgeführt

Die Vorbereitung des Empfängersitus geschieht in folgender Weise: Es erfolgt eine mediane Sternotomie in Rückenlage. Die Aorta ascendens wird unmittelbar am Trunkusabgang kanüliert. Alternativ, bei Voroperierten, wird die A. femoralis communis kanüliert. Es schließt sich die bikavale Kanülierung des rechten Vorhofs (28 French oder größer) weit dorsolateral an. Der totale moderat hypotherme Bypass mit blutfreiem Priming wird installiert. Die Aortenwurzel wird von der Pulmonaliswurzel getrennt. Kammerflimmern wird elektrisch induziert. Die Aorta ascendens wird unmittelbar unterhalb der Kanülierung quergeklemmt. Das Empfängerherz wird unter Belassung von

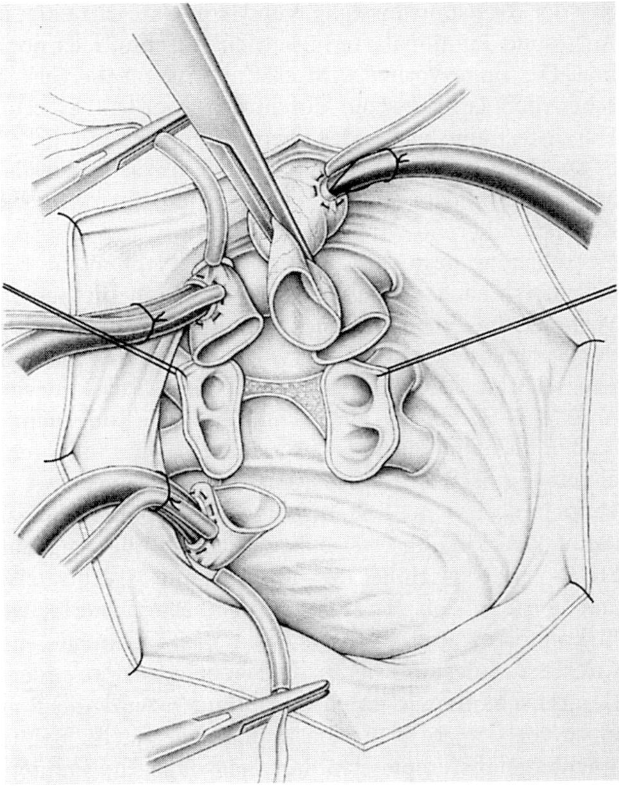

**Abb. 6.3.** Die komplette orthotope Herztransplantation, die wir seit 1996 bevorzugen, beinhaltet die vollständige Exzision der beiden Vorhöfe. Beiderseits werden die pulmonalvenösen Einmündungsstellen mit dem linken Spendervorhof anastomosiert. Es folgen die Anastomose der unteren und oberen Hohlvenen, der Pulmonalarterie und der Aorta

etwa 1,5 cm breiten Vorhofstümpfen exzidiert. Dabei ist die Verwendung der Diathermie zu empfehlen. *Cave:* Kollateralen am dorsalen linken Vorhof! Dabei sollte bei Empfängern bis zum Alter von 65 Jahren auf lange Stümpfe der großen Gefäße geachtet werden, da diese zwecks Homograftpräparation zu Eurotransplant gesandt werden.

Die Vorbereitung des Transplantates geschieht wie folgt: Die Vorhöfe, die Koronararterien und die sichtbaren Klappen werden nochmals auf das Vorliegen eines Vorhofseptumdefektes, einer koronaren Herzkrankheit und von Herzklappenfehlern inspiziert. Abstriche werden aus der Transportflüssigkeit und von der Mitralklappe entnommen. Aorta und Pulmonalarterie werden getrennt, falls noch nicht geschehen. Der linke Vorhof wird eröffnet, indem die Gewebebrücken zwischen den Lungenvenen durchtrennt werden. Es erfolgt eine zweite Durchstechungsligatur der oberen Hohlvene mit 4-0 Prolene.

Die Implantation beginnt mit der linksatrialen Nahtreihe kranial am Lateralrand in Höhe des exzidierten Herzohres beim Empfänger. Korrespondierend wird die linksatriale Wand des Spenderherzens in Herzohrhöhe gestochen. Evertierende Naht mit 3-0 Prolene SH-Nadel zuerst nach kaudal und weiter bis in die septalen Anteile des Vorhofdaches schließen sich an. Anschließend erfolgt ein Wechsel des Fadenendes und das Vervollständigen der Anastomose. Die laterale rechtsatriale Wand wird von der V. cava inferior aus in Richtung des Herzohres eingeschnitten, um Kongruenz zwischen den beiden rechten Vorhöfen zu erreichen. Es muß hier unbedingt auf ein anatomisch korrektes Anastomosieren geachtet werden, da bei Verziehungen eine höhergradige Trikuspidalinsuffizienz resultieren kann. Zweckmäßigerweise beginnt man die Anastomosierung (3-0 SH-Prolene) in Höhe des Koronarsinus (rechtsatriale Leitstruktur analog zu linkem Herzohr). Man anastomosiert zuerst die kaudale Zirkumferenz und wechselt dann das Fadenende, um die septalen Anteile zu anastomosieren. Bei einer zu erwartenden rechnerischen Gesamtischämiezeit unter vier Stunden wird die Pulmonalisanastomose vor der aortalen Anastomose hergestellt. Beim Abmessen des Spendergefäßstumpfes tendiert man dazu, die Pulmonalis zu lang zu bemessen. Dies kann zu Knickbildungen bei der Blutfüllung führen und entsprechende Rechtsherzprobleme bedingen. Die Anastomosierung wird mit 4-0 SH-Prolene als fortlaufende Naht angelegt. Zweckmäßig ist es, am linkslateralen Rand zu beginnen und hier die Naht zu knoten, um Verziehungen zu vermeiden. Die Pulmonalishinterwand wird evertierend genäht, wobei ein Größen-Missmatch zwischen Spender und Empfänger ausgeglichen werden muß. Beim Separieren von Aorta und Pulmonalis beim Spender wie auch beim Empfänger soll möglichst viel Adventitia als Widerlager für die Anastomosennaht an der Aortenwand belassen werden. Knickungen, die bei der Pulmonalisanastomose ein Problem darstellen können, spielen bei der Aorta eine untergeordnete Rolle. Eine zu kurz abgemessene Spender-Aorta ascendens übt beim schlagenden Herzen einen bedeutsamen Zug auf die Anastomose aus, was unter Umständen zum partiellen Einreißen der Anastomose führen kann. Hier sind dann eventuell notwendige Zusatznähte bei Anastomosenblutungen ein Problem, da an der Hinterwand der Abstand zum Hauptstamm der linken Kranzarterie bzw. zur Aortenklappe nicht mehr sehr groß ist. Zu lange Ascendensanteile von Spender und Empfänger bedingen lediglich eine gewisse Elongation der Aorta ascendens ohne Krankheitswert. Die Anastomose selbst wird mit 4-0 SH-Prolene-Naht hergestellt, wobei an der Hinterwand begonnen und auf den Operateur hin genäht wird. Auf eine gute Adaptation der beiden Aortenwände ist zu achten.

Die komplette orthotope Herztransplantation, die wir seit 1996 bevorzugen, beinhaltet die komplette Exzision der beiden Vorhöfe. Beiderseits werden die pulmonalvenösen Einmündungsstellen mit dem linken Spendervorhof anastomosiert. Es folgen die Anastomose der unteren und oberen Hohlvenen, der Pulmonalarterie und der Aorta. Zur Entlüftung wird in der Spender-Aorta ascendens, die meist eine bessere Gefäßqualität als die Empfänger-Aorta besitzt, eine Stichinzision angelegt.

## Heterotope Herztransplantation

Folgende Vorbereitungen sind im Saal zu treffen: Neben den Herz-Grundsieben I und II und Gefäßsieb bei aortokoronarer Bypassanlage werden folgende Verbrauchsmaterialien im Regelfall benötigt: 2 Maschinensauger, Vent, venöse Drainage mit bikavaler Kanülierung, zwei Schrittmacher-Elektroden, Nähte: übliche Nähte für Kanülierung und Thoraxverschluß, 4 SH-Prolene 4-0 für aortale und pulmonale Anastomose sowie Vorhofanastomosen, 3 zusätzliche 4-0 SH-Prolene-Nähte für eventuelle Übernähungen, 3 Fibrinkleber, Lyostyptikum, 2 Jackson-Pratt-Drainagen. Wird das heterotope Herz biventrikulär implantiert, muß der Spenderaortenbogen mit möglichst langem Descendensanteil explantiert werden. Bogen und Descendens dienen dann als Conduit zwischen Spender- und Empfängerpulmonalis. Alternativ kann auch ein Stück Prothesenrohr implantiert werden. Das Operationsfeld wird vorbereitet und abgedeckt. Der Thorax und das Abdomen sowie eine Leiste werden 6× abgewaschen, mit Thoraxtuch abgedeckt. Bei geplanter Bypass-Operation werden die Beine mit abgewaschen und abgedeckt. Eine Leiste wird sicherheitshalber vorbereitet.

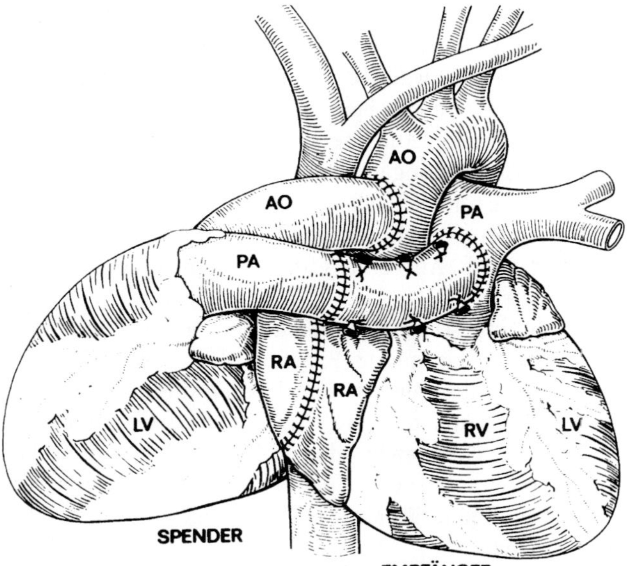


**Abb. 6.4.** Heterotope Herztransplantation: Nach Durchführung der links- und rechtsatrialen Anastomose wird die Spenderaorta seitwärts an die Empfängerascendens anastomosiert. Während der Reperfusionsphase wird die Spenderpulmonalarterie mit dem Aortenbogen verlängert und anschließend auf den Rücken des Pulmonalisstammes des Empfängers anastomosiert. AO = Aorta, LV = linker Ventrikel, PA = Pulmonalarterie, RA = rechter Vorhof, RV = rechter Ventrikel

Die Vorbereitung des Transplantates geschieht wie folgt: Bei der Entnahme der Herzen ist besonders auf lange Stümpfe der großen Arterien und der oberen Hohlvene zu achten. Am besten wird der gesamte Aortenbogen oder ggf. die Aorta descendens mit entnommen. Die Vorbereitung des Transplantates erfordert eine doppelte Ligatur der oberen Hohlvene 3 cm von der Mündung entfernt. Die Mündung der unteren Hohlvene in den rechten Vorhof wird mittels doppelter Naht (4-0 SH-Prolene) verschlossen. Desgleichen sind die Mündungen der rechtsseitigen Pulmonalvenen zu versorgen, wobei diese Nähte später nicht mehr erreichbar sind. Die Mündungen der linksseitigen Pulmonalvenen werden durch Exzision der dazwischen liegenden Vorhofanteile miteinander verbunden.

Die Implantation verläuft folgendermaßen: Die venöse Doppelkanülierung erfolgt zweckmäßigerweise weit von den Mündungen der

Hohlvenen entfernt. Zusätzlich sollte die Drossel der V. cava superior weit kranial gelegt werden. Das Perikard muß vom Zwerchfell rechts nach dorsal hin bis zum N. phrenicus abgelöst werden, um für das Transplantat Platz zu schaffen. Eine Anheftung des freien Randes des entstehenden Perikardlappens am Zwerchfell, was zur „Stützung“ des Spenderorgans günstig ist, darf aus Platzgründen nicht zu weit anterior am Zwerchfell erfolgen. Das Herz des Empfängers wird, sofern eine aortokoronare Bypassanlage geplant ist, in typischer Weise mit Kardioplegielösung stillgestellt. Andernfalls kann auch im Flimmern am durchbluteten Herzen operiert werden. Am linken Vorhof des Empfängers wird eine Längsatriotomie (Regel: Die Größe der Vorhoföffnung sollte dem Mitralklappenquerschnitt entsprechen) analog zum Standardzugang zur Mitralklappe durchgeführt und in Seit-zu-Seit-Technik mit der Pulmonalvenenöffnung des Spenderherzens anastomosiert (4-0 SH-Prolene) Hierbei wird mit der Anastomose beim Empfänger in der Mitte des hinteren Inzisionsrandes, beim Spender am Vorhofdach begonnen, so daß letztlich das linke Herzohr und die LAD nach oben zeigen. Für die rechtsatriale Anastomose wird der rechte Vorhof des Empfängers längs in vergleichbarer Länge bis in die obere Hohlvene inzidiert (*Cave:* Sinusknotenarterie). Eine analoge Inzision erfolgt am Graft. Bei der Naht werden die beiden Vorhöfe im rechten Winkel zueinander anastomosiert, wobei hierdurch die Anastomose maximal weit werden soll. Die Naht erfolgt ebenfalls überwendlich fortlaufend an gekreuzten Atrien mit 4-0 SH-Prolene. Anschließend wird die Spenderaorta seitwärts an die Empfängerascendens anastomosiert (4-0 SH-Prolene). Auch hier ist es möglich, daß eine zu kurz bemessene Spenderascendens durch Zug die Anastomose gefährdet. Zur Entlüftung wird die Spenderaorta mit einem 11er Messer kurzstreckig inzidiert. Während der Reperfusionsphase wird die Spenderpulmonalarterie mit dem Aortenbogen verlängert und anschließend auf den Rücken des Pulmonalisstammes des Empfängers anastomosiert (4-0 SH-Prolene). Beide Herzen müssen mit Schrittmachern versehen werden. Die Beendigung der Operation erfolgt analog zur orthotopen Transplantation.

Obwohl beide Herzen nicht synchron schlagen, scheint dies nicht unbedingt das Herzminutenvolumen zu beeinträchtigen. Der Beitrag jedes einzelnen Herzens zum Gesamtherzminutenvolumen ist abhängig von der relativen Compliance beider Ventrikel. Die Hauptarbeit wird zwar vom Spenderherzen übernommen, der Beitrag des Empfängerherzens kann aber lebensrettend während der unmittelbaren postischämischen Phase oder einer akuten Abstoßungsreaktion sein, insbesondere im Hinblick auf die rechtsventrikuläre Schlagarbeit. Nachteile dieser Methode sind die hohe Letalität (Fragomeni 1988) verglichen zur orthotopen Technik, die weiter nötige medikamentöse Behandlung des Empfängerherzens und eine erhöhte Thrombemboliegefahr.

## 6.5 Entwöhnung von der extrakorporalen Zirkulation

Die Entwöhnung von der Herz-Lungen-Maschine nach einer Herztransplantation ist schwieriger als bei herkömmlichen Eingriffen. Ursache dafür sind die lange Ischämiezeit, die Denervierung des Transplantats, sowie eine eventuell vorhandene pulmonale Hypertonie oder „Downregulation“ der $\beta$-Rezeptoren bei einer Katecholamintherapie des Organspenders. Aus diesem Grunde erfolgt eine mindestens 45minütige Reperfusion, als Faustregel gilt: Reperfusionsdauer gleich ein Drittel der Ischämiedauer. Zum Entwöhnen von der Herz-Lungen-Maschine müssen stets positiv chronotrope Substanzen gegeben werden (Checkliste 8). Als Standardkatecholamin wird Adrenalin (Suprarenin®) in einer Dosis von 0,2–1,0 µg/kg/min eingesetzt, was durch Dopamin (Dopamin®) in Nierendosis (2–4 µg/kg/min) und Dobutamin (Dobutrex®) in einer Dosis von 5–20 µg/kg/min ergänzt werden kann. Da das Hauptproblem beim Entwöhnen von der extrakorporalen Zirkulation in einem möglichen Rechtsherzversagen liegt, hat sich auch die Gabe von Phosphodiesterasehemmern wie dem Milrinon (Corotrop®) in einer Dosis von 0,35–0,75 µg/kg/min und eine Nitroglyzeringabe (Perlinganit®) in einer Dosis von 0,5–3,0 µg/kg/min als sehr hilfreich erwiesen. Darüber hinaus hat es sich bei uns zum Standard entwickelt, daß alle Patienten nach Transplantation prophylaktisch bis zur Extubation mit Stickstoffmonoxid (bis 20 ppm) beatmet werden. Patienten mit bekannt hohem pulmonalvaskulärem Widerstand können auch mit Prostaglandinderivaten behandelt werden, hier eignen sich das Epoprostenol (Flolan®) in einer Dosis von 2–20 ng/kg/min und das Alprostadil (Minprog®) in einer Dosis von 5–80 ng/kg/min. Bei der Gabe von Prostaglandinderivaten sowie bei Gabe von Phosphodiesterasehemmern kann unter Umständen kurzfristig die Gabe eines Vasokonstriktors, z. B. Noradrenalin in einer Dosis von 0,02–1,0 µg/kg/min, notwendig sein. Es empfiehlt sich, den Vasokonstriktor über einen linksatrialen Katheter zu geben, damit lediglich der systemische, nicht aber der pulmonale Gefäßwiderstand angehoben wird.

Nach Herztransplantation wird das Herzzeitvolumen primär über die Herzfrequenz und weniger über den Frank-Starling-Mechanismus gesteuert. Eine Herzfrequenz von 100–130/min ist daher optimal. Hierzu können entweder Orciprenalin (Alupent®) oder ein externer Schrittmacher (vorzugsweise AV-sequentiell) eingesetzt werden. Es erfolgt die Gabe von Protamin (Protamin®) in einer Dosis von 2 mg/kg in ca. 200 ml Glukose zur Antagonisierung von Heparin. Nach Beendigung des Eingriffs und Umlagerung erfolgt unter Begleitung durch den Herzchirurgen, den Anästhesisten und die Pflegeperson der Transport des Patienten zur Intensivtherapiestation. Der Transport zur Intensivtherapiestation wird nur bei stabilen hämodynamischen Verhältnissen durchgeführt. Als invasives Monitoring reicht der arterielle Blutdruck, evtl. noch die EKG-Ableitung.

Eine Urinausscheidung von mindestens 1 ml/kg/h ist anzustreben. Unter Berücksichtigung der Volumenbelastung des Patienten (Priming der Herz-Lungen-Maschine ca. 1600 ml) werden jedoch höhere Werte gefordert. Es empfehlen sich bei inadäquater Urinausscheidung Osmodiuretika wie 10% Mannitol (Osmofundin®) 100–200 ml/h oder Schleifendiuretika wie Furosemid (Lasix®) 10–40 mg (*Cave:* Hypokaliämie!). Bei Patienten mit Niereninsuffizienz stellt die intraoperative Hämofiltration über die Herz-Lungen-Maschine eine effektive Alternative dar.

Nach der HLM-Phase ist die Anwendung von Lachgas kontraindiziert, da Mikroluftembolien häufig auftreten und durch Lachgas deutlich verschlechtert werden. Nach der Retransfusion des aufbereiteten HLM-Blutes tritt oft eine Beeinträchtigung der Gerinnung auf. Entsprechend den Werten der ACT-Kontrolle ist evtl. Protamin nachzugeben (50–100 mg).

## 6.6 Beginn der Immunsuppression

Das zur Anwendung gelangende Immunsuppressions-Protokoll (Münsteraner Protokoll) wird prospektiv festgelegt. Im Einzelfall abweichende Maßnahmen werden gemäß dem Ergebnis des multiparametrischen Immunmonitorings abgesprochen und auf der Tageskurve der Intensivtherapiestation vermerkt. Einzelheiten bezüglich der Immunsuppression werden im Kapitel 8.2 (Checklisten 19.9–19.12) besprochen. Gegenwärtig umfaßt das Protokoll die Gabe von:

- Prednisolon (Urbason solubile®): Vor der Operation erhalten die Patienten 1 g, am 1. postoperativen Tag 2×125 mg, am 2. Tag 1×125 mg, und anschließend eine orale Gabe (Decortin®) in absteigender Dosierung: 3. Tag 100 mg, 4. Tag 90 mg, 5. Tag 80 mg bis zum Erreichen der Erhaltungsdosis von 10 mg/d.
- Azathioprin (Imurek®): Das Ziel sind periphere Leukozytenzahlen zwischen 4000–8000/µl. Initial, d.h. von Tag 0 bis Tag 2, wird Azathioprin in einer Dosis von 0,7 mg/kg/d über 2–4 h i.v. gegeben. Anschließend erfolgt die Umstellung auf orale Gabe mit 2–3 mg/kg/d.
- Cyclosporin (Sandimmun®): Das Ziel ist eine Serum-CSA-Spiegel-Einstellung um 300 ng/dl (gemessen mittels monoklonaler Vollblut-RIA bzw. FPIA). Initial, d.h. von Tag 0 bis Tag 2, werden 50 mg/d Cyclosporin in 24 h perfusorgesteuert verabreicht. Anschließend erfolgt die Umstellung auf orale Gabe in zwei Dosen pro Tag, um 8 Uhr morgens und um 20 Uhr abends. Für die Umstellung hat sich die Faustregel intravenöse Dosis×3 = orale Dosis bewährt. Die tägliche orale Dosis liegt bei 3–6 mg/kg.
- Eine Gabe von Antithymozyten-Globulin (ATG-Biotest®, ATG-Fresenius®, ATG-Merieux®) wird bei uns seit Jahren nicht mehr durchgeführt.

Als Prophylaxe gegen bakterielle Infektionen wird Cefamandol (Mandokef®) 3×2 g/d über 6 Tage verabreicht. Zur Vorbeugung von Virus-Infektionen, insbesondere von Zytomegalie-Virus, dient die Gabe von Aciclovir (Zovirax®) 3×200 mg/d über 4 Wochen und von CMV-Hyperimmunglobulin (Cytotect®) 100 ml/d über 4 Tage. Die Prophylaxe gegen Pilzinfektionen wird mit Amphotericin-B (Amphomoronal®)-Mundpinselungen in einer Dosis von 4×2 ml/d über 4 Wochen durchgeführt (siehe Tabelle 6.2).

**Tabelle 6.2.** Immunsuppression nach Herztransplantation (Münsteraner Protokoll)

| Substanz | präoperativ | intraoperativ | Tag 0 | Tag 1 | Tag 2 | Tag 3 | Tag 4 | Tag 5 |
|---|---|---|---|---|---|---|---|---|
| Methyl-prednisolon | 1 g | | 2×125 mg | 125 mg | 100 mg | 0 mg | 0 mg | 0 mg |
| Prednisolon | | | | | | 90 mg p.o. | 80 mg p.o. | 80 mg p.o. |
| Azathioprin | | Ziel: Leukozyten zwischen 4000–8000 | 0,7 mg/kg über 2–4 Std. | 0,7 mg/kg über 2–4 Std. | 0,7 mg/kg über 2–4 Std. | 2–3 mg/kg p.o. | 2–3 mg/kg p.o. | 2–3 mg/kg p.o. |
| Cyclosporin A | | Ziel: CSA-Spiegel um 300 ng/dl | 50 mg in 24 Std. | 50 mg in 24 Std. | 50 mg in 24 Std. | 50 mg in 24 Std. | 3–6 mg/kg p.o. | 3–6 mg/kg p.o. |
| Ranitidin | | | 150 mg i.v. | 150 mg i.v. | 150 mg i.v. | 2×150 mg p.o. | 2×150 mg p.o. | |
| ASS | | | 100 mg oral | 100 mg | 100 mg | 100 mg | 100 mg | |
| Cefamandol | | | 3×2 g | 3×2 g | 3×2 g | 3×2 g | 3×2 g | 3×2 g |
| Aciclovir | | | 3×200 mg | 3×200 mg | 3×200 mg | 3×200 mg | 3×200 mg | 3×200 mg |
| Amphotericin B | | | | 4×2 ml lokal | 4×2 ml lokal | 4×2 ml lokal | 4×2 ml lokal | 4×2 ml lokal |
| CMV-Immung-lobuline | | | | 100 ml | 100 ml | 100 ml | 100 ml | – |

# 6.7 Anästhesiologisches Management bei herztransplantierten Patienten

Die meisten chirurgischen Eingriffe nach Herztransplantation stehen in Bezug zur Grunderkrankung, z. B. der Atherosklerose, oder im direkten Zusammenhang mit der Transplantation selbst.

## Physiologie des denervierten Herzens

Im Vordergrund steht die kardiale Denervierung. Das hat zur Folge, daß keine afferenten Reize, die vom transplantierten Herzen ausgehen, ins Gehirn und damit ins Bewußtsein des Empfängers kommen, zum anderen bedeutet es, daß keine efferenten Nervenimpulse auf das transplantierte Herz übertragen werden. Wegen des Wegfalls des Ruhe-Parasympathikus-Tonus besitzt das denervierte Herz einen schnelleren Ruheherzschlag mit Frequenzen zwischen 90/min und 110/min. Bei körperlichen oder seelischen Belastungen fällt beim herztransplantierten Patienten die schnelle Belastungsanpassung weg, da die Impulse des sympathischen Nervensystems am abgeschnittenen Rand des eigenen Herzens stehenbleiben und nicht auf das neue Spenderherz übergeleitet werden. Somit kommt es beim Herztransplantierten erst nach einigen Minuten zur Belastungsanpassung, wenn aus dem Nebennierenmark die Katecholamine freigesetzt worden sind und mit dem Blutstrom über die rechte Herzhälfte und den Lungenkreislauf die linke Herzhälfte und die Spenderherzkranzschlagadern und damit den Spenderherzmuskel erreicht haben. Medikamente, die ihre Wirkung über eine Beeinflussung des parasympathischen Nervensystems entfalten, wie z. B. das Parasympatholithikum Atropin (Atropin®), sind ohne Wirkung. Nebenwirkungen des Antiarrhythmikums Chinidin (Chinidin®), welches über eine Parasympathikolyse die Überleitungsgeschwindigkeit des AV-Knotens erhöht, sind nicht zu befürchten (Checkliste 19.18). Die AV-Überleitungsgeschwindigkeitssenkende Wirkung des Digitalis, d. h. des Digoxin (Novodigal®, Lanitop®) oder Digitoxin (Digimerck®), die mit einer sympathikusblockierenden ($\beta$-blockierenden) Wirkung erklärt wird, bleibt aus. Die bei verschiedenen Kalzium-Antagonisten, wie z. B. Nifedipin (Adalat®) oder Vasodilatatoren wie Hydralazin (Nepresol®), beobachtete Reflextachykardie durch Aktivierung des Sympathikus bleibt ebenfalls aus. Die infolge der Sympathikus-Denervierung im neuen Herzen verstärkt ausgebildeten Rezeptoren sind die Ursache für die sogenannte Denervierungsüberempfindlichkeit (Denervierungshypersensitivität). Diese geht einher mit einer verstärkten Empfindlichkeit des neuen Herzens bzw. Empfängers für Katecholamine wie Adrenalin (Suprarenin®), Noradrenalin (Arterenol®), Isoprenalin (Isuprel®) und den sympathikusblockierenden Effekt von β-Blockern wie z.B. Metoprolol (Beloc®) (Checkliste 19.18). Direkte Medikamentenwirkungen auf das transplantierte Herz, wie z.B. der herzkraftstärkende Effekt des Digoxin oder Digitoxin oder die AV-Knotenblockierende Wirkung der Kalzium-Antagonisten (Verapamil, Diltiazem) bleiben unbeeinflußt.

Obwohl eine Reinnervierung des Herzens auch bei Langzeitüberlebenden anfänglich in Frage gestellt wurde (Schroeder 1979), weisen neuere Untersuchungen darauf hin, daß sich eine partielle sym-

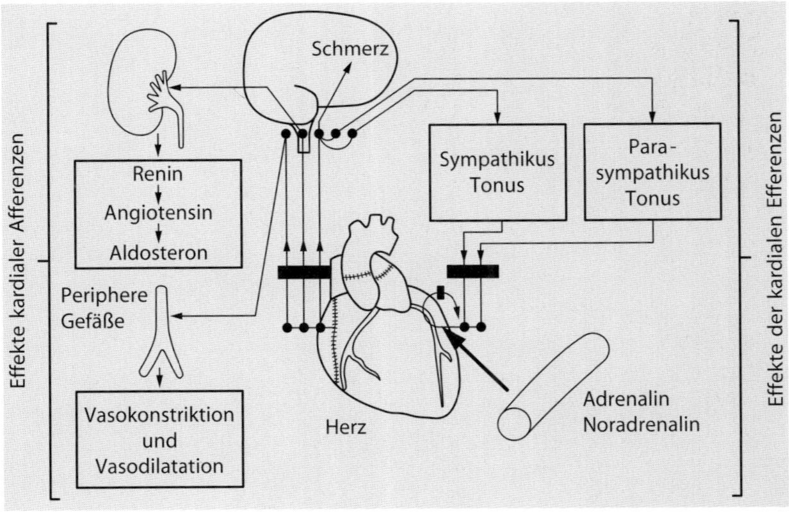


**Abb. 6.5.** Das denervierte Herz. Der Effekt der Denervierung besteht sowohl in dem Verlust der kardialen Afferenzen als auch Efferenzen. Die Afferenzen wirken mit bei der Salz- und Wasserregulation über das Renin-Angiotensin-Aldosteron-System, in der Reflexkontrolle der peripheren Gefäße und in der Wahrnehmung von Schmerz. Die kardialen Efferenzen sind verantwortlich für die physiologische Anpassung von Herzfrequenz und Kontraktilität. Darüber hinaus übertragen sie zentrale Reflexe über den N. vagus. Von großer Bedeutung ist die Tatsache, daß die Denervierung zu einer Hypersensitivität gegenüber zirkulierenden Katecholaminen durch einen Mangel an Wiederaufnahme von adrenergen Neurotransmittern führt

pathische Reinnervierung entwickeln kann (Stark 1991). Diese Erkenntnisse stellen das Dogma, daß herztransplantierte Patienten aufgrund fehlender Afferenzen keine wahre Angina pectoris entwickeln können, in Frage. Die klinische Bedeutung dieser partiellen Reinnervierung ist noch unklar (Abb. 6.5). Wichtig ist, daß sogenannte intrinsische Kontrollsysteme des transplantierten Herzens zu einer anpassungsfähigen Hämodynamik führen (Stinson 1975, Borow 1985). Der Frank-Starling-Mechanismus, die metabolische Regulation des koronaren Blutflusses und die Antwort auf zirkulierende Katecholamine sind intakt. Die basale Herzfrequenz ist in der Regel wegen des fehlenden Vagotonus erhöht. Eine ausreichende Vorlast ist Voraussetzung für eine adäquate Streßantwort des Spenderorgans vermittelt über den Frank-Starling-Mechanismus und endogene Katecholamine.

# KAPITEL 7 Postoperative Phase/ Frühkomplikationen

## 7.1 Allgemeines

### Ziele

Die postoperative Intensivbetreuung des Herztransplantierten gleicht grundsätzlich den allgemeinen Prinzipien der Betreuung anderer herzoperierter Patienten (Deng 1995). Besonderheiten bestehen insbesondere in der perioperativen Immunsuppressionsinduktion sowie den spezifischen Hygienemaßnahmen. Im Mittelpunkt der Betreuung in der unmittelbar postoperativen Phase stehen die effektive und verträgliche Einleitung der Immunsuppression, die Stabilisierung der Organfunktionen und die möglichst umgehende Wiedererlangung der Eigenständigkeit des Transplantierten.

### Behandlungsteam

Nach unserer Auffassung sollten neben dem transplantierenden Herzchirurgen der Transplantationskardiologe und Psychomatiker/ Psychologe während des gesamten perioperativen Zeitraums, vor allem während der postoperativen Intensivüberwachungsphase, in die Betreuung des herztransplantierten Patienten einbezogen werden. Insbesondere die Einbeziehung eines erfahrenen Transplantationskardiologen wirkt sich positiv auf die Überlebensrate herztransplantierter Patienten aus (Laffel 1992).

### Vorbereitungen

Bevor der transplantierte Patient aus dem Operationssaal auf die Intensivstation gelangt, müssen im Patientenzimmer alle Vorbereitungen getroffen werden. Hierzu zählt die Bereitstellung folgender Materialien: EKG-Gerät, Defibrillator, Patientenwaage, Putzwagen, Wäsche- und Abfallwagen, Stethoskop, RR-Manschette, Preßbeutel, Toilettenstuhl, Notfallmedikamente, Cava-Katheter, arterielle Kanülen, Sauger, Absaugkatheter, Urinkatheter, Beatmungsgerät, CPAP-System, Tuben, Intubationsbesteck, Magensonden, Perfusoren, Infusomaten, Überschuhe, Spritzen, Kanülen, Medikamente, Infusionen, Transfusions- und Infusomatbesteck, Perfusorleitungen, Braunülen, sterile/unsterile Handschuhe, Desinfektionsmittel, Putzmittel, Verbandmaterial, Salben, Aqua destillata, Einmal-Zahnbürsten, Blutröhrchen, Bettwäsche, Handtücher, Waschlappen, Nierenschalen, Becher, Instrumente, Mundpflegesets, Steckbetten, Urinflaschen, Waschschüssel. Im Transplantationszimmer werden an verschiedenen Stellen „Abklatschfolien" für bakteriologische Untersuchungen aufgestellt.

Für den Umgang mit dem Patienten und das Betreten des Transplantationszimmers gelten folgende Regeln (diese sind historisch entstanden und beziehen sich heutzutage bei unkompliziertem Verlauf nur noch auf die ersten 48 Stunden):

- Im Umkleideraum der Intensivstation neue Schutzkleidung anziehen (Hose, Kasak).
- Im Vorraum des Transplantationszimmers in folgender Reihenfolge: Haube und Mundschutz anziehen, Hände desinfizieren, sterilen Kittel anziehen.
- Tätigkeiten im Transplantationszimmer nur mit Handschuhen.
- Eine Tür des Transplantationszimmers (Gang-Vorraum oder Vorraum-Patientenzimmer) muß immer geschlossen sein.
- Dinge, die während des Patientenaufenthaltes in die Einheit gebracht werden, müssen vorher sorgfältig desinfiziert werden.
- Der Patient muß morgens als erster geröngt werden. Der/die Medizinisch-Technische-Radiologie-Assistent/in (MTRA) muß sich komplett umziehen.
- Der Patient muß sich regelmäßig die Hände desinfizieren und mehrmals am Tage die Mundpflege durchführen. Urinflaschen, Steckbecken, Geschirr, Mundpflegesets nach Gebrauch durch entsprechendes Material ersetzen.
- Im Transplantationszimmer muß immer eine Schwester oder ein Arzt zugegen sein. Das Personal darf im Transplantationszimmer weder essen noch trinken.
- Dinge, welche auf den Boden fallen, sind als infiziert zu betrachten und werden mit unsterilen Handschuhen aufgehoben oder bis zur nächsten Reinigung liegen gelassen.

- Besuch: nach Absprache mit den zuständigen Ärzten. Besuchende Personen müssen sich komplett umziehen und dürfen keinerlei Infekt haben.
- Bilanzierung: Genaue Flüssigkeitsbilanzen! Sobald der Patient aufstehen darf, ist eine tägliche Gewichtskontrolle durchzuführen.
- Körperwäsche: Nierenschale, Waschschüssel, Waschlappen, Handtücher, Mundspüllösungen statt Zahnpasta, Aqua destillata, Flüssigseife aus dem Spender. Saubere Bettwäsche und Hemden.

Auf folgende Besonderheiten der Diagnostik und Therapie während der postoperativen Intensivphase muß – über die Richtlinien der perioperativen Betreuung herzoperierter Patienten hinaus – hingewiesen werden: Täglich Urin/Sputumkultur, Cyclosporin-Vollblutspiegel, ggf. multiparametrisches Immunmonitoring (MIM), Entzündungsdiagnostik, mikrobiologische Abstriche (Wunden, Drainageausleitung), tägliche Röntgen-Thorax-Untersuchung, tägliches Elektrokardiogramm (Brustwand-Stellen markieren), ggf. EKG mit Signal-Mittelung, alle 2–3 Tage Dopplerechokardiogramm mit systolischen und diastolischen Funktionsparametern, wöchentlich Durchführung der Endomyokardbiopsie mit Punktion der rechten V. jugularis interna unter sterilen Bedingungen sowie Antibiotikaschutz, Entnahme von 5–6 Biopsien aus dem RV im Bereich der Spitze/Septum; Schnelleinbettung in Formalin/Paraformaldehyd und Befundung innerhalb von 24 Stunden, wöchentlich mikrobiologische Diagnostik mit Titern von CMV (Blut, Urin, Rachenabstrich), Toxoplasmose, Aspergillus, Candida, Herpes; Antibiotika nach Entfernung der Drainagen beenden.

## 7.2 Herz-Kreislauf

Das Kreislauf-System ist in dieser Phase belastet durch die vorausgegangene Herzerkrankung, die mechanische Manipulation am Herzen während der Operation, die Belastung durch Mediatorstoffe, die während der Herz-Lungen-Maschinen-Operation aus dem Körper freigesetzt werden, die operationsbegleitende Anämie und die Hypothermie. Entsprechend erhöht ist die Wahrscheinlichkeit einer Kreislaufinstabilität. Aufgrund dessen ist ein kontinuierliches hämodynamisches und rhythmologisches Monitoring erforderlich. Durch die vorangegangene Herz-Lungen-Maschinen-Operation herrscht eine Flüssigkeitsüberladung mit ca. 1–3 Litern im Körpergewebe, d.h. Extravasalraum. Diese können von entsprechenden Elektrolytverschiebungen begleitet sein. Therapeutisch sind zur hämodynamischen Optimierung vorlastsenkende, inotropiesteigernde und, je nach Ausgangsnachlast, vasokonstriktorische oder vasodilatatorische Substanzen einzusetzen. Die perioperative Katecholaminunterstützung nach Herztransplantation wird gemäß unserem Protokoll im Gegensatz zu anderen Herz-Lungen-Maschinen-operierten Patienten über einen längeren Zeitraum, z.B. über sieben Tage mit langsamer Dosisreduktion von Adrenalin (Suprarenin®), fortgesetzt. Diese ist notwendig, da die Funktionsweise des denervierten Herzens auf die kontinuierliche externe Zufuhr von Katecholaminen angewiesen ist (siehe Kapitel 6.7).

### Hyperakute Abstoßung

In seltenen Fällen kann es innerhalb von wenigen Stunden bis Tagen nach der Herztransplantation zu einem Pumpversagen des zuvor intakten Organs kommen. Die Ursache liegt vermutlich in der Bildung von Antikörpern durch den Organempfänger gegen Zelloberflächenmoleküle vom HLA-Typ des Spenderorgans durch zuvor bereits aktivierte (sensibilisierte) T-Lymphozyten (Rose 1993). Das klinische Bild ist das eines biventrikulären Pumpversagens innerhalb von Stunden. Der Panel-Reactive-Antikörper (PRA)-Test zeigt eine häufig positive Reaktion in >50% der aus der Bevölkerung zufällig zusammengesetzten Lymphozyten, ist jedoch bzgl. der Antikörperspezifität nicht beweisend. Wenn der Verdacht auf eine hyperakute Abstoßung besteht, wird eine inotrope Unterstützungstherapie in die Wege geleitet. Da nur die Entfernung der Antikörper einen kausalen Therapieansatz darstellt, sollte eine tägliche Plasmapherese begonnen und ein Immunsuppressivum mit starker B-Zell-Spezifität wie Cyclophosphamid (Endoxan®) 3–6 mg/kg/Tag, gefolgt von 100 mg/Tag über 6 Monate, im Austausch gegen Azathioprin (Imurek®), sowie eine OKT3-Therapie ins Protokoll eingefügt werden. In jedem Falle wird die Steroidmedikation auf hochdosierte Gabe umgestellt. Wenn dieser therapeutische Ansatz Erfolg zeigt, ist dies an einer schnellen hämodynamischen Besserung erkennbar. Wenn keine Erholung stattfindet, kann nur die akute Retransplantation helfen. Diese wird jedoch bei uns aus grundsätzlichen Erwägungen wegen der bei akuter Retransplantation deutlich reduzierten 1-Jahres-Überlebensrate (Ensley 1992) angesichts der Spenderorganknappheit nicht durchgeführt. Entscheidend ist die Prophylaxe einer hyperakuten Abstoßung durch das präoperative Screening auf irreguläre Antikörper mittels PRA, insbesondere bei Wartelistenpatienten mit durchgemachter Schwangerschaft, Operationen oder Bluttransfusionen, um ggf. einen prospektiven spenderspezifischen Cross-Match durchführen zu können. Anzustreben ist ein prospektives HLA-Typing von Spender und Empfänger. Jedoch sind die gegenwärtigen Methoden angesichts einer maximalen Ischämiezeit von 3–4 Stunden noch zu langsam. Neue molekularbiologische Methoden des DNA-Typing, die das serologische DNA-Typing ablösen werden, können diese Situation ändern. Insgesamt ist die Prognose bei Vorliegen einer hyperakuten Abstoßung ernst.

## Pulmonale Hypertonie/Rechtsherzversagen

Eine der Haupttodesursachen früh nach Herztransplantation ist das Rechtsherzversagen. Die Ursache ist folgende: Relativ häufig findet sich bei Herztransplantatempfängern vor der Operation ein erhöhter Pulmonalgefäßwiderstand. Dieser ist in diesem Fall die Folge der chronisch eingeschränkten Pumpleistung der linken Herzkammer, die zu einem Umbau der Lungenarteriolen führt. Wenn nun das neue Herz, dessen rechte Herzhälfte nicht an diese erhöhten Lungenkreislaufdrükke gewöhnt ist, gegen diesen erhöhten Druck anpumpen muß, kann es zu einem Versagen der rechten Herzkammer mit Erweiterung, Trikuspidalklappeninsuffizienz und Rechtsherzversagen kommen. Weitere Ursachen sind multiple Lungenembolien, ausgehend von wandständigen Thromben des rechten Ventrikels, sowie eine verstärkte muskuläre

Ausstattung der Pulmonalarteriolen bei Patienten mit angeborenen Herzfehlern. Die intraoperativen Faktoren, die zum Rechtsherzversagen nach Herztransplantation beitragen, sind eine erhöhte Empfindlichkeit des rechten Ventrikels für Größenmissmatch und Volumenänderungen. Darüber hinaus ist als seltene Ursache eine Abknickung der Pulmonalarterie beschrieben worden. Klinisch entwickelt sich das Rechtsherzversagen häufig innerhalb von Stunden unter dem Bild des Low-output-Syndroms, echokardiographisch erkennbar an einer rechtsventrikulär betonten Pumpstörung und hämodynamisch an einem Abfall des Herzindex unter 2 $l/min/m^2$ mit Erhöhung des transpulmonalen Gradienten über 15 mmHg, des Pulmonalgefäßwiderstandes über 240 $dyn \times s \times cm^{-5}$ und des rechtsatrialen Drucks über 15 mmHg. Häufig findet sich eine begleitende deutliche Erhöhung der Transaminasen und des Bilirubins. Therapeutisch steht eine möglichst selektive Senkung des Pulmonalgefäßwiderstandes mit gleichzeitig positiv inotroper Wirkung auf den rechten Ventrikel im Vordergrund. Hier sind Katecholamine wie Dobutamin (Dobutrex®) 2–10 μg/kg/min, Phosphodiesterasehemmer wie Milrinon (Corotrop®) 0,375–0,75 μg/kg/min, Prostaglandinderivate wie Epoprostenol (Flolan®) 2–20 ng/kg/min bzw. Alprostadil (Minprog®) oder Vernebelung mit Stickstoffmonoxid einzusetzen (Kieler-Jensen 1995). Falls hierunter keine Stabilisierung zu erreichen ist, kommt ein rechtsventrikuläres Unterstützungssystem zum Einsatz. Die Senkung des Pulmonalgefäßwiderstandes führt zu einer echokardiographisch und hämodynamisch rasch nachweisbaren Erhöhung des Herzindex. Die präoperative Evaluation und Maßschneiderung der Hämodynamik mit einem standardisierten Protokoll zur Senkung eines erhöhten Pulmonalgefäßwiderstandes bzw. transpulmonalen Gradienten spielt die Hauptrolle zur Verhinderung des Rechtsherzversagens (Deng 1996). Im Fall einer fixierten Erhöhung über 240 $dyn \times s \times cm^{-5}$ bzw. eines TPG > 15 mmHg kann bei ausgewählten Patienten eine heterotope Herztransplantation in Erwägung gezogen werden (Deiwick 1994).

## Unklares Transplantatversagen

In der perioperativen Phase, d.h. innerhalb der ersten 30 Tage, kommt es gelegentlich zu einem Pumpversagen des Transplantats, das nicht durch Rechtsherzversagen oder Abstoßung erklärt werden kann. Die anatomisch-pathologische Aufarbeitung bringt jedoch mitunter weitergehende Erklärungen. In Einzelfällen findet sich eine bereits vorbestehende Schädigung des Spenderherzens oder eine Schädigung aus der Phase der Organerhaltung nach Feststellung des dissoziierten Hirntodes. Diese Phase begünstigt eine Schädigung des Spenderorgans durch neuroendokrinologische Dysregulation im Bereich des sympathischen Nerven- und Schilddrüsensystems. Das unklare Transplantatversagen entwickelt sich innerhalb von bis zu 2 Wochen nach Transplantation. Das klinische Bild ähnelt im übrigen dem der hyperakuten Abstoßung mit biventrikulärem Pumpversagen. Die Endomyokardbiopsie zeigt mitunter Zeichen der Ischämie infolge verlängerter Ischämiezeit des Spenderherzens vor Transplantation. Diese Veränderungen werden zunehmend häufig beobachtet, da die Ischämiezeitkriterien wegen des Organmangels eher liberalisiert worden sind. Darüber hinaus zeigen Biopsate in den ersten 2 Wochen häufig Zeichen des Reperfusionsschadens. Diese Veränderungen sind, im Gegensatz zur akuten Abstoßung, mehr von Myozytennekrosen gekennzeichnet, wobei ihr Anteil den der leukozytären Infiltration überwiegt. Andere Ursachen, die auch im Biopsat nachweisbar sein können, schließen fokale Nekrosen durch Vasopressorsubstanzen wie Katecholamine ein. Das unklare Transplantatversagen erfordert eine inotrope Unterstützungstherapie, ggf. Substitution von Trijodthyronin (T3), mechanische Unterstützung mit intraaortaler Gegenpulsation (IABP) und ggf. weiteren Assistenzsystemen sowie die dringliche Entscheidung über eine etwaige Retransplantation. Da die Ursache meist nicht bekannt ist, sind die Erfolgsaussichten schlecht. Bei Beachtung der Ischämiezeiten, der Herz-Lungen-Maschinen-Zeiten und Reperfusionszeiten sowie der Katecholamindosen – neben den anderen Problemen der hyperakuten Abstoßung und des Rechtsherzversagens – ist dies Bild nur selten anzutreffen.

## 7.3 Blutung

Die präoperative Einnahme von Medikamenten wie Marcumar, Azetylsalizylsäure, nichtsteroidalen Antiphlogistika, einige Penicillin- und Cephalosporin-Antibiotika, Dextran, Amrinon oder Chinidin kann eine postoperative Blutungsneigung begünstigen. Nach Operationen unter HLM kann es im allgemeinen aufgrund der intraoperativen Blutgerinnungshemmung durch Heparin, Aktivierung endogener Mechanismen mit Komplementaktivierung und Schädigung des Gerinnungssystems durch die HLM, Blutverdünnung (Hämodilution) während HLM mit Verringerung der Thrombozyten und Gerinnungsfaktoren, unzureichende Blutstillung bei Operationsende, Heparin-vermittelte Abnahme der Blutplättchenzahlen (Immun-Thrombozytopenie) oder einen Heparin-Effekt (*rebound*) postoperativ zu vermehrter Blutungsneigung kommen. Die beste Vorbeugung gegen Nachblutungen besteht in einer sorgfältigen präoperativen Untersuchung des Gerinnungssystems, einer sorgfältigen Blutstillung bei Operationsende, einer sorgfältigen Blutdruckkontrolle und im Erreichen von normaler Körpertemperatur (Normothermie). Die Blutung kann sich durch vermehrte Drainagefördermengen äußern oder aber, insbesondere wenn die Drainagen plötzlich durch ein Gerinnsel verstopft werden, durch eine Perikardergußbildung mit Tamponade. Die transthorakale und vor allem transösophageale Echokardiographie und radiologische Untersuchungen wie Rö-Thorax und ggf. Thorax-Computertomogramm kommen im Rahmen der Diagnostik zur Erkennung und zur Abschätzung des Ausmaßes des Befundes zum Einsatz. Bei nur geringgradiger Blutungsquelle und hämodynamisch stabiler Situation des Patienten wird zunächst nur der meist aufgetretene Hämoglobin(Hb)-Abfall durch Erythrozytenkonzentrate oder, falls ein Mangel an Thrombozyten im Sinne einer Thrombozytopenie vorliegt oder die vorhandenen Thrombozyten funktionsunfähig sind, durch Thrombozytenkonzentrate ersetzt. Im Rahmen des postoperativen Verlaufs kann es manchmal infolge von plasmatischen Gerinnungsstörungen wie Faktor-Dreizehn(XIII)-Mangel, Faktor-Zwölf(XII)-Mangel, Faktor-Elf(XI)-Mangel oder Faktor-Eins(I)-Mangel zu einem erhöhten Blutungsrisiko kommen, die durch Frischplasma (FFP) oder Einzelfaktoren ersetzt werden müssen. Bei ausgedehntem und hämodynamisch relevantem Befund ist eine operative Blutstillung erforderlich (z. B. Resternotomie mit Blutstillung, evtl. Übernähung blutender Gefäße). Die Prognose ist bei entsprechender Therapie meist gut, jedoch bei diffusen Gerinnungsstörungen mit Massentransfusionsbedarf ungünstig. Falls es infolge von Gerinnungsstörungen intraoperativ oder postoperativ zu einer intrakraniellen Blutung kommt, die im Computertomogramm (CT) als hyperdenses, oftmals raumforderndes Gebilde sichtbar wird, ist die Prognose schlechter als z. B. die des ischämischen Hirninfarktes.

## 7.4 Rhythmusstörungen

Nach Herztransplantation kann es sowohl zu langsamen Sinusknoten- als auch AV-Knoten-Funktionsstörungen kommen. Ventrikuläre Tachyarrhythmien sind nach Herztransplantation selten. Supraventrikuläre Arrhythmien sind in der frühpostoperativen Phase häufig anzutreffen. Insbesondere bei Implantation des Spenderherzens nach Lower u. Shumway entwickelt sich nicht selten eine Sinusknotendysfunktion mit langsamem atrialen Ersatzrhythmus, während supraventrikuläre Tachyarrhythmien wie bei jeder offenen Herzoperation unabhängig von der Operationstechnik entstehen können. Diese sind jedoch nicht als Ausdruck von Abstoßungsreaktionen aufzufassen, sondern als Folge der HLM-Operation, der Denervierung oder der Medikamentengabe. Gelegentlich kann als Komplikation der Endomyokardbiopsie eine Bradyarrhythmie oder Tachyarrhythmie, selten eine Schrittmachersondendislokation, ausgelöst werden (Baraldi-Junkins 1993). Im Langzeitverlauf nach Herztransplantation kommt es immer wieder zu plötzlichen Todesfällen. In manchen Fällen können bradykarde oder tachykarde Herzrhythmusstörungen als Prodromie dokumentiert werden. Eine Transplantatvaskulopathie als Ursache ist beschrieben worden. Es ist weiterhin denkbar, daß akute Abstoßungsreaktionen mit Beteiligung des Reizleitungssystems als Ursache in Frage kommen. 12-Kanal-Oberflächen-EKG, 24-Stunden-Langzeit-EKG und Monitor-EKG der Intensiveinheit erlauben eine zeitgerechte Diagnose. Der Stellenwert neuerer Methoden wie Spätpotentialanalyse wird noch evaluiert. Wichtig ist es, die Ursachendiagnostik zügig durchzuführen, d. h. durch Endomyokardbiopsie eine akute Abstoßung und – dies betrifft stärker den Langzeitverlauf – durch Koronarangiographie, intrakoronare Ultraschalldiagnostik (ICUS) und Ventrikulographie eine Transplantatvaskulopathie und rechts- bzw. linksventrikuläre Dysfunktion auszuschließen. Die supraventrikuläre Tachyarrhythmie, die im Zusammenhang mit einer zellulären Abstoßung auftritt, ist nach Abstoßungsstoßtherapie häufig nicht mehr nachweisbar. Für den Fall, daß vorübergehend zusätzliche Pharmaka verabreicht werden müssen, ist die Kenntnis der Pathophysiologie des denervierten Herzens von großer Bedeutung. Die wesentlichen Daten sind in Checkliste 19.18 zusammengefaßt. Bei bradykarden Rhythmusstörungen frühpostoperativ kann durch Gabe von Orciprenalin (Alupent®)

10–30 μg/min i.v. oder 3–10×20 mg/d oral, oder Theophyllin (Bronchoparat®) 600 mg/d (Redmond 1993, Schmid 1993) häufig die Implantation eines permanenten Schrittmachers vermieden werden, insbesondere wenn die Bradykardie Folge einer präoperativen Amiodaron-Medikation ist. Dennoch ist in ca. 2–10% aufgrund einer anhaltenden Sinusknoten-, AV-Knoten- oder His-Bündel-Dysfunktion eine Schrittmacher-Implantation notwendig (Hunt 1993, Schmid 1991, Schmid 1993). Bei ventrikulären Tachyarrhythmien liegt ein ernstzunehmendes Problem, häufig eine fortgeschrittene Transplantatvaskulopathie mit begleitender Ischämie vor. Hier ist neben der Akutgabe von ventrikelwirksamen Pharmaka an die Beseitigung einer eventuellen Ischämie zu denken. Die erfolgreiche Behandlung zeigt sich am Nichtauftreten der Arrhythmie im Langzeit-EKG. Die Kenntnis der pathophysiologischen Ursachen sowie der Pharmakotherapie ist in diesem Bereich von entscheidender Bedeutung.

## 7.5 Atmung

Respiratorisch ist eine zügige Extubation, d.h. innerhalb von 8–16 Stunden postoperativ, mit nachfolgender ausgeprägter Atemtherapie und -gymnastik anzustreben. Präoperative Risikofaktoren für die Entwicklung von Atmungskomplikationen nach Herzoperationen sind das Patientenalter <2 oder >60 Jahre, chronische Lungenerkrankungen, pulmonale Hypertonie, angeborene Lungenmißbildungen und die Einnahme von Medikamenten wie Amiodaron (Cordarex®) (Kennedy 1987, Martin 1988, Dunn 1989). Intraoperative Risikofaktoren sind Bubble-Oxygenatoren, fehlende Filter im arteriellen Schenkel der HLM, HLM-Zeit, Ausmaß der Komplementaktivierung (Kirklin 1993) und äußere Herzkühlung mittels Eis. Zu den postoperativen Risikofaktoren zählen ein erhöhter Druck im linken Vorhof und die Beatmungsdauer. Negativen Einfluß haben außerdem die Medikamente für Narkose, Sedierung, Analgesie, Muskelrelaxation sowie bestehende Thoraxschmerzen und intraoperative zerebrale Durchblutungsstörungen. Im postoperativen Zeitraum nach Operationen mit der HLM sind, infolge der beschriebenen Freisetzung von Mediatoren und der Aktivierung verschiedener Kaskaden, Neigungen zu respiratorischer Insuffizienz durch Zunahme des extravasalen Lungenwassers, der Sekretbildung, des alveoloarteriellen Sauerstoffgradienten, eines intrapulmonalen Rechts-Links-Shunts zwischen 3 und 15% und eine Abnahme der Lungendehnbarkeit zu erwarten. Es kann besonders bei älteren Patienten zu einem Lungenödem infolge der Aktivierung der Mediatorkaskade als Folge des fehlenden pulmonalen Blutflusses während HLM kommen. Der Entstehungsmechanismus ist wie folgt vorzustellen: Durch fehlenden pulmonalen Blutfluß kommt es zu verringerten Scherkräften und vermehrter Aktivierung von neutrophilen Granulozyten, verstärkter Durchlässigkeit der alveolokapillären Barriere und damit zur Entwicklung eines intraalveolären Lungenödems. Wenngleich die intraoperative Situation im Normalfall keine Probleme bereitet und die Extubation nach 4–24 Stunden vorgenommen wird, kann sie doch zusammen mit zusätzlich auftretenden Umständen wie Linksherzversagen, mechanischer Obstruktion der unteren Luftröhre oder Bronchen, Atelektasenbildung, besonders im linken Lungenunterlappen, Lungenblutung, Lungenentzündungen, Verletzung des Phrenikusnerven, Pleuraergußbildung oder Pneumothorax eine respiratorische Insuffizienz hervorrufen. Eine intensive Atemgymnastik, die bereits präoperativ in der Wartephase einzuüben ist, unter Einschluß von Vibrationsmassagen, Lagerungsdrainagen und *Continuous-positive-airway-pressure* (CPAP)-Atmung (siehe Kapitel 2) wird sowohl therapeutisch als auch prophylaktisch eingesetzt. Die wirksamste Vorbeugung besteht in einer frühen Extubation und engmaschigem Monitoring der Sauerstoffsättigung über das Oxymeter. Die Diagnostik beruht auf der Kombination von regelmäßiger klinischer Untersuchung, Blutgasanalyse, Thorax-Röntgenbild und Thorax-Sonogramm. Bei akuter respiratorischer Insuffizienz steht zunächst die intensivmedizinische Versorgung im Vordergrund. Nach Reintubation und Stabilisierung ist eine Anpassung der inspiratorischen Sauerstoffkonzentration, des Atemzugvolumens, der Atemfrequenz und damit des Atemminutenvolumens zur Erreichung eines arteriellen $CO_2$-Partialdrukkes von 30–35 mmHg sowie die regelmäßige endotracheale Absaugung notwendig. Therapeutisch ist bei Atelektasenbildung eine Lageänderung, insbesondere die Bauchlage, bei Pneumonien die antibiogrammgesteuerte Antibiotikagabe, bei Pleuraergußbildung die Ergußpunktion oder -drainage und bei Pneumothorax die Bülau-Saugdrainage durchzuführen.

## 7.6 Nieren

Die bei vielen Herztransplantierten bereits präoperativ eingeschränkte Nierenleistung wird frühpostoperativ nochmals durch die Operation selbst sowie durch den Beginn der Behandlung mit dem Immunsuppressivum Cyclosporin A beeinträchtigt. Hier muß frühzeitig die Dialyse bzw. kontinuierliche venovenöse Hämofiltration (CVVH), die eine kreislaufschonende Flüssigkeitsentnahme ermöglicht (Lawin 1993), zum Einsatz kommen. Zur Minimierung dieser Schädigung ist eine individualisierte Dosierung des Cyclosporins anzustreben.

## 7.7 Magen-Darm

Die Ernährung des Transplantierten muß nicht gesondert zubereitet werden. Zu achten ist nach Herztransplantation jedoch darauf, daß frische Salate, frisches Obst und frisches Gemüse nicht nur gewaschen, sondern mit einer desinfizierenden Lösung, z.B. Micropur®, vorbehandelt bzw. geschält werden. Die Beratung durch eine(n) Diätassistenten/in ist wichtig. Im allgemeinen sind die 10 Regeln für gesunde Ernährung der Deutschen Gesellschaft für Ernährung (Checkliste 19.21) auch nach Herztransplantation die Grundlage der Ernährung. In der perioperativen Phase bei Herztransplantation ist, wie bei anderen Herzoperationen auch, mit Darmmotilitätsstörungen bis hin zum paralytischen Ileus, Magen- und Duodenalulzera, Leberfunktionsstörungen, Cholezystitiden, Pankreatitiden und Divertikulitiden zu rechnen. Präoperative Risikofaktoren sind eine Drukkerhöhung im rechten Vorhof (Ikterus), höheres Alter, Klappenerkrankung, kongenitales Vitium im Erwachsenenalter, Dispositionen wie Ulkusneigung, Divertikulosen, Gallensteine oder Obstipation. Intraoperative Risikofaktoren sind Hypoxie, die Gesamtmenge an transfundiertem Blut, Halothan-Narkose, Hypoperfusion und Mediatorschädigung, Minderperfusion im Splanchnikusgebiet und Medikamentenwirkungen. Postoperative Einflüsse sind ein Low-output-Syndrom, verlängerte Katecholaminunterstützung, intraaortale Ballonpumpe und Infektionen. Die Krankenhaussterblichkeit liegt bei schweren gastrointestinalen Komplikationen bei 50%, davon bei der akuten Cholezystitis bei 75%. Beim Ikterus ist die Prognose gut, falls die Ursache nicht in einem Low-output-Syndrom besteht. Die beste Vorbeugung besteht in einer zügigen normalen Rekonvaleszenz. Zur Ulkus-Prophylaxe wird, besonders bei dazu disponierten Patienten, ein $H_2$-Rezeptor-Antagonist, z.B. Ranitidin (Zantic®) gegeben. Diagnostisch ist die regelmäßige Anamnese- und Befunderhebung sowie der Verlauf von Laborparametern wie GOT, GPT, $\gamma$-GT, Bilirubin, Amylase, Lipase und Laktat wichtig. Zusätzliche apparative Maßnahmen wie Abdomenleeraufnahme, Abdomensonogramm sowie die Endoskopie des oberen und unteren Verdauungstraktes sind flexibel einzusetzen. Ein gastroenterologisches Konsil ist in unklaren Situationen durchzuführen. Therapeutisch sind Darmmotilitätsstörungen durch quellende und osmotische Abführmittel, Klysmata, Kolonmassagen, feuchte Wärme, Neostigmin (Prostigmin®)- und Dexpanthenol (Bepanthen®)-Infusionen, Sphinkterdehnung, Darmrohr und Einläufe zu behandeln. Führen diese nicht zum Erfolg, so ist rechtzeitig eine mesenteriale selektive Arteriographie mit ggf. anschließender Vasodilatatoren-Infusion oder eine endoskopische Kolonabsaugung oder eine Zökalfistel-, d.h. Anus-Praeter-Anlage, gelegentlich mit Darmteilresektion, durchzuführen, um die Entwicklung einer Darmnekrose zu verhindern, die mit einer hohen Sterblichkeit einhergeht. Bei postoperativen Leberfunktionsstörungen ist die Optimierung der Hämodynamik zur Behandlung der Leberstauung nötig. Die bedrohlichste postoperative gastrointestinale Komplikation ist die akute Mesenterialischämie durch thrombotischen Verschluß von Arterien oder Venen bzw. arterielle Embolie. Sie zeigt sich im Auftreten eines akuten Abdomens mit blutig-schleimigen Durchfällen und metabolischer Azidose. Besondere Achtsamkeit ist bei asymptomatischer Darmnekrose geboten. Nach sonographischer, radiologischer und endoskopischer Diagnosesicherung ist die notfallmäßige Laparotomie durchzuführen. Eine Indikation zur endoskopisch-retrograden Choledocho-Pankreatikographie (ERCP) bzw. Cholezystektomie ergibt sich bei der akuten Cholezystitis.

## 7.8 Stoffwechsel

Der Blutzuckerspiegel ist durch die postoperative Aktivierung der neurohormonalen Systeme und die hochdosierte Steroid-Anwendung verändert. Dabei sind Glukose-Spiegel bis 500 mg/dl keine Seltenheit und stellen in den ersten 48–72 h keinen Anlaß zur Besorgnis oder gar aggressiven Insulin-Bolus-Applikation dar. Jedoch muß die Entwicklung nach Verlegung auf die Allgemeinstation im Auge behalten werden, da sich unter der postoperativen Dauersteroidmedikation ein präoperativ subklinischer Diabetes mellitus in einen klinischen Diabetes mellitus verwandeln kann. Nach Herztransplantation ist, insbesondere wenn präoperativ eine Fettstoffwechselstörung bestand, mit deren Wiederauftreten zu rechnen. Jedoch spielt dies in der ersten Phase keine größere Rolle, sondern eher im Langzeitverlauf. Eine Neigung zur Hyperurikämie besteht meist nach Herztransplantation. Hierauf wird im Kapitel 14.8 näher eingegangen.

## 7.9 Nervensystem

Das Nervensystem kann, wie bei allen Herzoperationen, infolge der extrakorporalen Zirkulation beeinträchtigt sein, insbesondere durch Phasen von niedrigem systemarteriellen Druck und Embolien im Rahmen der Herz-Lungen-Maschine. Entsprechende Aufmerksamkeit gilt der Aufrechterhaltung eines arteriellen Mitteldruckes um 60 mmHg und der günstigen Beeinflussung der rheologischen Bluteigenschaften. Durch die neu einsetzende Cyclosporin-Medikation ist mit einer erhöhten Wahrscheinlichkeit von Krampfanfällen zu rechnen. Dabei können toxische Cyclosporin-Metabolite eine Rolle spielen, die durch Analyse mittels *high pressure liquid chromatography* (HPLC) identifiziert werden können. Therapeutisch wird in erster Linie eine Dosis-Reduktion des Cyclosporin durchgeführt. Falls eine antiepileptische Medikation, z.B. mit Diphenylhydantoin (Phenhydan®) mit einer Infusion von 250 mg, gefolgt von 3×100 mg/Tag oral, begonnen wird, ist die cyclosporinsenkende Nebenwirkung dieses Medikaments durch Induktion des intrahepatischen Cytochrom-P-450-Enzym-Systems (Checkliste 19.16) unbedingt zu beachten. Eine entsprechende Dosisanpassung des Cyclosporins ist engmaschig zu kontrollieren.

## 7.10 Psyche

Die Psyche kann durch das Erlebnis der Herz-Lungen-Maschinen-Operation in Form eines Durchgangssyndroms funktionsgestört sein. Dabei kommt es, wie auch nach anderen Herz-Operationen, gelegentlich zu deliranten oder halluzinatorischen Episoden. Mitunter erlebt der Patient die postoperative Phase im Rahmen des Durchgangssyndroms angstbetont und benötigt eine besonders einfühlende und zugewandte Umgebung.

## 7.11 Betreuung auf der Intensivstation

### Ärztliche Betreuung

Die dreimal täglich stattfindende Routinevisite mit Erhebung des Befundes (Bewußtseinslage, Orientierung, orientierender neurologischer Status, Lungen, Herz, Abdomen, Extremitäten) und exakter Dokumentation ist Grundlage der Arzt-Patienten-Beziehung in der frühpostoperativen Phase. Der Stellenwert einer solchen gewissenhaften Visitenabfolge mit ausreichendem Raum zur Diskussion der Befunde vor und nach Betreten des Krankenzimmers kann nicht hoch genug eingeschätzt werden. Dabei dient diese außer der Krankenversorgung zusätzlich der Ausbildung jüngerer Mitarbeiter. Die dabei entstehende intensive Arzt-Patienten-Beziehung wird auch vom Patienten als äußerst wichtig eingeschätzt. Es bietet sich die Gelegenheit, den Patienten über die Operation und den postoperativen Verlauf zu informieren, Fragen zu beantworten und ihn/sie zur Eigenaktivität zu motivieren.

### Pflegerische Betreuung

Die Mitarbeiter des Pflegebereichs sind die Hauptbezugspersonen des Frischtransplantierten auf der Intensivstation. Sie nehmen während der Pflegetätigkeit Äußerungen verbaler und nonverbaler Art auf, die dem ärztlichen Personal mitunter entgehen. Die zum 13-Uhr-Schichtwechsel stattfindende, tägliche Übergabebesprechung des Pflegepersonals an der in unserer Klinik auch das ärztliche Personal teilnimmt, gibt Gelegenheit, diese Eindrücke den anderen Mitarbeitern zu vermitteln (siehe Kapitel 13).

## Physiotherapeutische Betreuung

6–24 Stunden nach Herztransplantation wird der Patient vom Aufwachraum auf die herzchirurgische Intensivstation verlegt. Zu diesem Zeitpunkt setzt eine intensive krankengymnastische Betreuung ein. In dieser Phase kommt uns der vor der Operation bereits bestehende Kontakt und die Bezugnahme auf die präoperativen Übungen sehr zu Hilfe. Der Patient weiß in der Regel sofort, worauf es bei den Übungen ankommt und ist entsprechend motiviert mitzuarbeiten. Im Vordergrund steht zunächst die intensive Atemtherapie. Zusätzlich wird der Patient aufgefordert, stündlich mit dem Atemtrainer 3×5 Atemzüge durchzuführen. Durch die maximale In- und Exspiration erreicht man eine Sekretlösung und erleichtert dem Patienten die Ruheatmung. Weiterhin führt der Transplantierte jede Stunde ein Bewegungsprogramm zur Thromboseprophylaxe durch. In Abhängigkeit vom körperlichen Zustand besteht das Ziel darin, den Patienten bereits am 1. postoperativen Tag an die Bettkante zu setzen. In dieser Position fallen dem Patienten Atemtraining und Abhusten wesentlich leichter als in Rückenlage. Der Rücken wird in atemerleichternden Positionen mit Franzbranntwein abgeklopft und mit Thoraxvibrationen behandelt. Zusätzlich werden z.B. Hautrollungen, flächige, bindegewebige Ausstreichungen und Packegriffe am dorsolateralen Thorax sowie im Schulter-Halswirbelsäulen-Bereich durchgeführt. Denn gerade durch die OP-Lagerung treten in diesen Körperbereichen häufig Verspannungen auf.

## Psychologische Betreuung

Hat der Patient den Eingriff gut überstanden, so beginnt für ihn trotz der üblichen Unannehmlichkeiten der ersten Tage nach einer Operation eine Zeit der Erleichterung und der positiven Gefühle. Nur in ganz seltenen Fällen äußern Patienten Schmerzen. Im Vordergrund steht die Erleichterung, daß das Spenderherz noch rechtzeitig gekommen ist. Oft hört man schon in den frühen postoperativen Zeit von Patienten Äußerungen wie *„Mir geht's ja jetzt schon besser als vorher"*, *„die körperlichen Symptome der Angina pectoris* *und die Atemnot sind vorbei*". In der Literatur wurde für dieses Hochgefühl (Euphorie) der ersten Tage der Begriff *honeymoon-period* (Watts 1984, Christopherson 1987) geprägt. Diese Euphorie bestärkt den Großteil der Patienten in der mitunter unrealistischen Einschätzung „*Jetzt kann mir nichts mehr passieren*". Damit dieses Denken einer realistischen Beurteilung seiner Situation wieder Platz machen kann, sollte jegliche Förderung dieses Zustandes wie auch das Gegenteil „*jetzt kommt erst die kritische Zeit*" durch das betreuende Team unterbleiben. Auch in dieser Phase benötigt der Patient in seinem labilen Zustand erneut die emotionale Sicherung und Stützung des gesamten Teams.

## 7.12 Betreuung auf der Allgemeinstation

### Ärztliche Betreuung

Am 2. bis 7. postoperativen Tag erfolgt die Velegung auf die Allgemeinstation. Zu diesem Zeitpunkt ist der Patient mobilisiert, erhält seine Medikation oral und besitzt keine intravasalen Zugänge mehr. Er kann grundsätzlich nach den üblichen Kriterien von der Intensivstation auf die Allgemeinstation verlegt werden. Während der Verlegung und auch während der stationären Weiterbehandlung müssen die Richtlinien der Hygiene befolgt werden, da der stationäre Krankenhausbereich als Keimreservoir und Infektgefährdungsbereich zu gelten hat.

Beim Verlegen des Patienten von der Wachstation auf die Allgemeinstation sind folgende Dinge zu beachten: Reinigung/Desinfektion des Transportwagens, der Patient trägt Mundschutz. Die Immunsuppression ist auf Langzeit-Dreifach-Kombination mit Cyclosporin A (Sandimmun®, alternativ Tacrolimus Prograf®), Azathioprin (Imurek®), und Prednisolon (Decortin-H®) eingestellt. Die Infektionsprophylaxe nach Absetzen der perioperativen Prophylaxe mit Cefamandol (Mandokef®) ist auf Aciclovir (Zovirax®) 3×200 mg/Tag p.o. und Nystatin-Amphothericin B (Amphomoronal®) 4×2 ml/Tag p.o. Pinselung für insgesamt vier Wochen reduziert. Es wird eine Behandlung mit Diltiazem (Dilzem®), beginnend mit 2×30 mg/Tag und steigernd bis auf maximal 3×90 mg/Tag p.o., zur Blutdrucksenkung, Transplantatvaskulopathievorbeugung, Nephroprotektion, Cyclosporin-Einsparung und Prophylaxe supraventrikulärer Arrhythmien sowie Azetylsalizylsäure (Aspirin®) 100 mg/Tag, zur Aggregationshemmung der Thrombozyten, in die Wege geleitet. Die renale Funktion und Volumenbilanz wird mit täglich an den Bedarf angepaßten Dosen Furosemid (Lasix®) eingestellt. Der postoperative stationäre Aufenthalt ist mit 2–4 Wochen zu veranschlagen. Nach der Entlassung unterliegt der Patient nicht mehr der Isolierung. Er muß jedoch alle erkennbaren Infektionsgefahren und infektionsgefährdenden Bezirke meiden. Im Zweifelsfall ist ein Mundschutz anzulegen. Die erste transvenöse Endomyokardbiopsie (EMB) erfolgt am 7. postoperativen Tag. In den ersten 3 postoperativen Monaten wird die EMB in wöchentlichen Abständen, vom 4.–6. postoperativen Monat 14tägig, danach einmal pro Monat und ab dem 2. Jahr 3monatlich durchgeführt. Die nichtinvasiven Kontrolluntersuchungen wie Echokardiographie und EKG sollten auch langfristig in kürzeren Abständen durchgeführt werden, um die unbeobachteten Intervalle so kurz wie möglich zu halten und bei Verzicht auf die Biopsie im Langzeitverlauf eine verläßliche Ausgangsdatenbasis zu haben. Die üblichen Medikamente bei der Entlassung am Ende der dritten Woche sind: Sandimmun®, Decortin-H®, Imurek®, Amphomoronal®, Zovirax®, Dilzem®, Aspirin®, Lasix®, Zantic®/Ulcogant® und eine cholesterinarme Diät.

## Pflegerische Betreuung

Allgemein ist es wichtig, Verlegungen von der Intensivstation auf die Allgemeinstation, vor und nach Transplantation, genau zu planen. Es ist sinnvoll, daß sich die zuständigen pflegerischen Mitarbeiter beider Stationen absprechen und spezielle Probleme vor Verlegung erörtern, um besser planen zu können. Mitunter ist eine gemeinsame Pflegevisite am Krankenbett auf der Intensivstation sinnvoll, um den optimalen Verlegungszeitpunkt vom pflegerischen Standpunkt zu bestimmen. Nach der Transplantation muß das Personal darauf eingestellt sein, die neu erlangte Selbständigkeit des Patienten, die z. T. euphorische Formen annehmen kann, angemessen zu unterstützen. Dazu ist, bei aller Notwendigkeit von Standards, beim Personal ein bestimmtes Maß an Flexibilität erforderlich. Wird ein Patient nach Transplantation stationär aufgenommen, um unklare Situationen zu diagnostizieren (Infekte, Abstoßungen, Rhythmusstörungen, Nieren-, Leber-, metabolische und neurologische Funktionsstörungen), so ist mitunter auch eine Aufgabe des Pflegepersonals auf der Allgemeinstation, ihn/sie zur Mitarbeit zu motivieren, vor allem, wenn kein Leidensdruck besteht. Das gleiche gilt für längere Behandlungsphasen mit Isolierung (Infekte, Abstoßungen) oder Neueinstellungen, z.B. bei neu aufgetretenem Diabetes mellitus (siehe auch Kapitel 13).

## Physiotherapeutische Betreuung

Beim krankengymnastischen Aufbautraining wird als Trainingsmethode das Intervallprinzip der aeroben Ausdauer benutzt. Je nach Verlauf und Allgemeinzustand wird am dritten postoperativen Tag mit dem Ergometertraining begommen. Es ist unbedingt wichtig zu wissen, daß das transplantierte Spenderherz denerviert ist, d.h. die Kreislaufregulation hormonell über die Ausschüttung von Nebennierenhormonen geschieht. Das bedeutet beim Belastungstraining, daß die Herzfrequenz und der Blutdruck um 2–15 Minuten verzögert ansteigen und sich nach Belastungsende entsprechend verspätet normalisieren. Deshalb ist bei Belastungen des Patienten immer auf die *Atemfrequenz* zu achten, da dieser ein guter Indikator für die Belastbarkeit ist. Kommt es zu einem Abfall der Herzfrequenz, so ist sofort der behandelnde Arzt zu benachrichtigen. Die Behandlung ist abzubrechen und erst nach Abklärung wieder aufzunehmen. Während des Trainings sollte der Anstieg der Herzfrequenz/Atemfrequenz im physiologischen Bereich des aeroben Ausdauertrainings liegen. Dabei ist zu erwähnen, daß der Patient nicht in gleichem Umfang wie ein koronarkranker Patient dosiert belastet werden muß, da das transplantierte Organ primär gesund ist. Ergänzt wird die Behandlung durch Dehnungen von verkürzter und Kräftigung von geschwächter Muskulatur, um eine Ökonomisierung der Bewegung zu erzielen. Das Erlernen der aufrechten Haltung nach Brügger wird in das Übungsprogramm integriert. Je nach Einzelproblematik werden Gleichgewichts-, Konzentrations- und Wahrnehmungsübungen in die Behandlung einbezogen. Entspannungsbehandlungen sind sinnvolle Ergänzungen, um dem Patienten in der Phase hoher Belastung psychisches Wohlbefinden zu ermöglichen.

In Phasen von Abstoßungsreaktionen des neuen Herzens, die nicht unbedingt mit subjektiv wahrgenommenen Beschwerden einhergehen müssen, hat sich eine vorübergehende Reduktion des aktiven Übungsprogramms bewährt. Für viele Patienten ist es, solange keine subjektiven Einschränkungen wie Luftnot, Unruhe, Ödeme, Fieber oder Spannungsgefühl im Bauch bestehen, nicht verständlich, warum vorübergehende Schonung angezeigt ist. In dieser Situation ist es Aufgabe des Therapeuten, den Patienten behutsam zu bremsen und ihn über die Bedeutung der vorübergehenden Reduktion der Belastung aufzuklären. Diese Phasen können z. B. dafür genutzt werden, die Herzfrequenz-Selbstkontrolle und Blutdruckmessung zu optimieren, die der Patient täglich – zusammen mit der Registrierung von Gewicht und Temperatur – nach Entlassung zu Hause dokumentieren muß. Darüber hinaus kann die Zeit zum Erlernen einer Haltungs- oder Rückenschule genutzt werden.

Grundsätzlich ist es ausgesprochen wichtig, die Patienten häufig zu motivieren und die Ziele der Behandlung nicht zu hoch anzusetzen. Oftmals kommen Fragen nach dem Leistungsstand anderer Herztransplantierter auf. In dieser Situation ist immer wieder darauf hinzuweisen, daß jede krankengymnastische Therapie eine individuell auf den einzelnen Patienten maßgeschneiderte Behandlung darstellt.

## Psychologische Betreuung

Kann der Patient nach einigen Tagen und gutem Verlauf auf die Allgemeinstation verlegt werden, so muß er sich erneut einer neuen Situation anpassen. Viele Patienten äußern Angst vor der neugewonnenen Selbstverantwortlichkeit. Wie immer, wenn ein Abschnitt zu Ende geht, so ist auch die Verlegung auf die Normalstation bei den Patienten häufig ambivalent besetzt. Erwartung, Freude, wieder ein Stück geschafft zu haben sind genauso vorhanden wie die Angst vor dem Neuen. Das Wachsen des Selbstvertrauens gerade in dieser Phase ist sehr davon abhängig, wieviel Vertrauen und Zuversicht das gesamte Team in die neugewonnenen Fähigkeiten des Patienten setzt. Gerade jetzt ist es wichtig, dem Patienten zu helfen, den Blick nach vorne zu richten, um ihm Gespräche seine neue Zukunft betreffend zu führen.

## 7.13 Rehabilitation

Die Anschlußheilbehandlung wird dem Patienten angeboten, jedoch vollständig freigestellt. Es gibt Patienten, die nach einem langen Krankenhausaufenthalt, der mitunter einer Phase der medikamentösen Herzinsuffizienztherapie, der Kunstherzüberbrückung und der Tansplantation über insgesamt mehrere Monate umfaßt, unbedingt nach Hause entlassen werden möchten. Diese stellen sich anfangs, direkt nach Entlassung, täglich, dann zweimal wöchentlich, später in flexiblen Abständen in der Herztransplantationsambulanz Münster vor. Durch die Mitarbeit eines Sozialarbeiters im Transplantationsteam in Münster können die Vorbereitungsfragen für eine stationäre Rehabilitationsbehandlung während des 2–4wöchigen Akutaufenthaltes in Ruhe abgehandelt werden. Die Ziele einer Anschlußbehandlung werden von den Patienten unterschiedlich bewertet, jedoch gehören zu ihnen auf jeden Fall die folgenden:

- Ernährungsschulung/Gewichtskontrolle,
- Steigerung der körperlichen Leistungsfähigkeit,
- Einübung eines gesundheitsbewußten Lebensstils,
- seelische Verarbeitung des Krankheitsprozesses,
- Schulung in medizinischen Fragen,
- berufliche Wiedereingliederung,
- sozialrechtliche Beratung,
- Mitaufnahme des Partners zur Einübung einer neuen Gemeinsamkeit.

# Kapitel 8 Abstoßung

## 8.1 Abwehrmechanismen

Beim Menschen findet sich auf dem Chromosom 6 eine Gruppe von Genen, die die Ausbildung von Proteinen kodiert, welche auf der Zelloberfläche vieler Zellen dafür sorgen, daß die Zelle als zum Individuum gehörig erkannt wird. Diese Gruppe von Genen nennen wir Hauptgewebeverträglichkeitsgruppe (*major histocompatibility complex* = MHC). Die von ihnen kodierten Proteine auf den Zelloberflächen sind die menschlichen Leukozyten-Antigene (*human leukocyte antigen* = HLA). Eine weitere Gruppe von Genen findet sich in jeder menschlichen Zelle, die die Ausbildung einer anderen Gruppe von Proteinen an der Zelloberfläche steuert. Diese sind die Antigene des AB0-Blutgruppensystems. Kommt nun der Empfänger mit Zellen des Spenders in Kontakt, so werden die Zellen des Spenders anhand der menschlichen Leukozyten-Antigene und AB0-Blutgruppen-Merkmale auf ihren Zelloberflächen vom Empfänger als fremd erkannt, da keine zwei Menschen in allen Merkmalen übereinstimmen. Daraufhin setzt der Empfänger eine Reihe von Abwehrschritten in Gang, die wir als Immunantwort bezeichnen. Diese führen zur Zerstörung der als fremd erkannten Zellen des Spenders (Abstoßung). Die Immunantwort besteht aus folgenden Schritten (Abb. 8.1):

- Die Antigene auf den Zelloberflächen des Spenders werden von verschiedenen Zellen des Empfängers aufgenommen, welche anschließend den Lymphozyten des Empfängers das fremde Antigen präsentieren (Antigen-präsentierende Zellen = *antigen presenting cells* = APC).
- Durch den Kontakt mit Antigenen kommt es zur Freisetzung von Aktivierungssubstanzen (Mediatoren/Zytokinen) in den T-Lymphozyten des Empfängers. Durch die Zytokine Interleukin 1 und 2 werden die Lymphozyten zu abwehrfähigen Zellen weiterentwikkelt (Abb. 8.2).

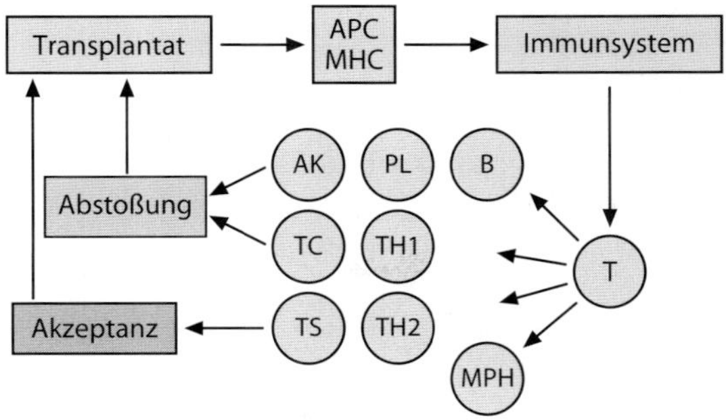


**Abb. 8.1.** Immunologische Kaskade. Der Kontakt zwischen Transplantat und Empfänger-Immunsystem, der über die antigenpräsentierenden Zellen (APC) mit Hilfe der MHC-Moleküle (MHC) erfolgt, führt über die Schlüsselrolle des T-Lymphozyten mittels Ausschüttung von Botenstoffen des Immunsystems, sogenannten Zytokinen, zur Differenzierung und Vermehrung von B- (B) und T-Lymphozyten (T) des Empfängers. Die B-Lymphozyten produzieren antigenspezifische Antikörper (AK), welche das Transplantat zerstören. Die T-Lymphozyten entwickeln sich zu T-Helfer-1-Zellen (TH1) und zytotoxischen T-Zellen (TC), welche ebenfalls eine Abstoßung (Rejektion) des Transplantats bewirken. Sie können sich aber auch zu T-Helfer-2-Zellen (TH2) und Suppressor-T-Zellen (TS) entwickeln, die nach gegenwärtigem Wissensstand eher eine Akzeptanz des Transplantats bewirken. Die T-Zell-Aktivierung führt auch zu einer Makrophagen-Antwort mit unspezifischer Entzündung. MHC = major histocompatibility complex, $T_H$ = T-Helfer-Zellen, $T_C$ = T-zytotoxische Zellen, $T_S$ = T-Suppressor-Zellen, APC = Antigen-präsentierende Zelle, B = B-Zelle, T = T-Zelle, AK = Antikörper, PL = Plasmazelle, MPH = Makrophage

T-Lymphozyten entwickeln sich zu T-Helfer-Zellen und zytotoxischen T-Zellen/Suppressor-T-Zellen, B-Lymphozyten zu Plasmazellen, welche antigenspezifische Eiweißkörper (Antikörper) produzieren. Die akute Abstoßung wird hauptsächlich durch T-Lymphozyten vermittelt, welche beim Empfänger nach Rückbildung der Thymusdrüse im Kindesalter in der Milz und in den Lymphknoten vorhanden sind. Drei mittels monoklonaler Antikörper differenzierbare Untergruppen von T-Lymphozyten sind nach der derzeit angewendeten Namensgebung mit *cluster of differentiation* (= CD) von wesentlicher Bedeutung für die T-Zell-vermittelte Immunabwehr (CD3-positive T-Lymphozyten = alle T-Lymphozyten, CD4-positive T-Lymphozyten = Helferzellen; CD8-positive T-Lymphozyten = Suppressor/zytoxische Zellen).

- Die abwehrfähigen T-Zellen und Antikörper zerstören die eingedrungenen Zellen des Spenders.

Der Grundgedanke der Herztransplantation besteht darin, das schwerkranke Herz des Empfängers zu entfernen und durch das ge-

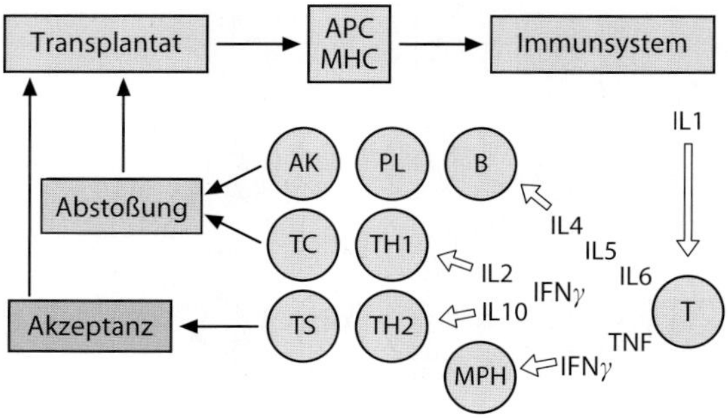


**Abb. 8.2.** Zentrale Rolle und Wirkungsspektrum der Zytokine bei der T-Zell-Aktivierung. Nach Antigenpräsentation gegenüber dem Immunsystem kommt es durch Zytokine wie IL1 zur T-Zell-Differenzierung (T). Die CD4-T-Zelle produziert dann verschiedene Zytokine. Unter spezifischen Zytokin-Mustern geschehen die weitere Differenzierung und Proliferation. Durch IL2 und IFN$\gamma$ kommt es zur Entwicklung der CD4-T-Zelle vom T-Helfer-1-Typ (TH1) und CD8-T-Zelle vom zytotoxischen T-Zell-Typ (TC), durch IL10 zur CD4-T-Zelle vom T-Helfer-2-Typ (TH2) und möglicherweise zur CD8-T-Zelle vom T-Suppressor-Zell-Typ (TS), durch IL4, IL5 und IL6 zur Differenzierung der B-Zelle (B) zur Antikörper (AK)- produzierenden Plasmazelle (PL) und durch IFN$\gamma$ und TNF zur Makrophagen (MPH)-Aktivierung. Jeder dieser Zelltypen produziert weitere Zytokine gemäß spezifischen Mustern (nicht eingezeichnet), die Bestandteil positiver und negativer Rückkopplungskreise sind. IL-1...6 = Interleukin 1...6, IFN$\gamma$ = Interferon-$\gamma$, TNF = Tumor-Nekrose-Faktor, MPH = Monozyt/Makrophage, $T_H$ = Helfer T-Lymphozyt, $T_{S/C}$ = Suppressor/Zytotoxischer T-Lymphozyt, B = B-Lymphozyt.

sunde Herz des hirntoten Spenders zu ersetzen, um damit das Leben des Empfängers zu erhalten. Hierfür muß die Immunantwort des Empfängers auf das Herz des Spenders verhindert werden. Dies geschieht durch folgende ärztliche Maßnahmen:

- Auswahl eines Spenderherzens, welches im AB0-System mit dem des Empfängers übereinstimmt (AB0-Kompatibilität). Dabei können Herzen der Blutgruppe 0 als universelle Spender und Menschen der Blutgruppe AB als universelle Empfänger betrachtet werden. Erstere bieten aufgrund der fehlenden A- und B-Antigene auf ihren Zelloberflächen keinen Angriffspunkt für Anti-A- und Anti-B-Antikörper des Empfängers. Menschen der Blutgruppe AB verursachen aufgrund fehlender Anti-A- und Anti-B-Antikörper keine Abstoßung vom Herzen mit A-, B- oder A- und B-Antigenen. Die präoperative Bestimmung der HLA-Merkmale (*prospektives HLA-matching*) des Spenders ist bei Herz- und Lungentransplantation im Gegensatz zur Nierentransplantation wegen der kur-

zen Konservierbarkeitszeit (Ischämiezeit) des Spenderherzens von zur Zeit ca. 4 Stunden bisher nicht möglich.
- Ausschluß von vorgeformten (präformierten) Antikörpern beim Empfänger gegen HLA-Merkmale des Spenders, z. B. durch vorangegange Blutübertragungen oder Schwangerschaften.
- Bei Vorliegen von präformierten Antikörpern, etwa nach stattgehabten Blutübertragungen bei Operationen, z. B. mechanischer Überbrückung, oder Schwangerschaften beim Empfänger, Nachweis eines negativen Ausfalls der Lymphozyten-Kreuzprobe (*cross match*).
- Vorbeugende (prophylaktische) lebenslang ununterbrochene Gabe von Medikamenten, welche die Immunantwort des Empfängers auf das eingepflanzte Spenderherz hemmen. Die medikamentöse Unterdrückung der Immunantwort nennen wir Immunsuppression (siehe Kapitel 8.2 und Checklisten 19.9, 19.10).
- Falls trotz der vorbeugenden Medikamentengabe eine Abstoßung des transplantierten Herzens auftritt, ist eine zusätzliche kurzzeitige Erhöhung der Immunsuppression indiziert (siehe Kapitel 8.5 und Checkliste 19.12).

# 8.2 Immunsuppressiva

## Prinzipien der Behandlung

Die Notwendigkeit, die normale Immunantwort zu unterdrücken, beginnt sofort nach der Transplantation und letzlich muß ihr ein Leben lang nachgekommen werden. Die meisten Behandlungsprotokolle bestehen aus einer Kombination mehrerer Substanzen, die gleichzeitig oder sequentiell verabreicht werden. Die Auswahl der Substanzen, ihre Dosierung sowie der Zeitplan der Verabreichung variiert von Zentrum zu Zentrum, es gibt aber einige generelle Prinzipien. Die Immunreaktivität und die Abstoßungsinzidenz ist am größten unmittelbar nach Implantation und nimmt mit der Zeit ab, sie erlischt aber nie völlig. Daher beinhalten die meisten Immunsuppressionsprotokolle die höchsten Dosierungen in der Frühphase nach der Operation. Ihre Höhe wird im weiteren Verlauf schrittweise reduziert und auf die Erhaltungsdosierungen eingestellt. Ein zweites generelles Prinzip ist die Verwendung mehrerer Substanzen (mit verschiedenem Profil unerwünschter Wirkungen) in niedriger Dosierung anstelle von höheren (und zumeist toxischeren) Dosen einiger weniger Substanzen. Ein drittes generelles Prinzip besteht darin, daß eine zu starke oder intensive Immunsuppression zu vermeiden, da ansonsten mit einer Vielzahl unerwünschter Wirkungen zu rechnen ist, andererseits jedoch eine zu geringe Immunsuppression Abstoßungsreaktionen erlaubte. Der Balanceakt zwischen Über- und Unterdosierung erfordert letztlich die individuelle Einstellung eines jeden Patienten und bedarf der Erfahrung des Behandlers im Umgang mit den Substanzen.

Das Repertoir der zur Zeit verwendeten Substanzen, deren immunsuppressive Wirksamkeit am herztransplantierten Patienten belegt und anerkannt ist, ist limitiert. Darüber hinaus handelt es sich zumeist um Substanzen, deren Wirkmechanismus eher unspezifisch ist. Bei jeder Immunreaktion reagieren von allen vorhandenen Lymphozyten nur einige wenige spezifische Lymphozytenklone. Das ideale therapeutische Ziel wäre daher, diese Klone gezielt auszuschalten. Dies ist wegen der großen Vielfalt der Lymphozyten mit ca. $10^8$ unterschiedlichen Rezeptoren nur ausgesprochen schwer möglich. Somit ergibt sich für die Immunsuppression nur die Möglichkeit, Lymphozyten unspezifisch zu treffen. Ein Teil der Immunsuppressiva gehört zu den Zytostatika, die zytotoxisch wirken und daher auch die Zahl der Lymphozyten vermindern. Glukokortikoide und die moderneren Immunsuppressiva sind für Lymphozyten nicht zytotoxisch, sondern hemmen lediglich deren Aktivierung und Proliferation.

Aufgrund der unspezifischen Wirkungsweise ist mit ebenso unspezifischen unerwünschten Effekten zu rechnen. Die zytotoxischen Substanzen schädigen sowohl lymphatische Zellen als auch hämatopoietische Stammzellen im Knochenmark. Glücklicherweise reagieren die lymphatischen Zellen etwas empfindlicher als die hämatopoietischen Stammzellen im Knochenmark. Dennoch ist die therapeutische Breite sehr schmal. (Bei der intermittierenden Behandlung von Tumoren mit Zytostatika dienen die Behandlungspausen der Erholung des lymphatischen Systems – bei der Immunsuppression werden in der Regel niedrigere Dosen eingesetzt.) Grundsätzlich wird durch die Behandlung mit Immunsuppressiva die Infektanfälligkeit gegenüber Viren, Bakterien und Pilzen erhöht. Darüber hinaus erhöht die anhaltende Unterdrückung des Immunsystems die Häufigkeit von Malignomen und lymphoproliferativen Erkrankungen.

## Aktivierungshemmende Substanzen

**Glukokortikoide:** Prednison und Prednisolon binden wie alle Glukokortikoide an den spezifischen zytosolischen Glukokortikoid-Rezeptor. Nach Translokation des Rezeptor-Glukokortikoid-Komplexes in den Zellkern wird die Transkriptionsrate der mRNA von 50 bis 100 Proteinen verändert. Neben der gesteigerten Synthese vor allem von Enzymproteinen kann auch die Synthese anderer Proteine abgeschaltet werden. Auf dem letzten Mechanismus beruht die immunsuppressive wie auch die antiphlogistische Wirkung. Bedeutsam für die immunsuppressive Wirkung ist vor allem die Hemmung der Synthese von Zytokinen, wie Interleukin-1 und Interleukin-2, die an der Aktivierung von Lymphozyten beteiligt sind. Glukokortikoide hemmen die Aktivierung von T-Lymphozyten; dadurch haben sie eine starke suppressive Wirkung auf zelluläre Immunreaktionen. Die Antikörpersynthese wird nicht oder nur bei sehr hohen Konzentrationen geringfügig beeinflußt.

*Unerwünschte Wirkungen:* Die unerwünschten Wirkungen hängen von der Dosis der Glukokortikoide und der Behandlungsdauer ab. Beobachtet werden Wundheilungsstörungen, Ulcera duodeni sowie ein erhöhtes Infektionsrisiko. Eine gestörte Glukosetoleranz, gesteigerter Proteinabbau sowie Lipolyse und Fettumverteilung sind unerwünschte Stoffwechselwirkungen. Natriumretention und Hypokaliämie sind unerwünschte Wirkungen des Elektrolythaushaltes. Im Langzeitverlauf kann es zu Osteoporose kommen. Bei längerer Therapie oberhalb der Cushing-Schwellendosis kommt es zum iatrogenen Cushing-Syndrom. Bei Kindern sind Wachstumsstörungen beobachtet worden.

*Pharmakokinetik:* Die Bioverfügbarkeit von Predniso(lo)n beträgt 85%. Es wird mit einer Halbwertszeit von 1,5 bis 2 Stunden metabolisch (vorwiegend in der Leber) eliminiert.

*Interaktionen:* Enzyminduktoren für das Cytochrom P-450, wie z. B. Rifampicin, Phenytoin und Barbiturate, beschleunigen den Glukokortikoidmetabolismus und vermindern somit deren Wirkung. Die Wirkung von oralen Antikoagulantien kann ebenfalls vermindert sein.

*Dosierung:* Die mittlere orale Tagesdosis sollte die Cushing-Schwellendosis, also 7–10 mg Prednisolon bzw. Prednisolonäquivalent, nicht überschreiten. Die Cushing-Schwellendosis kann individuell unterschiedlich sein. Die Glukokortikoidapplikation sollte idealerweise entsprechend dem zirkadianen Verlauf der Glukokortikoidspiegel morgens erfolgen. In Phasen einer Steroid-Pulstherapie wird die Dosis auf bis zu einem Gramm pro Tag gesteigert. Bei einem „Taper-Schema“ wird eine mittlere Dosis (z. B. 100 mg) im Verlauf von 1–2 Wochen schrittweise auf die Erhaltungsdosis reduziert.

**Cyclosporin:** Cyclosporin ist ein wasserunlösliches zyklisches Peptid aus 11 Aminosäuren, das von dem Pilz *Tolypocladium inflatum* gebildet wird. Es hemmt die Bildung von Interleukin-2 (und anderen Zytokinen), so daß die Expansion antigenreaktiver T-Lymphozyten unterbleibt. Ein zytosolischer Rezeptor (Cyclophilin) wurde als das Enzym Prolin-cis/trans-Isomerase identifiziert. Als molekularer Mechanismus der Wirkung wird diskutiert: eine direkte Beeinflussung der Transkription von mRNA für z. B. Interleukin-2 und die Blockierung der Signaltransduktion bei der Aktivierung durch den Antigenrezeptor. Cyclosporin hemmt vorwiegend die Aktivierung von T-Lymphozyten, dadurch werden bevorzugt zelluläre Immunreaktionen unterdrückt. Die Antikörpersynthese wird nur wenig vermindert.

*Unerwünschte Wirkungen:* Die Nebenwirkungen bestehen in vorübergehendem Anstieg von GOT, alkalischer Phosphatase, Bilirubin, Niereninsuffizienz, Hypertonus, neurologischer Symptomatik wie Krämpfen und Tremor, gastrointestinalen Beschwerden, verstärkter Behaarung (Hirsutismus), Zahnfleischwucherung (Gingivahyperplasie), Hautveränderungen und Lymphomen. Bei Vorliegen einer Niereninsuffizienz muß die Dosierung mitunter kurzzeitig um 50% oder mehr reduziert werden, um den nierenschädigenden (nephrotoxischen) Effekt zu mindern. In dieser Phase ist eine erhöhte Aufmerksamkeit bzgl. Abstoßungsreaktionen erforderlich.

*Pharmakokinetik:* Nach oraler Gabe wird Cyclosporin nur zu 20 bis 50% resorbiert. Im Fettgewebe >40 Tage! Die Substanz wird mit einer etwa 14stündigen Eliminationshalbwertszeit in Leber (80%) und Niere zu mehr als 30 aktiven und inaktiven Metaboliten umgewandelt, die vorwiegend über die Galle mit den Faeces ausgeschieden werden. Gastrointestinale Resorptionsstörungen können zu einer stark schwankenden Bioverfügbarkeit führen. Cyclosporin A wird in lichtgeschützten braunen Flaschen geliefert. Es sollte vor Hitze und direkter Lichteinwirkung geschützt aufbewahrt werden. Es kann prinzipiell im Patientenzimmer gelagert werden. Kinder haben eine höhere Cyclosporin-Clearance, d. h. täglich 15 mg/kg.

*Interaktionen:* Cyclosporin wird in der Leber durch das Cytochrom-P-450-System metabolisiert, von daher müssen Wechselwirkungen mit zahlreichen anderen Medikamenten beachtet werden. Dabei kann die Interaktion von Cyclosporin mit Ketoconazol (Butman 1991, Keogh 1995) und Diltiazem (Bourge 1991, Valentine 1992) zur Dosisreduktion mit entsprechender Kosteneinsparung genutzt werden (Diltiazem ist Routine!). Dieses Vorgehen ist jedoch aufgrund der Wirkungen bzw. unerwünschten Wirkungen dieser Substanzen aus pharmakologischer Sicht *nicht zu empfehlen*. Darüber hinaus erfordert eine solche Kombinationstherapie ein engmaschiges Monitoring und Erfahrung mit dem Einsatz der jeweiligen Medikamente (Phenytoin etc.).

*Dosierung:* Die mittlere Tagesdosis beträgt 4–8 mg/kg/d, bei Kindern >10 mg/kg/d. Wegen der unsicheren Bioverfügbarkeit und Metabolisierung muß die Therapie mit Cyclosporin unter fortlaufender Kontrolle der Blut- (oder Plasma-) Konzentration erfolgen. Die konkrete Cyclosporin-Dosierung orientiert sich am Tal(trough)-Vollblutspiegel. Angestrebt werden im Langzeitverlauf Konzentrationen in einem sog. „therapeutischen Fenster" zwischen 100 und 400 ng/ml Vollblut (entspricht 50–200 ng/ml Plasma). Bei Vorliegen einer Niereninsuffizienz muß die Dosierung mitunter kurzzeitig um 50% oder mehr reduziert werden. In solchen Fällen ist eine erhöhte Aufmerksamkeit in Hinsicht auf Abstoßungsreaktionen erforderlich.

**Tacrolimus:** Das Makrolid-Antibiotikum Tacrolimus (FK 506) hemmt nach Bindung an einen zytosolischen Rezeptor durch einen Mechanismus, der dem von Cyclosporin sehr ähnlich ist, die Aktivierung von T-Lymphozyten. Tacrolimus ist 50–100fach potenter als Cyclosporin. Es verhindert schwere Abstoßungsreaktionen genauso wirksam wie Cyclosporin bei Nieren-, Leber- und Herztransplantation; allerdings treten ebenfalls schwere unerwünschte Wirkungen auf.

*Unerwünschte Wirkungen:* Ähnlich wie Cyclosporin führt die Gabe von Tacrolimus im therapeutischen Dosisbereich zu reversiblen Nierenfunktionsstörungen. Bei hohen Wirkspiegeln, dem Vorliegen einer Nierenschädigung oder bei der Kombination mit anderen nephrotoxischen Arzneimitteln wirkt es ebenfalls akut nephrotoxisch. Tacrolismus führt häufig zu zentralnervösen Störungen, selten zu neurotoxischen Symptomen. Andere unerwünschte Wirkungen sind Hyperglykämie, Bluthochdruck, Herzrhythmusstörungen, Herzinsuffizienz, Leuko- und Thrombopenien sowie selten allergische Reaktionen.

*Pharmakokinetik:* Die orale Bioverfügbarkeit von Tacrolimus ist sehr variabel (6–56%). Es wird in der Leber mit einer mittleren Halbwertszeit von 12–16 Stunden metabolisiert; die Metaboliten werden primär biliär ausgeschieden. Wegen der unsicheren Bioverfügbarkeit muß die Therapie anhand klinischer Parameter und Vollblut-Talkonzentrationen erfolgen.

*Interaktionen:* Stoffe mit inhibitorischer Wirkung auf das hepatische Cytochrom-P4503A-System können die Konzentration von Tacrolimus im Blut erhöhen, z.B. Cimetidin, Diltiazem, Nifedipin, Erythromycin, Itraconazol, Ketoconazol und viele andere. Andererseits können Stoffe mit induzierender Wirkung die Konzentration von Tacrolimus senken, z.B. Carbamazepin, Phenytoin, Imipramin, Tolbutamid. Tacrolimus konkurriert um die Plasmaproteinbindung mit oralen Antikoagulantien und oralen Antidiabetika.

*Dosierung:* Die mittlere Initialdosis beträgt 0,1–0,2 mg/kg/d. Die Dosierung der Erhaltungstherapie wird anhand des klinischen Zustandes des Patienten individuell angepaßt.

**Rapamycin:** Rapamycin ähnelt chemisch dem Tacrolimus und wird von Streptomyces produziert. Rapamycin bindet ebenfalls an zytosolische Cyclophiline bzw. FK-bindende Proteine (FKBP) und der so entstandene Komplex aus Rapamycin und FKBP inaktiviert intrazelluläre Proteinkinasen und verhindert so die Signalübertragung. Durch die Inaktivierung der Proteinkinasen hemmt Rapamycin die von dem IL-2-Rezeptor aktivierte Signalkaskade. In ersten tierexperimentellen Untersuchungen zeigte Rapamycin eine gute immunsuppressive Wirkung. Inwieweit Rapamycin zur Basisimmunsuppression oder Abstoßungsbehandlung bei Herztransplantation eingesetzt werden wird, ist derzeit Gegenstand klinischer Studien.

## Zytotoxische Substanzen

**Azathioprin:** Die Substanz wird in vivo rasch in 6-Mercaptopurin umgewandelt. Dieses hemmt als Antimetabolit die physiologische Biosynthese der Purinnukleotide; zudem wird es in DNA und RNA eingebaut und stört als falscher Baustein deren Funktion. Dies führt zum Funktionsverlust und Tod der Zelle. Azathioprin trifft alle sich teilenden Zellen. Azathioprin bzw. 6-Mercaptopurin trifft stärker T- als B-Lymphozyten, daher beeinflußt es bevorzugt zelluläre Immunreaktionen. Auf die Antikörpersynthese hatte Azathioprin in mehreren klinischen Studien keinen nachweisbaren Einfluß.

*Unerwünschte Wirkungen:* Die wichtigsten unerwünschten Wirkungen betreffen das Knochenmark. Die Knochenmarksdepression manifestiert sich zumeist als Leukopenie vergesellschaftet mit einem erhöhten Infektionsrisiko. Durch Hemmung der Schleimhautproliferation wird Nausea, Erbrechen und Anorexie hervorgerufen; seltener ist eine cholestatische Hepatose.

*Pharmakokinetik:* Die orale Bioverfügbarkeit von Azathioprin beträgt 90%. Azathioprin wird rasch metabolisiert mit einer Eliminationshalbwertszeit von 2 Stunden; die Metaboliten werden bevorzugt durch die Niere ausgeschieden.

*Interaktionen:* Der Abbau von 6-Mercaptopurin, des aktiven Metaboliten von Azathioprin, wird durch Allopurinol gehemmt. Daher muß die Dosis bei gleichzeitiger Gabe von Allopurinol auf ein Viertel reduziert werden. Bei Azathioprin-therapierten Patienten ist die Wirkung von nichtdepolarisierenden Muskelrelaxantien vermindert, die von depolarisierenden verstärkt.

*Dosierung:* Die mittlere immunsuppressive Tagesdosis beträgt 2–3 mg/kg.

**Mycophenolatmofetil:** Mycophenolatmofetil bzw. Mycophenolsäure hemmt als Antimetabolit die Purinbiosynthese. Mycophenolsäure wirkt als reversibler, nichtkompetitiver Hemmer der Inosinmonophosphat-Dehydrogenase, ein Schlüsselenzym der *de-novo*-Purinbiosynthese. Mycophenolsäure hemmt auch die Proliferation von T- und B-Lymphozyten und unterdrückt humorale Immunantworten der B-Lymphozyten. Viele Zellarten können einen großen Teil der

Purine über Hypoxanthin-Guanosinphosphoribosyltransferasen in den Stoffwechsel einschleusen und sind daher weniger auf die *de-novo*-Synthese angewiesen. Deshalb resultiert eine gewisse Selektivität für B- und T-Lymphozyten.

*Unerwünschte Wirkungen:* Am häufigsten treten gastrointestinal unerwünschte Wirkungen wie Durchfall, Übelkeit und Erbrechen auf. In seltenen Fällen wurden schwere gastrointestinale Komplikationen wie Cholecystitis, hämorrhagische Gastritis und Pankreatitis beobachtet. Auch Mycophenolatmofetil kann zu einer allgemeinen Knochenmarksdepression führen, wobei Anämien und Leukopenien am häufigsten sind. In vereinzelten Fällen wurde eine Leberenzymerhöhung beobachtet.

*Pharmakokinetik:* Nach oraler Gabe wird Mycophenolatmofetil zu 94% resorbiert. Die Substanz wird präsystemisch zu Mycophenolsäure – dem aktiven Metaboliten – umgewandelt. Mycophenolsäure wird durch Glukuronidierung metabolisch inaktiviert und in dieser Form zu mehr als 90% über die Niere eliminiert. Die Substanz unterliegt einem enterohepatischen Kreislauf.

*Interaktionen:* Durch die gleichzeitige Gabe von Aciclovir können erhöhte Plasmaspiegel auftreten. Magnesium- und Aluminiumhydroxidhaltige Antazida können die Resorption beeinträchtigen. Andere Präparate, die über die Nierentubuli sezerniert werden, können mit Mycophenolatmofetil um die Ausscheidung konkurrieren und somit erhöhte Plasmaspiegel von Mycophenolatmofetil verursachen.

*Dosierung:* Die Tagesdosis beträgt 2×1 g/d.

**Cyclophosphamid:** Cyclophosphamid gehört zu den alkylierenden Zytostatika. Durch kovalente Quervernetzung von DNA-Strängen kommt es zur Hemmung der Replikation aller sich teilenden Zellen, nachfolgend zu Funktionsverlust und Zelltod. Es wirkt unabhängig von der Phase des Zellzyklus. Lymphozyten reagieren sehr empfindlich auf Cyclophosphamid. Durch Cyclophosphamid wird die Zahl der T- und B-Lymphozyten gleichermaßen vermindert; dadurch werden sowohl humorale wie auch zelluläre Immunreaktionen beeinflußt. Bei niedriger Dosierung scheinen die letzteren bevorzugt gehemmt zu werden. Bei Dosen unter 1 mg/kg/d kann es zu einer Verstärkung von Immunreaktionen kommen, da suppressive T-Lymphozyten besonders empfindlich gegenüber Cyclophosphamid sind.

*Unerwünschte Wirkungen:* Als wichtigste unerwünschte Wirkung kommt es zur allgemeinen Knochenmarksdepression und damit zur Verminderung aller zellulären Blutelemente (Panzytopenie); relativ selten werden Thrombozytopenien gefunden. Zusätzlich können auftreten: reversibler Haarausfall, Störungen der Funktion des ZNS, Störungen der Keimdrüsenfunktion, Stomatitis und Gastroenteritis. Durch Kumulation toxischer Metaboliten kommt es bei Gesamtdosen von mehr als 500 mg zu therapieresistenter hämorrhagischer Cystitis (5–10% der Fälle), die durch den Metaboliten Acrolein hervorgerufen wird und prophylaktisch durch Mesna gemildert werden kann.

*Pharmakokinetik:* Nach oraler Gabe wird Cyclophosphamid zu 70 bis 80% resorbiert. Die Substanz selbst ist unwirksam (*Prodrug*), sie wird in der Leber zu aktiven Metaboliten umgewandelt. Die Elimination erfolgt durch metabolische Inaktivierung und renale Ausscheidung der Metaboliten mit einer Eliminationshalbwertszeit von etwa 7,5 Stunden.

*Interaktionen:* Die Metabolisierung von Cyclophosphamid wird durch Allopurinol, aber auch Hydrochlorothiazid reduziert. Im Gegenzug kann die Metabolisierung erhöht sein bei vorausgegangener oder gleichzeitiger Therapie mit Enzyminduktoren wie Phenobarbital, Phenytoin oder Benzodiazepinen. Die Blutzuckersenkung durch Sulfonylharnstoffe wird verstärkt.

*Dosierung:* Die mittlere immunsuppressive Tagesdosis von Cyclophosphamid beträgt 2–10, kurzzeitig auch 12 mg/kg. Bei schwerer Leber- und/oder Niereninsuffizienz muß die Dosis reduziert werden.

**Methotrexat:** Methotrexat hemmt als Antimetabolit der Folsäure die Dihydrofolatreduktase. Dadurch wird vermindert Tetrahydrofolsäure gebildet, die zur Übertragung von Methylgruppen benötigt wird. Als Folge ist die Bildung des Thymidin und der Purin-Basen vermindert, was zu Funktionsverlust und Tod der Zelle führt. B-Lymphozyten scheinen gegenüber Methotrexat empfindlicher als T-Lymphozyten zu sein. Entsprechend wurde eine größere Wirksamkeit bei der Antikörperbildung als bei zellulären Immunreaktionen gefunden.

*Unerwünschte Wirkungen:* Die wichtigste unerwünschte Wirkung ist eine allgemeine Knochenmarksdepression. Häufig sind Leberschäden, Magenulzeration und hämorrhagische Enteritis. Wegen des hohen Anteils von Methotrexat, der unverändert renal ausgeschieden wird, sind Nierenschädigungen häufig.

*Pharmakokinetik:* Methotrexat wird sehr variabel aus dem Gastrointestinaltrakt resorbiert. Die Substanz wird zu 50 bis 90% unverändert renal mit einer Halbwertszeit von 2 bis 4 Stunden eliminiert, der Rest metabolisch inaktiviert. Da sich Methotrexat in Geweben anreichert, kann die Wirkung verzögert einsetzen.

*Interaktionen:* Cumarin-Antikoagulantien werden in ihrer Wirkung verstärkt. Eine Reihe von Medikamenten wie z. B. nichtsteroidale Antiphlogistika, Metamizol, Tetrazykline und Sulfonamide verstärken die knochenmarkstoxische Wirkung von Methotrexat, da sie Methotrexat aus der Plasmaeiweißbindung verdrängen.

*Dosierung:* Die mittlere immunsuppressive Tagesdosis beträgt 0,1 mg/kg i.v. Aufgrund der Gewebeanreicherung wird Methotrexat nur 2mal wöchentlich oder in größeren Intervallen appliziert.

## Antikörper

**Antithymozyten-Globulin (ATG), Antilymphozyten-Globulin (ALG):** Antithymozyten- und Antilymphozyten-Globuline sind polyklonale Antikörper gegen humane Lymphozyten, welche durch Sensibilisierung von Kaninchen bzw. Pferden gewonnen werden. Die Verabreichung dieser Antiseren vermindert selektiv die T-Zellpopulation, dennoch scheint die Verringerung der Lymphozytenanzahl an sich nicht die alleinige Ursache für die immunsuppressive Wirkung zu sein. ATG und ALG werden zur Induktionsbehandlung sowie zur Abstoßungsbehandlung eingesetzt.

*Unerwünschte Wirkungen:* Da es sich um tierische Fremdeiweiße handelt, sind allergische Reaktionen wie z. B. Urtikaria bis hin zum anaphylaktischen Schock möglich. Von daher sollte vor der ersten Gabe ein Sensibilitätstest durchgeführt werden. Weitere unerwünschte Wirkungen sind lokale Thrombophlebitis, Thrombozytopenie, Hämolyse und Fieber.

*Interaktionen:* Die Immunantwort einer Vakzination mit Lebendimpfstoffen (Masern, Mumps, Röteln) ist bis zu drei Monate vermindert nach Anwendung von Immunglobulinen.

*Dosierung:* ATG wird zur Induktionsbehandlung in Abhängigkeit vom Präparat in einer Dosierung von 1,25–2,5 mg/kg für 1–4 Tage verabreicht.

- **Monoklonale Antikörper (Muromonab-CD3, OKT3):** Die Anzahl von Lymphozyten kann durch Antikörper gegen Antigene vermindert werden, die auf allen Lymphozyten einer Klasse vorkommen. Der murine monoklonale Antikörper Muromonab-CD3 richtet sich gegen invariable Bestandteile des Antigenrezeptorkomplexes humaner T-Lymphozyten (CD3) und vermindert daher selektiv diese Klassen von Lymphozyten.

*Unerwünschte Wirkungen:* Wichtige unerwünschte Wirkung ist das „Zytokin-Freisetzungs-Syndrom", das durch die initiale Aktivierung der Lymphozyten verursacht wird (bevor sie durch Aktivierung von Komplement zerstört werden) und mehrere Stunden anhalten kann. Die Symptome reichen von grippeähnlichen Erscheinungen bis zu schockartigen Reaktionen mit schwerwiegender Beteiligung von Atmung, Herz und Kreislauf. Daneben treten reversible neuropsychiatrische Reaktionen auf. Als muriner Antikörper führt Muromonab-CD3 sehr rasch zur Bildung von Anti-Antikörpern. Neben humanen anti-Maus-Antikörpern (HAMA) werden häufig auch antiidiotypische Antikörper gebildet. Die rasche immunologische Blockade begrenzt die Therapie auf 10 bis 14 Tage.

*Dosierung:* Die mittlere Tagesdosis beträgt 5 mg i.v. (*Cave:* Lungenödem bei Hypervolämie).

## 8.3 Vorbeugung

### Überblick

Neben den unter 8.1 genannten Maßnahmen wird die Basis-Immunsuppression mit dem Ziel durchgeführt, Abstoßungsreaktionen zu verhindern. Das bei uns angewendete Protokoll ist in Tabelle 6.2 wiedergegeben.

## Induktion

Die Induktionsbehandlung mit polyklonalen T-Lymphozyten-Antikörpern wird weltweit in verschiedenen Zentren unterschiedlich gehandhabt (Kormos 1990). Der Nutzen einer Induktionsbehandlung ist nicht eindeutig belegt (Renlund 1989, Zimmermann 1996). Bis 1995 haben wir innerhalb von 12 Stunden postoperativ eine Induktionsbehandlung mit Antithymozytenglobulin vom Kaninchen (ATG-Biotest® bzw. ATG-Fresenius®) in einer Dosierung von 100 mg/Tag bzw. 5 mg/kg/d über 4–7 Tage durchgeführt. Die Dauer richtet sich nach der Höhe des Cyclosporin-Spiegels. Ist dieser am 4. Tag im therapeutischen Bereich von 250–300 ng/ml, wird die ATG®-Behandlung beendet. Die Gabe erfolgt als Dauerinfusion (ATG-Dosis auf 250 ml 5% Glukose) sehr langsam in eine großlumige Vene über 3–5 Stunden. Die zirkulierenden T-Zellen werden auf weniger als 5% reduziert. Dies läßt sich im multiparametrischen Immunmonitoring mittels *Fluorescence Activated Cell Sorting* (=FACS) nachweisen. In einer Flasche RATG (Ch. Bieber) befinden sich 200 mg, der Rest RATG in der angebrochenen Flasche kann bis zu 48 Stunden im Kühlschrank aufbewahrt werden. Hierbei ist darauf zu achten, daß keine Kontamination erfolgt. Zur Kontrolle der ATG-Therapie sollte täglich bis zweitäglich eine Charakterisierung der T-Lymphozyten-Subpopulation mittels FACS durchgeführt werden. Da es sich bei RATG um ein tierisches Fremdeiweiß handelt, sind allergische Reaktionen bis hin zum anaphylaktischen Schock möglich. Deshalb muß vor der ersten Gabe eine Intrakutantestung (Verdünnung 1:100, 1 ml Trägerlösung rechter Unterarmbeugeseite, Substanz mit Trägerlösung linker Unterarmbeugeseite, Beobachtung der Entwicklung einer Quaddel von 5–10 mm Durchmesser innerhalb von 15 min) erfolgen. Darüber hinaus ist die Gabe von Paracetamol (ben-u-ron®) Zäpfchen 1000 mg, Ranitidin (Tagamet®) 150–300 mg/Tag und Clemastin (Tavegil®) 2 mg i.v. erforderlich (Checkliste 19.22).

Anti-Lymphozyten-Globulin (Pressimmun®) ist ein Anti-Human-Lymphozyten-Globulin (ALG), das wie das RATG eingesetzt wird, um langlebige rezirkulierende T-Lymphozyten zu eliminieren sowie prednisonrefraktäre Abstoßungen zu behandeln (Costanzo-Nordin 1990). Das Antiserum wird aus mit humanen Kultur-Lymphoblasten immunisierten Pferden gewonnen. Durch Absorption werden kreuzreagierende Antikörper gegen Plasmaproteine, Glomerula-Basalmembran-Antigenen, Erythrozyten und Thrombozyten weitgehend entfernt. Pressimmun® kann wie RATG mit immunsuppressiven Zytostatika und Kortikosteroiden kombiniert werden. Zur Induktionsbehandlung wird es vom 1.–4. postoperativen Tag in einer Dosierung von 30 mg/kg in 500 ml physiologischer Kochsalzlösung über 2 Stunden intravenös verabreicht. Zur Therapie der schweren akuten Abstoßung wird es über 3 Tage 30 mg/kg in 500 ml physiologischer Kochsalzlösung über 2 Stunden intravenös begleitend zur Kortikosteroidtherapie unter Fortsetzung von Cyclosporin A und Azathioprin gegeben. Mögliche unerwünschte Wirkungen von ALG sind – wie beim ATG – anaphylaktische Reaktionen bis zum Schock, Serumkrankheit, Urtikaria, lokale Thrombophlebitis, Thrombozytopenie, Hämolyse und Fieber, welches häufig in geringem Ausmaß auftritt. Kontraindikationen zur Gabe bestehen bei Überempfindlichkeit gegen Pferdeprotein, malignen Tumoren, schweren Virus- und Pilzinfektionen. Da eine Sensibilisierung gegen Pferdeprotein bereits vorliegt oder unter ALG-Gabe auftreten kann, sollten ebenso wie bei RATG regelmäßige Sensibilitätstests durchgeführt werden. Hierzu werden 0,1 ml Pferde-Immunglobulin an der Innenseite des Unterarms intrakutan appliziert. Eine Überempfindlichkeit liegt vor, wenn sich innerhalb von 15 min eine Quaddel mit Erythem ausbildet. Alternativ kann ein Konjunktivaltest durchgeführt werden: Der Test ist positiv, wenn 1 Tropfen des Pferde-Immunglobulins, in den Konjunktivalsack gegeben, nach 15 min Juckreiz, Tränenfluß, Lidödem und konjunktivale Injektion auslöst. Unter Immunsuppression können trotz Pferdeallergie die Sensibilitätstests negativ ausfallen. Beim anaphylaktischen Schock sind die in der Checkliste 19.22 aufgeführten Erstmaßnahmen durchzuführen. Darüber hinaus sind Reanimationsmaßnahmen in die Wege zu leiten (Checkliste 19.23).

Der von der Maus gewonnene monoklonale CD3-Antikörper OKT3 (Muromonab®) ist ebenfalls als Induktionsprinzip eingesetzt worden (Renlund 1989, Kobashigawa 1993).

Da für alle Formen der Induktionstherapie zwar nachgewiesen ist, daß die Zeit bis zur ersten Abstoßung verlängert wird, jedoch kein sicherer Langzeitüberlebensgewinn vorhanden und eine erhöhte Inzidenz von Infektionen und Malignomen möglich ist, besteht international kein Konsens über eine einheitliche Empfehlung (Hunt 1993, Zimmermann 1996).

## Basisimmunsuppression

Die bei uns lebenslang durchgeführte Basisimmunsuppression besteht – wie in den meisten Zentren weltweit (Olivari 1990) – aus einer Dreifachkombination von Cyclosporin A (Sandimmun®), Azathioprin (Imurek®) und Prednisolon (Urbason®, Decortin®). In jüngster Zeit sind statt Cyclosporin A auch Tacrolimus (Meiser 1998) und statt Azathioprin auch Mycophenolsäure (Kobashigawa 1998) eingesetzt worden. Während das Bestreben aller Zentren dahingeht, die Kortisonmedikation im Langzeitverlauf möglichst niedrig zu halten (Renlund 1987), wird in einigen Zentren von Beginn an die Immunsuppression ohne Kortison begonnen und nur bei Bedarf aufgenommen (Keogh 1992, Zimmermann 1996).

Bei uns beginnt die vorbeugende Immunsuppression präoperativ. Nach Eintreffen des Empfängers zur OP-Vorbereitung werden i.v. 1000 mg Methylprednisolon (Urbason solubile®), bei Kindern 10 mg/kg i.v. verabreicht. Postoperativ wird folgende Dosierung angewendet: Tag 0 postoperativ: 2×125 mg Urbason solubile® i.v., Tag 1 postoperativ: 125 mg Urbason solubile® i.v., Tag 2 postoperativ: 100 mg Urbason solubile® i.v.

Danach erfolgt eine Reduktion der intravenösen/oralen Dosis um 10 mg/d bis 40 mg/d sowie die weitere Reduktion in Schritten von 5 mg/d bis 10 mg/d entsprechend 0,15 mg/kg/d. Dies stellt die Erhaltungsdosis für den ersten 3–6-Monatszeitraum dar. Anschließend erfolgt gemäß dem Münsteraner Protokoll eine weitere Dosisreduktion auf ca. 5 mg/d (siehe Tabelle 6.2).

Cyclosporin A (Sandimmun®) wird bei uns präoperativ nicht gegeben. Mit der Cyclosporin-A-Medikation wird frühpostoperativ, angepaßt an die Kreislaufsituation und Nierenfunktion des Patienten, begonnen. Es wird folgende Dosierung angewendet: Die Medikation mit Cyclosporin A beginnt am 1.–4. postoperativen Tag in Abhängigkeit von der präoperativen und der postoperativen Nierenfunktion in einer Dosierung von 0,5–2 mg/kg intravenös (bei Kindern: Dosisvariabilitätsfaktor 2). Diese wird zum 4.–7. postoperativen Tag gesteigert bis zu einem Serum-Spiegel von 250±50 ng/ml. In der Frühphase der Herztransplantation bis zum 3. postoperativen Monat sollte der CSA-Spiegel nach unserer Auffassung bei 200–300 ng/ml, danach bei 150–250 ng/ml liegen. Hier ist nach der Konsensus-Erklärung der Arbeitsgruppe Thorakale Organtransplantation der Deutschen Gesellschaft für Kardiologie – Herz- und Kreislauf-Forschung eine leicht unterschiedliche Praxis der Transplantationszentren festzustellen. Die Cyclosporin-Messungen erfolgen in der 1.–2. postoperativen Woche täglich, in der 3.–4. postoperativen Woche 2× und danach 1× pro Woche. Im Langzeitverlauf kann, wenn keine Änderungen der Medikation vorgenommen werden und die Spiegel sowie der klinische Verlauf stabil sind, auf zwei- bis vierwöchentliche Bestimmungen übergegangen werden. Die in unserem Labor verwendete Bestimmungsmethode ist die RIA-Vollblutspiegelbestimmung. Bei Verdacht auf zusätzlich wirksame toxische Metabolite wird die *high-pressure-liquid-chromatography* (HPLC)-Methode eingesetzt. International besteht Konsensus über angemessene Bestimmungsmethoden von Cyclosporin A (Kahan 1990). Eine externe Qualitätskontrolle kann die Verläßlichkeit der Bestimmung erhöhen (Johnston 1993). Ab dem 2.–5. Tag wird die Medikation oral eingenommen. Der Umrechnungsfaktor beträgt ca. 3:1 (oral:intravenös). Die Sandimmun® Flüssigform erfordert die gleichzeitige Einnahme von lezithinhaltigen Getränken, wie z.B. Nesquick oder Kakao-Sandoz. 1 ml Suspension des flüssigen Medikamentes enthält 100 mg Cyclosporin A. Die Suspension wird im Verhältnis 1:10 mit o.g. Kakaotrunk verdünnt. Nach der Vermischung ist es sofort zu trinken. Das Gefäß ist dann erneut mit Kakao nachzuspülen und auszutrinken. Wenn Cyclosporin A als Originalsuspension über die Magensonde gegeben wird, ist diese hinterher mit 50 ml Wasser nachzuspülen. Seit 1994 ist die neue Galenik des Sandimmun® in Form des Sandimmun Optoral® verfügbar, welches eine gleichmäßigere Freisetzung und Resorption und somit weniger variable Serum-Spiegel mit sich bringt. Die orale Erhaltungsdosis beträgt ca. 3–6 mg/kg/d. Die Einnahme erfolgt 2× täglich oral. Im Langzeitverlauf wird nur bei Resorptionsstörungen, z.B. bei Durchfallerkrankungen, eine vorübergehende intravenöse Gabe erforderlich.

Azathioprin (Imurek®) wird bei uns in folgender Dosierung angewendet: Die Gabe beginnt innerhalb des 1.–3. postoperativen Tages mit 0,7 mg/kg/d. Ab dem 2.–5. postoperativen Tag wird die Medikation von der intravenösen auf die orale Gabe umgesetzt. Die Erhaltungsdosis beträgt 2–3 mg/kg/d, d.h. als Höchstdosis 200 mg pro Tag. Die Dosierung richtet sich nach der Zahl der peripheren Leukozyten, die bei 6000/mm$^3$, d.h. zwischen 4000 und 8000/mm$^3$, liegen sollen. Bei Leukozytenzahlen unter 4000/mm$^3$ ist Azathioprin vorübergehend abzusetzen. Manche Patienten benötigen deshalb im Langzeitverlauf über längere Perioden kein Azathioprin. Dennoch gilt das Medikament in diesen Phasen als im Behandlungsplan enthalten.

### Langzeitverlauf

Während des Langzeitverlaufs wird das Kombinationsprotokoll der Basisimmunsuppression der Risikokonstellation des Patienten und der Art und dem Ausmaß der Medikamentenwirkungen angepaßt. Grundsätzlich wird die Dreifachkombination lebenslang fortgeführt, vom Verzicht auf Prednisolon im Einzelfall abgesehen.

## 8.4 Erkennung

### Klinische Zeichen

Da trotz der Basisimmunsuppression jederzeit Abstoßungsreaktionen auftreten können, ist eine regelmäßige Abstoßungsdiagnostik lebenslang vonnöten. Abstoßungsreaktionen nach Herztransplantation treten hyperakut, akut oder chronisch auf. Ca. 70% der Abstoßungen sind als zellulär vermittelt anzusehen, der Rest als antikörpervermittelt oder gemischt. Risikofaktoren für die akute Abstoßungsreaktion sind jüngeres Empfängeralter, weibliches Geschlecht des Empfängers und vorangegangene Induktionstherapie mit antilymphozytären Antikörpern (Kobashigawa 1993). Abstoßungen sind in den ersten 24 Monaten nach Transplantation für ca. 15–25% der Todesfälle verantwortlich (Kirklin 1988, Reichart 1990, Sharples 1991). Bei 40% der Patienten ist mit mindestens einer behandlungsbedürftigen Abstoßung im ersten Jahr nach Transplantation zu rechnen, bei ca. 20% der Patienten sind es mehr als eine Episode (Miller 1993). Die klinischen Anzeichen können fehlen, sich aber auch in uncharakteristischen Beschwerden wie innerer Unruhe, Gereiztheit, Luftnot, Gewichtszunahme, Spannungsgefühl im Bauch oder Beinödemen äußern.

## Herzmuskelbiopsie

Die 1973 in Stanford eingeführte Endomyokardbiopsie (EMB) (Caves 1973) über ein durch die rechte Vena jugularis interna eingeführtes Bioptom gilt als Goldstandard der Abstoßungsdiagnostik. Das in unserem Zentrum verwendete Monitoring-Protokoll ist in Abbildung 8.3 wiedergegeben.

Die nach der Nomenklatur der International Society for Heart and Lung Transplantation (ISHLT) (Billingham 1990) derzeit verwendete Klassifikation der zellulären Abstoßungen ist in Tabelle 8.1 wiedergegeben.

In jüngerer Zeit mehren sich allerdings die Stimmen, die den Biopsie-Graden 0–2 keine wesentliche Bedeutung beimessen und deshalb eine Vereinfachung des Gradierungsschemas vorschlagen. Die antikörpervermittelte, vaskuläre Abstoßung, die insbesondere nach Ergebnissen der Arbeitsgruppe aus Utah (Hammond 1989) eine schlechtere Prognose als die zelluläre Abstoßung hat, erfordert zusätzlich zur Standarddiagnostik durch Hämatoxylin-Eosin-Färbung eine immunhistochemische Bearbeitung.

Die Endomyokardbiopsie erfolgt stationär oder, nach Entlassung, ambulant unter sterilen Bedingungen und unter antibiotischer Prophylaxe mittels Einmal-Dosis (*single shot*), z.B. Cefamandol (Man-

**Tabelle 8.1.** Standardisiertes Klassifikationssystem der Abstoßungen in der Endomyokardbiopsie (Billingham 1990) und Therapieschema Münster (siehe auch Checkliste 19.12)

| Grad | ISHLT | Therapie Münster |
|---|---|---|
| 0 | Keine Abstoßung | Keine |
| 1 | A = fokal (perivaskuläres oder interstitielles Infiltrat) | Keine |
| | B = spärliches diffuses Infiltrat | Vorgezogene Kontroll-Bx<br>Basisimmunsuppression |
| 2 | Ein Herd mit aggressiver Infiltration oder fokale Myozytenschädigung | Orales Steroid-Schema, bei Symptomen oder Rezidiv Grad 2 Steroidbolus i.v. |
| 3 | A = multifokale aggressive Infiltrate<br>B = diffuser entzündlicher Prozeß | Steroidbolus i.v.<br>Ggf. ATG/OKT3 |
| 4 | Diffuse aggressive polymorphe Abstoßung<br>± Ödem ± Hämorrhagie ± Vaskulitis | Bei Rezidiv Grad 3<br>ATG/OKT3, MTX, TLI |

ATG = Antithymozyten-Globulin, OKT3 = mausgewonnener (muriner) monoklonaler Anti-CD3-Antikörper, MTX = Methotrexat, TLI = Totale Lymphknotenbestrahlung, Bx = Endomyokardbiopsie

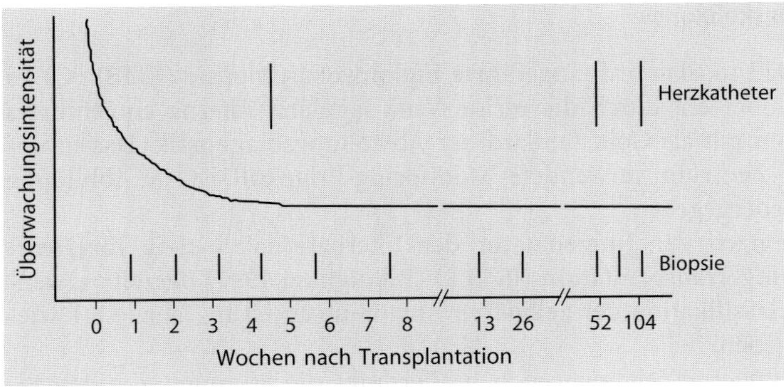


**Abb. 8.3.** Monitoring-Protokoll. Das Abstoßungs- und Infektionsmonitoring ist in den ersten 3 Monaten nach Transplantation am engmaschigsten. Die Biopsie wird anfangs – zusammen mit Rechtsherz-Katheter und Dopplerechokardiogramm – wöchentlich durchgeführt, das multiparametrische Immunmonitoring 3× wöchentlich. Nach Ablauf des ersten postoperativen Jahres wird die Biopsie 3monatlich, bei klinisch stabilem Verlauf und guter echokardiographischer Darstellbarkeit nur noch bei gezieltem Abstoßungsverdacht durchgeführt. Die erste Herzkatheteruntersuchung erfolgt – zusammen mit intrakoronarem Ultraschall und pharmakologischer Flußreservenmessung – innerhalb der ersten 3 Monate nach Transplantation und anschließend in jährlichen Abständen.

dokef®) 1 g i.v. Sie wird normalerweise über die Vena jugularis interna dextra durchgeführt (Abb. 8.4).

Es ist deshalb besser, die rechte Vena jugularis interna perioperativ zu schonen und nicht für Venenkatheter zu benutzen. Vor der Biopsie sollte der Patient für 4–6 Stunden keine Speisen, Getränke oder Medikamente (oral) zu sich nehmen. Es erfolgt die Lagerung auf dem Röntgentisch und der Anschluß an die EKG-Überwachung. Auf der Intensivstation wird eventuell die Kontrolle der Biopsiezangenlage durch Echokardiographie statt Durchleuchtung unternommen. Unter sterilen Bedingungen und spezieller Lagerung (Kopfende geneigt, Kopf nach links gedreht) wird eine Lokalanästhesie mit Mepivacain 1% (Scandicain®) durchgeführt und das Einführungsbesteck (z.B. Intradyn® 520404/6 Braun Melsungen) plaziert. Unter Bildwandlerkontrolle wird das Bioptom (z.B. Fa. Fehling) eingeführt. Ist der rechte Vorhof erreicht, erfolgt eine Rotation der Zange um 180° zur Spitze des rechten Ventrikels hin. Durch die Trikuspidalklappe wird die Wand des rechten Ventrikels (Septum) erreicht. In diesem Fall können ventrikuläre Extrasystolen ausgelöst werden. Die Zange wird dann wenige Zentimer zurückgezogen, geöffnet und wie-

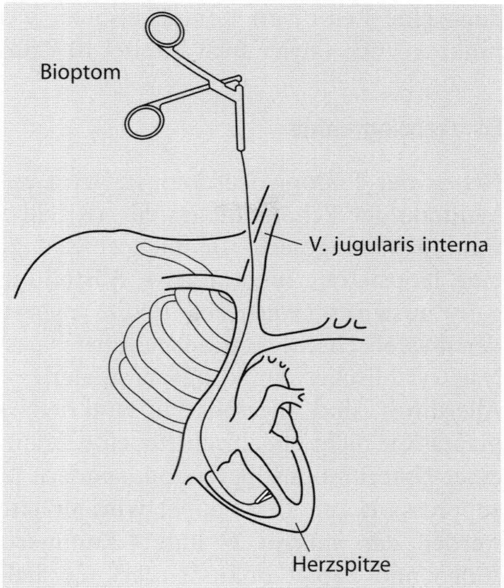


**Abb. 8.4.** Durchführung der Endomyokardbiopsie durch die Vena jugularis interna dextra (modifiziert nach Williams 1991).

der gegen die Wand geführt, leicht angedrückt, geschlossen und nach Schließen der Zange die Biopsie entnommen. Dies erfolgt etwa 4–8mal. Die Proben werden unmittelbar nach Entnahme in 4% Formaldehyd, für etwaige zusätzliche Untersuchungen wie In-situ-Hybridisierung oder Immunhistochemie sofort in Flüssigstickstoff eingebracht. Bei letztgenannten Methoden ist die Zeit von Entnahme bis zum Tiefgefrieren kurz zu halten, optimal unter 10 Sekunden. Eventuell wird die rechtsseitige Hämodynamik gemessen. Dazu kann im Anschluß an die Biopsie durch die liegende Schleuse der Swan-Ganz-Katheter eingebracht werden. Anschließend erfolgt die Applikation von Cefamandol (Mandokef®) 1–2 g intravenös, Entfernung des Bestecks sowie Anlage eines Wundverbandes. Nach Ablauf von ca. einer Stunde muß zum Ausschluß eines Pneumothorax durch versehentliche Verletzung der gleichseitigen Pleura/Lunge eine röntgenologische Kontrolle und zum Ausschluß eines Perikardergusses durch versehentliche Perforation der Wand des rechten Vorhofes oder Ventrikels ein Echokardiogramm erfolgen. Auch wenn die Endomyokardbiopsie insgesamt ein risikoarmes Verfahren ist, so sind doch eine Reihe von Komplikationen beschrieben worden (Baraldi-Junkins 1993) (siehe auch Kapitel 10 Pathologie).

## Echokardiographie

Neben der Endomyokardbiopsie wird zunehmend die nichtinvasive Methode der Echokardiographie (Kriehuber 1970, Park 1992, Valantine 1993) eingesetzt. In jüngster Zeit gibt es Hinweise dafür, daß eine biopsiefreie nichtinvasive Abstoßungsdiagnostik sich nicht negativ auswirkt (Warnecke 1992). Insbesondere die subtile Analyse der diastolischen Funktionsparameter gestattet – besser als die Analyse systolischer Funktionsparameter – ein sensitives Monitoring. Allerdings sind diastolische Funktionsstörungen nach Herztransplantation nicht spezifisch für eine zelluläre Abstoßung im Rahmen einer Unterimmunsuppression, sondern treten auch bei Überimmunsuppression auf. Der Patient wird in Linksseitenlage untersucht. Es werden der apikale 2- und 4-Kammer-Schnitt abgeleitet und auf Video und Papier dokumentiert. Zusätzlich werden M-Mode-Echokardiogramme der Aortenklappe, Mitralklappe und des linken Ventrikels unter Kontrolle des 2-D-Bildes im linksparasternalen Längs- und Querachsenschnitt abgeleitet. Der linksventrikuläre enddiastolische Durchmesser (LVEDD), linksventrikuläre endsystolische Durchmesser (LVESD) und die Verkürzungsfraktion (FS) werden aus dem M-Mode-Echokardiogramm berechnet. Darüber hinaus wird die Relaxationszeit (RT), definiert als das Zeitintervall vom Zeitpunkt der maximalen systolischen Einwärtsbewegung des Endokards der linksventrikulären Hinterwand bis zum Zeitpunkt der maximalen Rückwärtsbewegungsgeschwindigkeit des Hinterwandendokards aus dem digitalisierten M-Mode-Echokardiogramm, bestimmt (Park 1992). Pulsed-wave-Dopplerechokardiogramme werden von der Aorten- und Mitralklappe abgeleitet (Valantine 1993). Die maximale frühdiastolische Mitralisflußgeschwindigkeit (E), die maximale spätdiastolische (atriale) Mitralisflußgeschwindigkeit (A) sowie der Quotient E/A werden bestimmt bzw. errechnet. Aus der Geschwindigkeit des Abfalls der frühdiastolischen Mitralisflußgeschwindigkeit wird die Dezelerationszeit (DT) und aus dem Zeitintervall von Aortenklappenschluß bis Mitralklappenöffnung die isovolumetrische Relaxationszeit (IVRT) bestimmt. Jeder der genannten Parameter wird als Mittelwert von 5 konsekutiven Meßwerten ermittelt. Dabei werden die Meßwerte unabhängig vom Timing der Empfängervorhofsystole berücksichtigt. Die intraindividuelle Verlaufskontrolle dient als Basis für das echokardiographische Transplantatfunktionsmonitoring. Es ist dabei wichtig zu betonen, daß nur in der Echokardiographie mit geringer intraindividueller Variabilität erfahrene Untersucher die genannten Befunde erheben können. Nach unserem Protokoll wird seit 1993 im Langzeitverlauf, d.h. nach mehr als 12 Monaten, bei klinisch ruhigem Verlauf und guter Darstellbarkeit des Transplantats im transthorakalen Echokardiogramm, die Abstoßungsdiagnostik ohne Routinebiopsie durchgeführt (Rahmel 1994, Günther 1995). Ähnliche Erfahrungen sind von anderen Programmen beschrieben worden (Spratt 1991). Da insbesondere in der Frühphase nach Herztransplantation die diastolische Funktionsstörung sowohl durch Abstoßung infolge Unterimmunsuppression als auch durch Zytokin-Ausschüttung als Ausdruck einer Überimmunsuppression hervorgerufen werden kann, muß eine weitere Differenzierung durch geeignete Untersuchungen wie dem nachfolgend beschriebenen mutiparametrischen Immunmonitoring erfolgen.

### Immunologisches Monitoring

Bereits seit ca. 15 Jahren existiert für die frühpostoperative Phase ein Konzept des zytoimmunologischen Monitoring (Hammer 1984, Klanke 1989). Durch die technologische Errungenschaft des *fluorescence activated cell sorter* (FACS) können verschiedene T-Lymphozyten- und Monozyten-Subpopulationen, definiert durch Oberflächenmoleküle gemäß der CD-Nomenklatur, differenziert werden. Es werden unterschieden: B-Zellen, CD3-positive T-Zellen, CD4-positive T-Zellen, CD8-positive T-Zellen, Natural-killer-Zellen sowie eine Reihe weiterer spezialisierter Lymphozyten und Monozyten. Zusammen mit der kontinuierlichen Verlaufsmessung von anderen Parametern wie Zytokinen (Tumor-Nekrose-Faktor $\alpha$, Interleukin-6, Interleukin-2) ermöglicht dieses multiparametrische Immunmonitoring möglicherweise gerade in der frühpostoperativen Phase eine verstärkte Differenzierungssicherheit zwischen Unter- und Überimmunsuppression (Deng 1998). Zusätzlich können Bestimmungen von IgG, IgA, IgM (mg/dl), dem C-reaktiven Protein und verschiedenen Komplementfaktoren zur Differenzierung herangezogen werden.

### Weitere Verfahren

Begleitend zu den genannten Verfahren werden weitere nichtinvasive Methoden eingesetzt, deren Stellenwert von Zentrum zu Zentrum unterschiedlich beurteilt wird. Dazu zählen die Antimyosin-Antikörper-Szintigraphie (Hall 1986, Ballester 1990), das intramyokardiale Elektrogramm (Warnecke 1986, Rosenbloom 1989) und diverse weitere Methoden (siehe auch Kapitel 9 Nuklearkardiologische Diagnostik).

## 8.5 Behandlung

### Stufentherapie

Wenn sich Zeichen einer behandlungsbedürftigen zellulären Abstoßung zeigen, kommt ein auf die individuelle Situation abgestimmtes abgestuftes Behandlungsprotokoll zur Anwendung. Dieses reicht von der Erhöhung der Basisimmunsuppression über eine erhöhte orale Gabe von Prednisolon (Decortin-H®), eine intravenöse Kortikoidstoßtherapie, zusätzliche Verabreichung polyklonaler oder monoklonaler T-Lymphozyten-Antikörper bis zum Einsatz von Methotrexat (Methotrexat Lederle®) und der totalen Lymphknotenbestrahlung.

Bei milder Abstoßung, z. B. ISHLT Grad 2a nach Ablauf von 3 Monaten, genügt häufig die Erhöhung der oralen Cyclosporin-Dosis zur Erreichung eines hochnormalen Wirkspiegels (z. B. von 150 ng/ml auf 200–250 ng/ml) oder die Erhöhung der Azathioprin-Dosis zur Senkung der Leukozytenzahl in niedrig normale Bereiche (z. B. 4000/$mm^3$).

Das orale Prednisolon-Schema besteht in folgender Dosierung: 1. Tag: 100 mg Decortin-H oral, vom 2. Tag: pro Tag um 10 mg absteigend bis zum 10. Tag, ab dem 11. Tag normale Erhaltungsdosis (0,15 mg/kg/d).

Die in den weltweit meisten Zentren verabreichte intravenöse Prednisolonstoßtherapie besteht in 3×0,5–1,0 g Prednisolon (Urbason solubile®) i.v. über 3 Tage, entweder unter stationären Bedingungen auf der Allgemeinstation oder unter häuslichen Bedingungen mit der Auflage, sich körperlich in dieser Zeit zu schonen und infektionsfördernde Kontakte zu meiden. Unter diesem Behandlungskonzept kommt es in 85% zu einer Rückbildung der Abstoßung (Miller 1990).

Bei schwerer Abstoßungsreaktion, d.h. Grad 3 oder 4 gemäß der International Society of Heart and Lung Transplantation, die mit lymphozytären Infiltraten, Myozytolysen und Gewebeeinblutungen einhergehen, oder bei Resistenz gegenüber einer Therapie mit Steroiden allein, wird das Urbason mit Antithymozytenglobulin (ATG Biotest® bzw. ATG Fresenius®) 100 mg/d bzw. 5 mg/kg/d oder Anti-Lymphozyten-Globulin (Pressimmun®) kombiniert. Letzteres wird in einer Dosierung von 30 mg/kg/d gegeben. Einige Zentren verwenden den monoklonalen Antikörper OKT3 (Muromonab®) in einer Dosierung von 5 mg/d über 10–14 Tage, ebenfalls in Kombination mit intravenösen Steroiden (Ponticelli 1987, Haverty 1993). Bezüglich der Vorbeugung einer allergischen Reaktion gelten die gleichen Richtlinien wie bei der prophylaktischen Gabe.

### Humorale Abstoßung

Beim Vorliegen einer antikörpervermittelten (=humoralen) Abstoßung, die nach Auffassung verschiedener Arbeitsgruppen durch immunhistochemische Marker in der Biopsie sowie durch den Nachweis von HLA-Antikörpern gesichert werden kann und prognostisch ungünstiger verläuft als die zelluläre Abstoßung, kommen Immunsuppressiva mit stärkerer B-Lymphozyten-Spezifität wie Cyclophosphamid (Endoxan®) 3–6 mg/kg/d, gefolgt von 100 mg/Tag über 6 Monate, oder Mycophenolsäure (Cellcept®) 2–6 mg/d, im Austausch gegen Azathioprin, sowie die Plasmapherese und evtl. auch OKT3 zum Einsatz (Olson 1993).

### Weitere Methoden

Zur Immunsuppression sind derzeit folgende Verfahren in Erprobung (Thomson 1994):

- Methotrexat (Costanzo-Nordin 1988, Olson 1990),
- FK 506 (Starzl 1989, Armitage 1992),
- totale Lymphknotenbestrahlung (Salter 1992),
- Photopherese (Barr 1998),
- Anti-CD3-monoklonale Antikörper (Barr 1990, Chatenoud 1990),
- Interleukin-2-Rezeptor-Antikörper (Beniaminovitz 2000),
- Rapamycin.

Der Stellenwert dieser Verfahren muß noch evaluiert werden.

## 8.6 Retransplantation

Bei der hyperakuten, d.h. innerhalb von 48 Stunden nach Ersttransplantation auftretenden, Abstoßung ist bislang als einziges Verfahren die akute Retransplantation eingesetzt worden. Jedoch ist die 1-Jahres-Überlebenschance nach diesem Eingriff mit deutlich unter 50% so schlecht, daß es nicht gerechtfertigt erscheint, ein Spenderorgan einem Erstempfänger, der eine 1-Jahres-Überlebenschance von 80% hat, vorzuenthalten (Ensley 1992). Bei der Retransplantation wegen fortgeschrittener Transplantatvaskulopathie, die als Ausdruck einer chronischen Abstoßung aufgefaßt wird, sind die Überlebensraten besser (Hosenpud 1999).

# Kapitel 9 Nuklearkardiologische Diagnostik vor und nach Herztransplantation

Der Einsatz der nuklearkardiologischen Diagnostik im Rahmen der Herztransplantation kann speziell durch die günstigen Eigenschaften eines nichtinvasiven, objektivierbaren Untersuchungsverfahrens wichtige Informationen in der Patientenevaluation vor sowie in der Nachsorge nach Herztransplantation liefern.

## 9.1 Nuklearkardiologische Diagnostik vor Herztransplantation

Im Bereich der Patientenevaluation zur Herztransplantation sind bereits langjährig nuklearkardiologische Verfahren im Einsatz. Dies sind in der klinischen Routine szintigraphische Untersuchungen mit gammastrahlenden Radiopharmaka (Tracer), deren räumliche Verteilung nach intravenöser Applikation im Myokard mit um den Patienten rotierenden Gammakameras (SPECT = Einzelphotonenemissionstomographie) dreidimensional gemessen wird. Üblicherweise zum Einsatz kommen Perfusionstracer wie $^{201}$Tl oder $^{99m}$Tc-MIBI, die nach ergometrischer Belastung bzw. in Ruhe appliziert werden und so regionale (belastungsinduzierte) Ischämien (reversible Minderanreicherung) oder Narben (persistierende Minderanreicherung) detektieren können (Abb. 9.1). Die Myokardszintigraphie mit Gammastrahlern zeigt hierbei zur Erkennung einer koronaren Herzkrankheit eine hohe diagnostische Genauigkeit (Sensitivität 84–100%; Spezifität 53–100%) (Schwaiger 1996). Durch Einsatz der Positronenemissionstomographie (PET) läßt sich die diagnostische Aussagekraft weiter erhöhen, bedingt durch den Gebrauch von Positronenstrahlern zur Markierung von Pharmaka, deren Lokalisation und absolute Radioaktivität im Gewebe durch das Ringsystem der PET und Koinzidenzmessung bestimmt werden kann. Dies ermöglicht beispielsweise, den myokardialen Blutfluß und die Flußreserve absolut bestimmen zu können

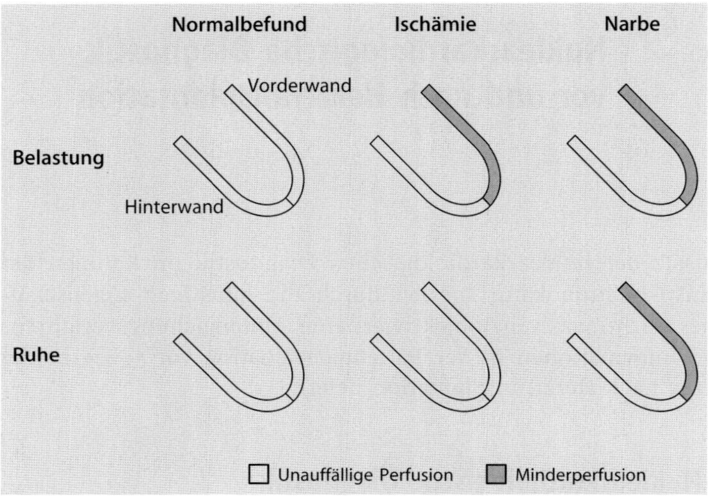


**Abb. 9.1.** Typische Befunde der Myokardszintigraphie unter Stress- und Ruhebedingungen: Normalbefund (links); belastungsinduzierte, reversible Vorderwandischämie (Mitte); Vorderwandnarbe (rechts)

(ml/min/g Gewebe), was zur Bestimmung des Schweregrades der koronaren Herzkrankheit von zentraler Bedeutung ist. Vergleichende Messungen zwischen intravaskulärer Flußmessung mittels intravaskulären Dopplermessungen und PET mit Perfusionstracern ergaben eine enge Korrelation (Merlet 1993, Shelton 1993). Die Sensitivität der PET mit typischen Perfusionstracern ($^{13}NH$, $H_2{}^{15}O$, $^{82}Rb$) zur Erkennung der koronaren Herzkrankheit beträgt zwischen 84 und 98%, die Spezifität zwischen 74 und 100% (Schwaiger 1996). Auch bei der nichtinvasiven Differenzierung zwischen Myokardnekrose und vitalem, jedoch ischämischen Myokard, die einen hohen klinischen Stellenwert zur Therapieentscheidung PTCA/ACB vs. Herztransplantation hat, zeigt die PET eine gesteigerte diagnostische Genauigkeit gegenüber konventionellen nuklearkardiologischen Untersuchungen speziell bei Patienten mit deutlich eingeschränkter linksventrikulärer Funktion (Brunken 1992). Hier kommt die $^{18}$Fluor-markierte Desoxyglukose ($^{18}$F-FDG) zum Einsatz, mit deren Hilfe der regionale myokardiale Glukoseverbrauch nichtinvasiv bestimmt werden kann (Abb. 9.2). Untersuchungen zur Bestimmung der Vitalität mit $^{18}$F-FDG-PET (gemessen an der postinterventionellen Erholung der Wandbewegung

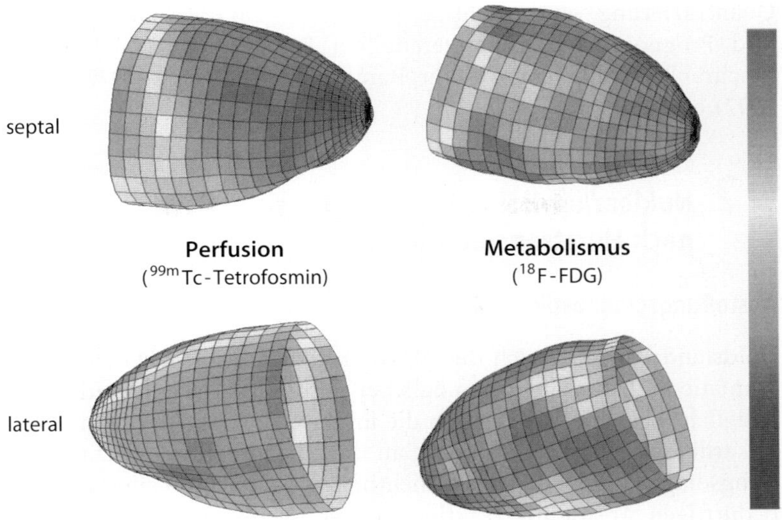


**Abb. 9.2.** Typisches szintigraphisches Bild des *hibernating myocardium*: Erhaltener Glukose-Stoffwechsel ($^{18}$F-FDG-PET) in der Lateralwand bei deutlich verminderter Ruheperfusion ($^{99m}$Tc-Tetrofosmin-SPECT)

nach Revaskularisation) zeigen eine mittlere Erholung der Wandbewegung in 78% der mit PET vital klassifizierten Myokardsegmente, wohingegen 84% der avital klassifizierten Myokardsegmente keine postoperative Verbesserung der Wandbewegung aufweisen (Schwaiger 1996). $^{18}$F-FDG-PET erlaubt weiterhin eine gute Beurteilung der Prognose von Patienten mit fortgeschrittener KHK in Bezug auf kardiale Ereignisse: Patienten mit erhaltenem Glukosestoffwechsel, die sich keiner Revaskularisierung unterzogen, zeigen eine signifikant höhere Komplikationsrate als Patienten mit dem gleichen PET-Befund und erfolgter Intervention und solchen mit im PET nachgewiesenen Myokardnarben (Schwaiger 1996). Der Einsatz der Positronenemissionstomographie in der klinischen Routine ist derzeit hauptsächlich durch die fehlende Verfügbarkeit der kurzlebigen Perfusionstracer, die ein vor Ort installiertes Zyklotron zur Herstellung erfordern, und fehlende flächendeckende PET-Installation limitiert.

Die nichtinvasive Bestimmung der regionalen und globalen Ejektionsfraktion mittels $^{99m}$Tc-markierten, patienteneigenen Erythrozyten hat klinisch durch hohe Reproduzierbarkeit und Genauigkeit der

Quantifizierung eine wichtige Bedeutung zur Verlaufsbeurteilung und Prognoseabschätzung gerade bei Patienten mit deutlich eingeschränkter linksventrikulärer Pumpfunktion (Burow 1977, Moriel 1997) erlangt.

## 9.2 Nuklearkardiologische Diagnostik nach Herztransplantation

### Abstoßungsdiagnostik

Goldstandard im Bereich der Abstoßungsdiagnostik nach Herztransplantation ist derzeit trotz möglicher falsch-negativer Befunde durch lediglich regionale Information die invasive Untersuchung mittels Endokardbiopsie. Die Anforderung an die nuklearkardiologische Abstoßungsdiagnostik ist daher der nichtinvasive Ausschluß einer therapiebedürftigen Abstoßungsreaktion. In der Nachsorge nach Herztransplantation ist die Szintigraphie mit $^{111}$Indium-markiertem Antimyosin-Antikörper etabliert. In den grundlegenden tierexperimentellen Arbeiten (Schütz 1992) zur Einführung dieser Methode konnte nachgewiesen werden, daß eine gute Korrelation zwischen Intensität und Lokalisation der myokardialen Antimyosin-Antikörperanreicherung und dem histologisch definierten Abstoßungsgrad besteht. Hierbei nimmt die intrazelluläre (perinukleäre) Anreicherung des Antimyosin-Antikörpers mit dem Abstoßungsgrad zu; bereits bei mikroskopisch noch intakten Zellmembranen zeigt sich in frühen und gering ausgeprägten Abstoßungsstadien eine intrazelluläre/paramembranöse Akkumulation. Typischerweise erfolgt die Akquisition der myokardialen Anreicherung 48 h nach Injektion des radioaktiv markierten Antimyosin-Antikörpers in planarer Szintigraphietechnik. Zur Quantifizierung des Szintigraphiebefundes, die gerade in der Nachsorge der Herztransplantation zur Verlaufsbeobachtung Bedeutung hat, wird im allgemeinen der Herz-Lungen-Quotient berechnet, der bei Probanden eine gute Reproduzierbarkeit zeigt (Ballester 1992). In einer 52 Patienten im Verlauf von 1 bis 71 Monaten nach Transplantation einschließenden Studie zeigte sich ein signifikanter Unterschied des Herz-Lungen-Quotienten zwischen Patientengruppen ohne, mit milder und mit höhergradiger Abstoßung (Carrio 1988), bei deutlicher Überlappung zwischen den Gruppen, die eine exakte und alleinige Entscheidung anhand des

**Tabelle 9.1.** Nuklearkardiologische Diagnostik im Rahmen der Herztransplantation

| | | |
|---|---|---|
| **Vor Herztransplantation** | | |
| ■ Evaluation | Ischämie | Stress-/Ruhe-Myokardszintigraphie ($^{201}$Tl-/$^{99m}$Tc-MIBI-SPECT) |
| | | Stress-/Ruhe-Myokard-PET ($^{13}$NH-/$H_2$$^{15}$O-PET) |
| | Vitalität | $^{201}$Tl-Reinjektions-Myokardszintigraphie, $^{18}$F-FDG-PET |
| | Wandkinetik | Radionuklidventrikulographie ($^{99m}$Tc-markierte Erythrozyten) |
| **Nach Herztransplantation** | | |
| ■ Nachsorge | Abstoßung | $^{111}$In-Antimyosin-Antikörper-Szintigraphie |
| | Vaskulopathie/ Koronarstenosen | Stress-/Ruhe-Myokardszintigraphie ($^{201}$Tl-/$^{99m}$Tc-MIBI-SPECT) |
| | | Stress-/Ruhe-Myokard-PET ($^{13}$NH-/$H_2$$^{15}$O-PET) |
| | Funktion | Radionuklidventrikulographie ($^{99m}$Tc-markierte Erythrozyten) |
| ■ Reinnervation | | $^{123}$I-MIBG-Szintigraphie |

Herz-Lungen-Quotienten im Hinblick auf den Nachweis oder den Ausschluß einer Abstoßung verhindert. Zudem zeigten zahlreiche Patienten einen falsch-positiven Befund im Vergleich zum Ergebnis der parallel erfolgten Biopsie. Patienten mit einem Herz-Lungen-Quotienten $<2{,}0$ wiesen im Verlauf keine Abstoßungskomplikationen auf, wohingegen 20% der Patienten mit einem Herz-Lungen-Quotienten $>2{,}0$ Abstoßungen erlitten. Zusammenfassend ist daher nur der negative Befund der Antimyosin-Antikörper-Szintigraphie mit nach Transplantation typischerweise abfallenden Herz-Lungen-Quotienten wertvoll im Sinne eines Ausschlusses der Abstoßung (prädiktiver Wert: 98%), wohingegen der positive Szintigraphiebefund in jedem Fall der bioptischen Bestätigung bedarf (prädiktiver Wert: 16%) (Hesse 1995). Hierbei sind falsch-negative Ergebnisse durch zum Untersuchungszeitpunkt bereits eingeleitete hochdosierte Kortikoidtherapie zu beachten (Schütz 1992). Die Kombination der Antimyosin-Antikörper-Szintigraphie in der sogenannten Doppelisotopentechnik mit anderen radioaktiv markierten Antikörpern, beispielsweise $^{111}$In-anti-MHC-class-II-antigen, scheint potentiell das Staging der Abstoßung verbessern zu können, ist jedoch bislang klinisch nicht etabliert (Isobe 1996).

Das Verfahren der Radionuklidventrikulographie kann ebenfalls, wenn auch unspezifisch wie die Echokardiographie, Hinweise in der Abstoßungsdiagnostik liefern. Während bei milder Abstoßung die linksventrikuläre Ejektionsfraktion im Verlauf mäßig abfällt, ist dieser Effekt bei ausgeprägter Abstoßung mit Muskelzellnekrosen signifikant (Follansbee 1991, Lee 1990), ein exakter *Cut-Off* läßt sich jedoch bei interindividuell stark schwankenden Ejektionsfraktionen nicht definieren.

## Transplantatvaskulopathie

Nach dem ersten postop. Jahr hat die frühzeitige Erkennung und ggf. Therapie dieser Transplantatvaskulopathie vorrangige Bedeutung. Die routinemäßig durchgeführte Lävo- und Koronarangiographie in der Transplantationsnachsorge kann im Verlauf lokalisierte Koronarstenosen direkt nachweisen oder bei verminderter regionaler Kontraktion vermuten und die Patienten einer adäquaten Therapie (PTCA/Bypass-OP) zuführen. Histologische Vergleichsuntersuchungen zeigen jedoch, daß die Angiographie nur in fortgeschrittenen Stadien der Vaskulopathie einen pathologischen Befund zeigt. Mit Hilfe der intravaskulären Sonographie (IVUS) können Koronarabschnitte hinsichtlich des Wandaufbaus und des Verhältnisses der einzelnen gefäßbildenden Gewebeschicht besser beurteilt werden. Der Wert dieser Methode in bezug auf die genaue Beurteilung der Transplantatvaskulopathie ist bislang nicht systematisch untersucht; die lediglich auf die Gefäßstämme beschränkte Information verhindert jedoch prinzipiell eine Aussage über ein *small vessel disease*.

Der Einsatz der Radionuklidventrikulographie mit radioaktiv markierten, patienteneigenen Erythrozyten in der Nachsorge von Herztransplantierten birgt ähnliche Probleme wie die Lävokardiographie oder die Echokardiographie. Hier läßt sich nur indirekt aus einem regionalen oder globalen Verlust der Kontraktionskraft auf Perfusionseinschränkungen durch lokalisierte Koronarstenosen bzw. disseminierte Transplantatvaskulopathie schließen. Im Vergleich zur Koronarangiographie findet sich daher eine deutlich eingeschränkte und daher klinisch nicht zu akzeptierende Sensitivität (48%) und Spezifität (78%) zur Erkennung einer vorhandenen Transplantatvaskulopathie (Smart 1991). Zusätzlich wird die Einordnung des individuellen Befunds durch häufig abnehmende Ejektionsfraktionen im

2-Jahres-Verlauf nach Herztransplantation erschwert (Hartmann 1993). Dies ist mutmaßlich bedingt durch Faktoren wie ansteigender anaerober Metabolismus, Myokardfibrose im Rahmen der Immunsuppression, Zunahme des linksventrikulären Füllungsdrucks und Beeinträchtigung der diastolischen Füllung; zusätzlich kann hierbei grundsätzlich die sympathische Reinnervation mit nachfolgender signifikanter Änderung der Herzregulation von Bedeutung sein.

Im Rahmen von lokalisierten Gefäßobliterationen nach Herztransplantation zeigt die unter ergometrischer Belastung und unter Ruhebedingungen durchgeführte $^{201}$Tl-Myokardszintigraphie eine ähnliche Sensitivität (88–100%) und Spezifität (88–100%) zur Erkennung regionaler Ischämie wie im Bereich der koronaren Herzkrankheit (Smart 1991, Rodney 1992, Ciliberto 1993). In einer vergleichenden Studie zeigte die Myokardszintigraphie mit $^{99m}$Tc-MIBI in 88% der Segmente übereinstimmende Ergebnisse (Rodney 1994). Diskordante Segmente wiesen in der überwiegenden Zahl persistierende $^{99m}$Tc-MIBI-Minderanreicherungen auf, wohingegen die Szintigraphie mit $^{201}$Tl eine Redistribution zeigte. Dies wird im Sinne eines unterschiedlichen Extraktionsverhaltens beider Tracer im poststenotischen Bereich kleiner Gefäße interpretiert.

In einer Gruppe von 43 Herztransplantierten mit unauffälligen Koronarangiographien direkt nach Herztransplantation, von denen 20 Patienten 1 Jahr nach Herztransplantation und 13 Patienten 2 Jahre nach Herztransplantation erneut untersucht wurden, fanden sich pathologische $^{201}$Tl-Myokardszintigraphiebefunde (Stress-/Redistributionsprotokoll) in 40% der Segmente, hiervon in 25% Redistributionen, 30% reverse Redistributionen und 49% persistierende Defekte (Puskás 1997). In dieser Patientengruppe zeigte sich im Verlauf ein Anstieg der Inhomogenität des $^{201}$Tl-Myokardszintigraphiebefundes, was bei fehlendem Korrelat in der zeitlich parallel durchgeführten Koronarangiographie als Ausdruck eines Prozesses im Bereich der kleinen Gefäße gedeutet wurde, zumal sich keine signifikante Korrelation zum intravaskulären Ultraschall in den Gefäßstämmen ergab. Eine Interpretation dieser Ergebnisse in bezug auf die Definition eines pathologischen *Cut-off* der Inhomogenität im Sinne einer definitiven Transplantatvaskulopathie steht derzeit noch aus. Die fortschreitende Verbreitung der Positronenemissionstomographie (PET) mit der Möglichkeit der absoluten Quantifizierung der Stress- und Ruheperfusion und der Perfusionsreserve wird in Zukunft die

Diagnostik der Transplantatvaskulopathie entscheidend verbessern können. In einer Gruppe von 17 Herztransplantierten fand sich nur bei Patienten mit einer Einschränkung der koronaren Perfusionsreserve auf Werte <2,5 eine im Verlauf von 24 Monaten signifikant abnehmende globale Ejektionsfraktion, während die Gruppe der Patienten mit einer koronaren Perfusionsreserve >2,5 eine stabile Ejektionsfraktion zeigte (Weis 1998). Eine genauere Abschätzung der Prognose von Herztransplantierten in bezug auf die Transplantatvaskulopathie und -funktion erscheint daher mittels PET-Diagnostik möglich.

## Sympathische Reinnervation

Der operative Eingriff der Herztransplantation beinhaltet neben dem chirurgischen Durchtrennen und Wiederverbinden der Gefäße des Herzens die (chirurgisch) irreversible Durchtrennung der Herznervenversorgung. Dies führt zur Ausbildung einer (primären) artifiziellen Kardioneuropathie, die in erster Linie die myokardiale sympathische Innervation betrifft. Im Verlauf nach Transplantation weisen klinische Zeichen wie die Änderung der Herzfrequenzvariabilität

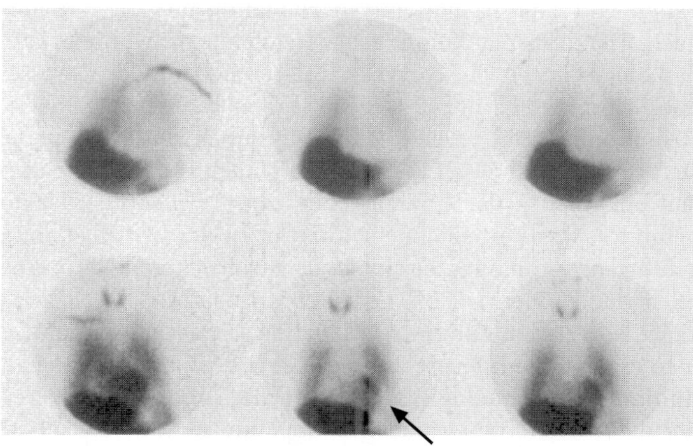


**Abb. 9.3.** Sympathische Reinnervation nach Herztransplantation ($^{123}$I-MIBG-SPECT): 3 Monate (obere Reihe) nach Herztransplantation ohne, 1 Jahr nach Herztransplantation mit signifikanter Tracerakkumulation im linksventrikulären Myokard

und Normalisierung der Herzfrequenz auf eine signifikante Reinnervation des Transplantates hin.

Der Nachweis dieses Phänomens gelang, in einigen Fällen bereits ein Jahr nach Transplantation, mittels Myokardszintigraphie mit den radioaktiv markierten Katecholamin-Analoga $^{123}$I-meta-Iodo-Benzyl-Guanidin ($^{123}$I-MIBG) (Dae 1992, Gürtner 1994) und $^{11}$C-Hydroxy-ephedrine (Bengel 1999). Die Reinnervation scheint hierbei von anterobasal nach apikal fortzuschreiten, was den fehlenden bioptischen Nachweis der Reinnervation in apikalen Biopsien erklären könnte (Abb. 9.3). Langzeitverlauf, beispielsweise der (evtl. negative) Effekt der einsetzenden Transplantatvaskulopathie, und prognostische Bedeutung der Transplantatreinnervation sind bislang nicht ausreichend untersucht.

# Kapitel 10 Pathologie nach Transplantation

## 10.1 Akute Abstoßung

Eine der wichtigsten Säulen der postoperativen Überwachung ist die Durchführung von kathetergesteuerten Myokardbiopsien zur Bestimmung einer möglichen Abstoßung.

Man unterscheidet zwischen:
- akuter zellulärer
- akuter humoraler Abstoßung.

Die zelluläre Abstoßung wird über Lymphozyten, die humorale Abstoßung über Antikörper vermittelt.

Die bioptische Abstoßungsuntersuchung gilt als Goldstandard. Pathologen und Kliniker müssen sich aber der Grenzen dieser Untersuchung bewußt sein. Die Abstoßungsveränderungen sind fleckförmig und inhomogen über das Myokard verteilt, so daß *sampling errors* auftreten können. Es sollten deshalb 4–6 Endomyokardbiopsien entnommen werden, um den *sampling error* auf 2% zu senken (Spiegelhalter 1983).

Das Gewebe wird in 4%igem, gepuffertem Formalin fixiert. Gepuffertes Formalin hat den Vorteil, daß die Proteine und die DNA weniger stark degradiert werden und so spätere immunhistochemische und molekularbiologische Untersuchungen durchführbar sind. Die formalinfixierten Biopsien werden in Serienschnitten aufgearbeitet und mit Hämatoxylin/Eosin und mit einer Bindegewebsfärbung, z. B. Elastica van Gieson, behandelt. Bei Verdacht auf eine humorale Abstoßung sollte mindestens eine Biopsie unfixiert auf OCT-Compound-Medium (Tissue-Tek®) aufgefroren werden, um an den Gefrierschnitten immunhistochemische Untersuchungen durchführen zu können.

**Akute zelluläre Abstoßung:** Zur Einteilung der zellulären Abstoßung gibt es mehrere Grading-Systeme wie die Inter-University-Classification, die Texas-Heart-Institute-Evaluation, die Stanford-Classification sowie die ISHLT-Klassifikation. International hat sich das Grading der Working Formulation der International Society for Heart and Lung Transplantation (ISHLT) (Billingham 1990) durchgesetzt.

Eine Zusammenfassung ist in Tabelle 8.1 aufgeführt.

Patienten, die eine mit Steroiden behandelte, höhergradige akute Abstoßung durchgemacht haben, können in der nachfolgenden Kontrollbiopsie zelluläre Residuen aufweisen. Diese bestehen aus Lymphozyten, Makrophagen und Fibroblasten. Solche Veränderungen werden als *Resolving*-Abstoßung bezeichnet und werden in Klammern (*Resolving*) angegeben.

Immunhistochemische Untersuchungen haben gezeigt, daß die lymphozytären Infiltrate überwiegend aus T-Lymphozyten bestehen, wobei der größte Anteil CD8-positive T-Lymphozyten sind.

Myozytenschädigungen zeigen sich histologisch in einer Eosinophilie des Zytoplasmas und einer Zellkernpyknose der Kardiomyozyten in

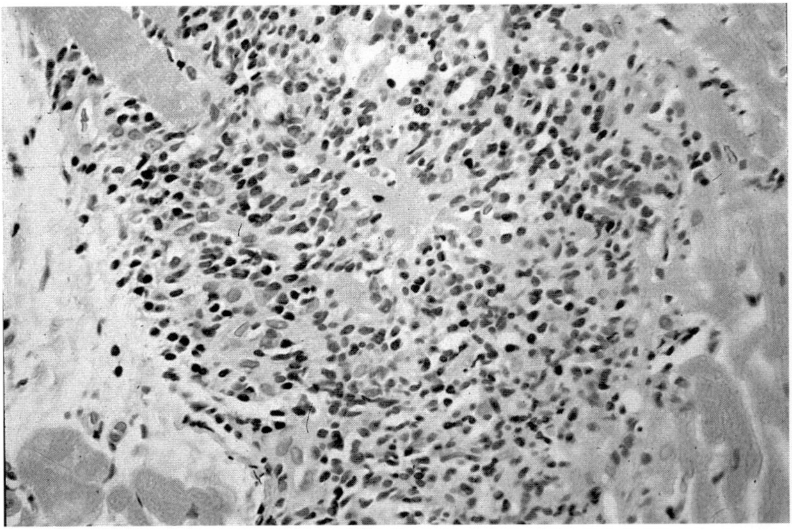

**Abb. 10.1.** Akute zelluläre Abstoßung ISHLT 3a

der Umgebung der Entzündungsinfiltrate. Häufig ist die typische Querstreifung der Muskulatur nicht mehr vorhanden. Tierexperimentelle Untersuchungen an Rattenherzallografts zeigten im Randbereich der Entzündungsinfiltrate eine Expression von Hitzeschock-Protein 70 in den Myozyten, was auf eine Streßantwort der Zellen zurückzuführen ist (Baba 1997). Daß dieses Hitzeschock-Protein 70 als zusätzlicher Marker für Myozytenschädigungen einzusetzen ist, ließ sich an menschlichen Myokardbiopsien nicht bestätigen (Baba 1998) (Abb. 10.1).

Neuere Untersuchungen stellen die Signifikanz der Grad-2-Abstoßung in Frage (Fishbein 1994), da der überwiegende Teil der Grad-2-Abstoßungen in Stufenschnitten als Quilty-B-Läsion zu befunden war.

## Quilty-Läsion

In den Endomyokardbiopsien transplantierter Patienten findet man häufig (in bis zu 50% aller Fälle) polsterförmige, lymphozytäre Infiltrate im Endokard. Diese Veränderung wurde erstmals von Billing-

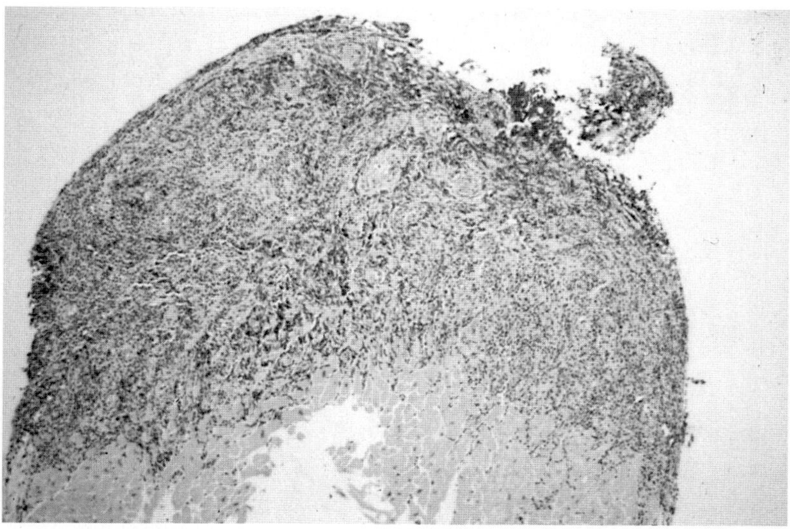

**Abb. 10.2.** Quilty-Läsion

ham beschrieben und nach dem Patienten, bei dem dieses Phänomen zum erstenmal beobachtet wurde, *Quilty-effect* benannt (Billingham 1985, Billingham 1988). Man kann histologisch zwei Typen dieser Quilty-Läsion unterscheiden: Bei Typ A sind die Lymphozyteninfiltrate auf das Endokard beschränkt. Typ B zeigt eine lymphozytäre Infiltration vom Endokard bis ins Myokard (Abb. 10.2). Die Ursache dieser Lymphozyteninfiltration ist noch unklar. Einige Autoren vermuten einen Zusammenhang mit der Verabreichung des Immunsuppressivums Cyclosporin A, da vor der Cyclosporin-Ära kaum Quilty-Veränderungen am Herzen beschrieben wurden. Eine Beziehung zwischen der verabreichten Cyclosporin-Dosis und dem Auftreten von Quilty-Läsionen wurde bisher nicht gefunden (Joshi 1995). Die Patienten mit Quilty-Veränderungen scheinen keine funktionelle Beeinträchtigung ihres Transplantats aufzuweisen (Joshi 1995).

Die Frage nach einem Zusammenhang zwischen Quilty-Läsion und zellulärer Abstoßung wird kontrovers diskutiert (Constanzo 1993, Joshi 1995). Umstritten ist auch die Assoziation mit einer viralen Infektion, speziell mit dem Epstein-Barr-Virus (Nakhleh 1991).

**Akute humorale Abstoßung:** Die humorale oder auch vaskuläre Abstoßung wird vermittelt durch präexistente oder induzierte Antikörper. Der destruktive Effekt dieser Antikörper gegen Empfängerantigen ist bei humanen Nierentransplantationen seit längerer Zeit bekannt (Patel 1969). Bei Xenotransplantationen, d.h. Transplantationen mit unterschiedlichen Spezies, ist diese Art der Abstoßung üblich (Rose 1996). In diesen Fällen wird das transplantierte Organ innerhalb von 24 Stunden abgestoßen, man bezeichnet dies als hyperakute Abstoßung.

Inwieweit die Antikörper eine Rolle bei einem späteren Transplantatversagen spielen, wird kontrovers diskutiert. Die Antigene, die die Antikörper erkennen, reichen von „Alloantigenen“ (Spenderantigene) bis zu „Autoantigenen“, die normalerweise vom Immunsystem nicht erkannt werden. Diese Autoantigene werden am ehesten durch T-Zell-vermittelte Zelldestruktion freigesetzt, wobei einzelne Autoantikörper zellschädigende Effekte haben können, die dann von klinischer Bedeutung sind (Rose 1997). In der Vergangenheit war die Aufmerksamkeit auf spenderreaktive und HLA-Antikörper gerichtet. In letzter Zeit stehen Antikörper gegen Endothelzellen und HLA- unabhängige Antigene im Zentrum des Interesses (Rose 1997).

Die hyperakute, humorale Abstoßung kann aufgrund tierexperimenteller Untersuchungen in drei Stadien unterteilt werden (Rose 1996):

- Stadium 1 (initial): Morphologisch intaktes Myokard mit venösen Thrombosen und Schwellung der kapillären Endothelzellen.
- Stadium 2 (intermediär): Zusätzlich interstitielles Ödem mit Sludgebildung der Erythrozyten in Kapillaren, sowie kapilläre Thrombosen.
- Stadium 3 (spät): Zusätzlich Zerreißung von Kapillaren mit thrombosierten Venolen und einer interstitiellen Einblutung mit neutrophilen Granulozyten proportional zur Einblutung. Flächenhafte Myozytennekrosen mit akuter neutrophiler Vaskulitis der Arteriolen.

An humanen Myokardbiopsien gelten für die akute, humorale Abstoßung folgende histologische Kriterien (Hammond 1989): Kapilläre Endothelzellschwellung mit Ablagerung von Immunglobulinen und Komplementbestandteilen an Kapillaren, welche in der Immunfluoreszenz als linearer Niederschlag sichtbar werden.

Weitere Befunde sind ein interstitielles Ödem mit Einblutungen und Infiltraten von neutrophilen Granulozyten.

## 10.2 Chronische Abstoßung

Der Begriff der chronischen Abstoßung bezeichnet die progressive Lumeneinengung der Koronargefäße im transplantierten Herzen. Häufig wird der Begriff „beschleunigte koronare Herzerkrankung" (*accelerated coronary artery disease*) als Synonym gebraucht. Dieser Begriff ist unglücklich gewählt, da sich die Pathogenese der chronischen Abstoßung von der der Atherosklerose unterscheidet. Da die Ursachen der chronischen Abstoßung bisher nur rudimentär geklärt sind, wurde der Begriff „graft vascular disease" oder Transplantatvaskulopathie (Billingham 1994) eingeführt (Abb. 10.3). Die Unterschiede zwischen der Transplantatvaskulopathie und der Atherosklerose sind der Tabelle 10.1 zu entnehmen.

Die Transplantatvaskulopathie ist die dritthäufigste Ursache eines Transplantatversagens nach opportunistischen Infektionen und der akuten Abstoßung. Die Klinik dieser Patienten ist uncharakteri-

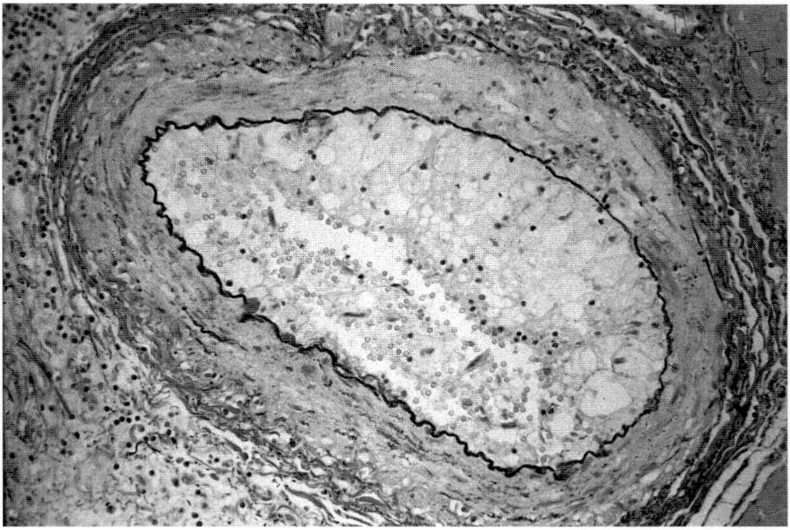

**Abb. 10.3.** Transplantatvaskulopathie

stisch, u.a. weil aufgrund der funktionellen Denervierung des transplantierten Herzens eine typische Angina pectoris nicht vorhanden ist. Ventrikuläre Arrhythmien, Zeichen der Herzinsuffizienz auf dem Boden myokardialer Ischämien, stumme Herzinfarkte diagnostiziert mit dem EKG oder ein plötzlicher Herztod sind häufig die ersten Manifestationen einer Transplantatvaskulopathie. Da diese Erkrankung häufig asymptomatisch verläuft und bei einigen Patienten einen schnellen Progreß zeigt, sind regelmäßig Koronarangiographien durchzuführen.

Lichtmikroskopisch können unterschiedliche Gefäßveränderungen abgegrenzt werden (Johnson 1991):

- Fibröse Intimaverdickung: Konzentrische Einengung der Intima durch Akkumulation von Kollagen und Nachweis von glatten Muskelzellen.
- Atheromatöser Plaque: Diese Läsion ähnelt der eines atheromatösen Plaques bei der Atherosklerose. Sie besteht aus einer fibrösen Kappe, unter der lipidbeladene Makrophagen, Cholesterinkristalle sowie Zelldetritus liegen. Diese Läsion kann verkalken. Die Lamina elastica interna ist in den meisten Fällen fragmentiert und auf-

**Tabelle 10.1.** Klinische und histologische Befunde sowie Risikofaktoren von Transplantatvaskulopathie und Atherosklerose (nach Schmid 1997)

| Klinische Befunde | Transplantatvaskulopathie | Natürliche Atherosklerose |
|---|---|---|
| Alter der Patienten | Auch schon bei Kindern | Im höheren Alter |
| Entwicklung | Innerhalb von Monaten bis Jahren | Mehrere Jahre |
| EKG | Unspezifisch | Q-Welle, ST-Veränderungen |
| Myokardinfarktausbreitung | Multipel | Umschrieben |
| **Histologische Befunde** | **Transplantatvaskulopathie** | **Natürliche Atherosklerose** |
| Ausbreitung | Diffuse, langstreckige Veränderung der epikardialen und intramyokardialen Gefäße | Umschriebene Läsion der großen epikardialen Gefäße |
| Intimaverbreiterung | Konzentrisch | Exzentrisch |
| Verkalkungen | Selten | Häufig |
| Lamina elastica interna | Meist intakt | Häufig aufgesplittet und zerstört |
| Entzündungsinfiltrate | Häufig | Selten |
| **Risikofaktoren** | **Transplantatvaskulopathie** | **Natürliche Atherosklerose** |
| | Häufige akute zelluläre Abstoßungen | Rauchen |
| | Hypercholesterinämie/ Hyperlipidämie | Hypercholesterinämie/ Hyperlipidämie |
| | Cytomegalie-Virus-Infektion | Hypertonie |
| | Alter des Spenders | Diabetes mellitus |
| | Antikörper gegen HLA/Endothel | Familiäre Belastung |
| | Ischämie/Reperfusion | |
| | Cyclosporin A | |

gesplittert. Atheromatöse Plaques können konzentrisch und exzentrisch auftreten.

- Intermediäre Läsion: Diese Veränderung weist sowohl Kennzeichen der fibrösen Intimaverdickung als auch des atheromatösen Plaques auf. Die Intima ist fibrosiert und enthält fettbeladene Makrophagen (Schaumzellen). Extrazelluläre Lipide, typisch für atheromatöse Plaques, sind jedoch nicht vorhanden. Die Lamina elastica interna ist meist intakt.

Typisch ist bei allen Läsionen eine zusätzliche lymphozytäre Infiltration der Gefäßwände, hauptsächlich der Intima und der Adventitia.

Als Komplikation kann eine sekundäre Thrombose im Bereich des geschädigten Gefäßes mit nachfolgender Myokardischämie auftreten.

Die pathophysiologischen Mechanismen, die der Transplantatvaskulopathie zugrunde liegen, sind nur unzureichend bekannt. Die Grundlage aller Theorien ist eine Gefäßschädigung mit konsekutiver Gefäßwandreaktion. Bei den Ursachen können antigenabhängige und antigenunabhängige Faktoren unterschieden werden. Antigenabhängige Faktoren sind immunologisch vermittelte Schädigungen durch humorale (antikörpervermittelte) oder zelluläre (lymphozytenvermittelte) Mechanismen. Die humorale Komponente wird durch Antikörper gegen Endothelzellen im Allograft bei Patienten mit einer Transplantatvaskulopathie unterstützt (Dunn 1992).

Andere Autoren sehen die Ursache in einer primären zellulären Wirtsantwort durch zytotoxische T-Lymphozyten, die eine sog. „Endothelialitis" verursachen (Hruban 1990). Die in die Intima eingewanderten T-Lymphozyten können nun die Transplantatvaskulopathie initiieren, indem eine Reihe von Zytokinen, Wachstumsfaktoren und Entzündungsmediatoren freigesetzt werden. Die Endothelzellen werden aktiviert, setzen weitere Zytokine frei, wodurch die glatten Muskelzellen in der Media stimuliert werden, so daß sie in die Intima migrieren und proliferieren (Salomon 1991). Die glatten Muskelzellen vom synthetischen Phänotyp (im Gegensatz zum kontraktilen Typ) produzieren extrazelluläre Matrixproteine, wodurch dann eine Intimaverbreiterung entsteht.

Als ein antigenunabhängiger Faktor wird von einigen Autoren eine Infektion mit dem humanen Cytomegalie-Virus (CMV) angesehen. Die CMV-Infektion in glatten Muskelzellen kann bei der Atherosklerose zu einer Zellproliferation führen. Das Protein IE 84, welches vom humanen CMV kodiert wird, kann das Tumorsuppressorgen p53 binden, so daß die wachstumshemmende Wirkung des p53 aufgehoben wird (Speir 1994). In retrospektiven Untersuchungen konnte ein Zusammenhang zwischen einer CMV-Infektion und der Entwicklung einer Transplantatvaskulopathie hergestellt werden (Grattan 1989, McDonald 1989). In neueren Studien allerdings unterscheidet sich die Häufigkeit des CMV-Nachweises in transplantierten und nichttransplantierten Herzen nicht (Gulizia 1995).

Einen weiteren antigenunabhängigen Faktor scheinen ischämische Alterationen vor, während und nach der Transplantation darzustellen. Patienten, die in den ersten Biopsien nach der Transplantation starke ischämische Veränderungen aufwiesen, hatten ein höheres Risiko eine Transplantatvaskulopathie zu entwickeln als Patienten mit leichten ischämischen Veränderungen (Gaudin 1994). Ähnliche Ergebnisse ergaben sich im Tiermodell nach verlängerten Ischämiezeiten und Retransplantationsexperimenten (Schmid 1995). Durch ischämische Alterationen können Endothelzellen verletzt werden, die dann durch aufgelagerte Thrombozyten mit nachfolgender Zytokinfreisetzung oder durch eigene Zytokinproduktion die Transplantatvaskulopathie in Gang setzen.

Endothelverletzungen und nachfolgende Reepithelialisierung gehen mit einem gestörten Fettstoffwechselmetabolismus einher, dadurch wird die Synthese von verestertem Cholesterin gesteigert (Hajjar 1981). Fetteinlagerungen in die Gefäßwände transplantierter Herzen scheinen eine große Rolle im Frühstadium und bei der Progression der Transplantatvaskulopathie zu spielen (McManus 1995). In Koronargefäßen explantierter Herzen konnte die 10fache Konzentration an Fettbestandteilen nachgewiesen werden als in vergleichbaren nativen Koronargefäßen. Die Fetteinlagerungen korrelierten mit der Lumeneinengung, sowie mit der täglichen und kumulativen Cyclosporin-A- und Kortison-Dosis.

Die Größe einer Endomyokardbiopsie beträgt max. 3×2×2 mm. In diesen Proben sind eine Vielzahl von Blutgefäßen des Gefäßbaumes miterfaßt, wobei die größten Gefäße einen Durchmesser von ca. 100 μm aufweisen. Morphometrische Untersuchungen an Endomyokardbiopsien konnten an Arteriolen (10–100 μm) von transplantierten Herzen bis 3 Jahre nach Transplantation keine Veränderungen nachweisen (Armstrong 1996). Die Arteriolen zeigten keine Zunahme der Intimaverdickung mit steigendem Transplantatalter und im Vergleich mit Kontrollbiopsien, die keine strukturellen Herzerkrankungen aufwiesen. Möglicherweise läßt sich die Transplantatvaskulopathie über ischämische Veränderungen am Myokard diagnostizieren. Eine Untersuchung an explantierten humanen Herztransplantaten konnte ischämische Myokardveränderungen fast immer im linken und in nahezu 70% der Fälle im rechten Herzen nachweisen (Winters 1997). Zu den ischämischen Veränderungen zählt neben Koagulationsnekrosen, die für einen Herzinfarkt sprechen, auch die sog. subendokardiale myozytäre Vakuolisierung. Diese Veränderung ist von Zellnekrosen abzugrenzen, da Enzyme und Proteine, die für die Zellmembranintegrität wichtig sind, noch nachweisbar sind (Edwalds 1984).

# 10.3 Ischämische Veränderungen in der Peritransplantationsphase

Ischämische Veränderungen während der Organentnahme sowie bei der Operation bis zur postoperativen Phase sind häufig. Diese sind von der Dauer der kalten Ischämiezeit, der Organkonservierung, sowie vom hämodynamischen Status in der Peritransplantationsphase abhängig.

Es ist bekannt, daß hohe Gaben von Katecholaminen zu myozytären Schädigungen und zu Zellnekrosen führen können. Diese Veränderungen sieht man oft in Endomyokardbiopsien innerhalb der ersten Wochen nach Transplantation. Histologisch finden sich kleine Herde von Muskelzellnekrosen mit einer Eosinophilie des Zytoplasmas und Zellkernpyknosen. Seltener sind großflächige Koagulationsnekrosen erkennbar. Zusätzlich zu den Zellnekrosen sind Entzündungsinfiltrate mit neutrophilen Granulozyten und Makrophagen zu sehen, die den Zelldetritus abräumen. Diese Veränderungen müssen von einer humoralen Abstoßung abgegrenzt werden:

- Das Entzündungsinfiltrat bei humoralen Läsionen ist überwiegend im Gefäßlumen und in der Gefäßwand lokalisiert, bei ischämischen Läsionen überwiegend im Parenchym.
- Immunhistochemisch sind bei humoralen Abstoßungen Komplementablagerungen auf dem Gefäßendothel als lineares Band zu erkennen, bei ischämischen Veränderungen entweder als granuläre Spots oder überhaupt nicht.
- Die sicherste Unterscheidung liegt in den unterschiedlichen Verläufen. Eine unbehandelte humorale Abstoßung geht häufig in ein Transplantatversagen über, wogegen ischämische Läsionen vernarben und die Herzfunktion sich im Verlauf wieder bessert.

Histologisch erkennbare, ischämische Veränderungen sollten vom Pathologen stets beschrieben werden, da solche Läsionen mit einer erhöhten Inzidenz einer Transplantatvaskulopathie einhergehen (Gaudin 1994).

## 10.4 Infektionen am Herzen

**Humane Cytomegalie-Virus(CMV)-Infektion:** Eine CMV-Infektion ist eine bekannte Komplikation bei immunsupprimierten Patienten. Die Diagnose wird neben klinischen über serologische Parameter und den Nachweis von Virus-Protein gestellt (siehe Kapitel 11). Typischerweise tritt eine CMV-Infektion in den ersten Monaten nach der Transplantation auf, also in der Zeit mit der stärksten Immunsuppression. Eine Herzbeteiligung bei einer systemischen CMV-Infektion kann zu einer CMV-Myokarditis führen, die möglicherweise einen letalen Ausgang nimmt. Daten zur Inzidenz einer Herzbeteiligung bei der CMV-Infektion sind unterschiedlich und beruhen auf unterschiedlichen Virusnachweismethoden. Mittels Immunhistochemie und in-situ-Hybridisierung läßt sich nur in 0–13% der serologisch gesicherten CMV-Infektionen eine virale Herzbeteiligung nachweisen (Arbustini 1992, Pucci 1994). Die typischen, histologisch sichtbaren nukleären Einschlußkörperchen in Form von sog. Eulenaugenzellen sind am Herzen eine Seltenheit. Mit der PCR läßt sich der Nachweis noch erhöhen, wobei eine Lokalisation der Virus-DNA mit dieser Technik nicht möglich ist. Ein positives Ergebnis ist möglicherweise auf CMV-positive Leukozyten zurückzuführen.

**Toxoplasma-gondii-Infektion:** Eine Infektion mit Toxoplasma gondii ist eine bekannte Komplikation bei herztransplantierten Patienten. Die Inzidenz einer serologisch diagnostizierten Infektion nach Herztransplantation beträgt 4–13% (Andersson 1992, Gallino 1996). Eine klinische Manifestation findet sich nur in 4% der Fälle (Gallino 1996). Bei Transplantation solider Organe erfolgt die Infektion am häufigsten über das Spenderorgan (61% der Fälle) (Gallino 1996) und ist dann meist mit einer akuten klinischen Manifestation assoziiert.

Die Reaktivierung einer durchgemachten Toxoplasmose ist nur selten (7%) nachweisbar (Gallino 1996). Ein Herzbefall bei serologisch gesicherter Toxoplasmose konnte in einer autoptischen Studie bei immunsupprimierten Patienten in 15% der Fälle beobachtet werden (Jautzke 1993). Histologisch sind in Endomyokardbiopsien typische Toxoplasma-gondii-Pseudozysten beschrieben worden (Wagner 1994). In über 2500 Biopsien konnten wir bisher in zwei Endomyokardbiopsien eine typische Toxoplasmen-Infektion diagnostizieren

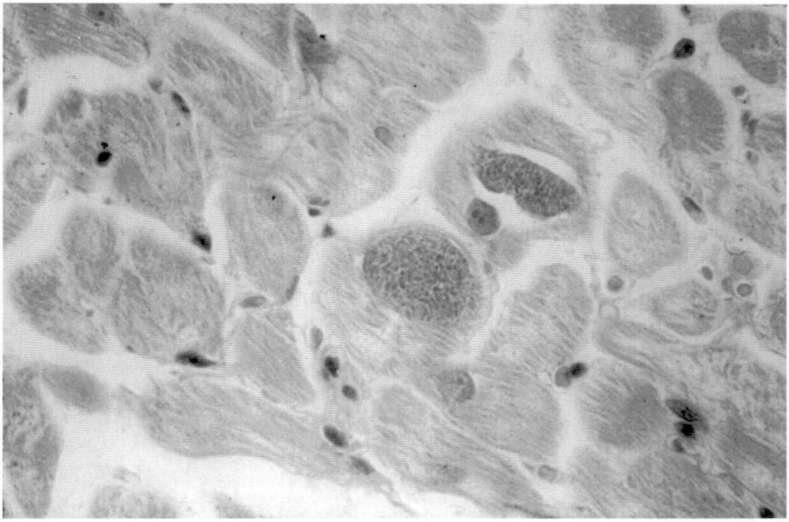

**Abb. 10.4.** Histologisches Präparat einer Herzmuskelbiopsie eines transplantierten Patienten mit zwei typischen intrazellulären Toxoplasma-gondii-Pseudozysten. Das umgebende Gewebe zeigt keine Entzündungsreaktion

(Abb. 10.4). In beiden Fällen zeigte das umgebende Myokard keine Entzündungszeichen. Nach entsprechender medikamentöser Behandlung ließen sich in den nachfolgenden Biopsien keine Pseudozysten mehr nachweisen.

**Pilzinfektionen:** Pilzinfektionen sind bei herztransplantierten Patienten eine schwerwiegende Komplikation. Lokale oropharyngeale Infektionen mit der Candida-Spezies sind bei immunsupprimierten Patienten relativ häufig und lassen sich in der Regel gut behandeln.

Die gewebsinvasive Aspergillose ist hingegen eine ernstzunehmende Infektion. Eintrittspforte ist meist die Lunge. Sie kann aber auch in der Nase, den Nasennebenhöhlen, am Gaumen, im Gastrointestinaltrakt sowie an der Haut beginnen. Nachfolgend kann eine hämatogene Ausbreitung in unterschiedliche Organe erfolgen (Hummel 1992), wobei kein Gewebstropismus besteht. Häufig sieht man in Arterien immunsupprimierter Patienten Aspergillus-Hyphen, die das Lumen verschließen und nachfolgend einen Infarkt auslösen.

Aspergillus wächst ausschließlich in Form von Hyphen. Morphologisch zeigen die Hyphen eine dichotome Verzweigung mit Septierungen. Im Bereich gut belüfteter Regionen (Nasennebenhöhlen, Lunge) können sich sog. Fruchtköpfe ausbilden, die in der Routinehistologie gut zu erkennen sind. In vielen Fällen jedoch müssen Spezialfärbungen (PAS, Gomori, Blancophor) angefertigt werden, um diese Pilze darzustellen. Die unterschiedlichen Aspergillus-Spezies lassen sich histologisch nicht differenzieren. Hierfür sind mikrobiologische Untersuchungen nötig.

Abb. 10.5 zeigt den makroskopischen und histologischen Befund einer an einer Aspergillosesepsis verstorbenen, herztransplantierten Patientin.

## 10.5 Neoplastische Veränderungen

**Lymphoproliferative Erkrankung nach Organtransplantation:** Die Möglichkeit der Entwicklung von lymphatischen Neoplasien bei Patienten nach Organtransplantation ist schon seit 30 Jahren bekannt (McKhann 1969). Die Inzidenz einer solchen Läsion ist abhängig vom transplantierten Organ sowie von der Art der Immunsuppression. Innerhalb des ersten Jahres nach Transplantation entwickeln 0,2% der Patienten mit einer Nierentransplantation eine lymphatische Neoplasie, wogegen es bei Herztransplantierten 1,2% sind (Opelz 1993). Diese Inzidenz ist 20- bzw. 120mal höher als in der Normalbevölkerung. Nach dem ersten Jahr fällt die Inzidenz auf 0,04% bei der Nieren- und auf 0,3% bei der Herztransplantation zurück. Die Ursache für die höhere Rate lymphatischer Neoplasien bei Herztransplantierten liegt am wahrscheinlichsten in der aggressiveren immunsuppressiven Therapie, die notwendig ist, da am Herzen bei Abstoßungen mit schwerwiegenden Konsequenzen zu rechnen ist (Opelz 1993).

Die lymphoproliferative Erkrankung nach Organtransplantation (PT-LPD = *posttransplantation lymphoproliferative disorder*) wurde initial als ein malignes Lymphom angesehen, da diese Veränderung eine pleomorphe Zytologie aufwies, sie häufig extranodal auftrat und oft einen aggressiven klinischen Verlauf nahm (Penn 1978). Zweifel an der Malignität traten auf, als man nach Reduktion bzw. nach Aussetzen der Immunsuppression in vielen Fällen eine Regression der Läsion sah (Starzl 1984).

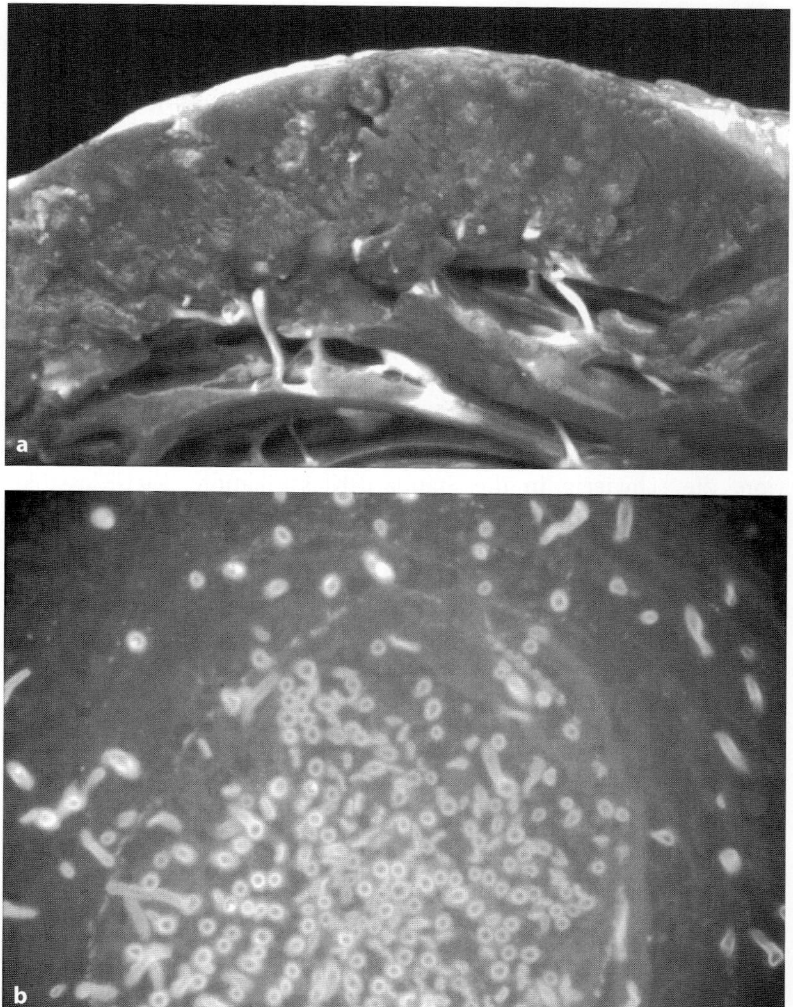

**Abb. 10.5.** **a** Schnittfläche der linken Vorderwand mit multiplen, weißen, kleinknotigen Mikroabszessen bei Aspergillosemyokarditis. **b** Histologisches Präparat des Herzens mit Nachweis einer angioinvasiven Aspergillusbesiedlung. Blancophorfärbung nach UV-Anregung mit typisch fluoreszierenden Zellwänden der Pilzstrukturen

Diese Läsionen repräsentieren eine klinisch und histopathologisch heterogene Gruppe von lymphoproliferativen Veränderungen, die zusammen als lymphoproliferative Erkrankung nach Transplantation bezeichnet wird. Sie sind in über 90% der Fälle assoziiert mit einer Ebstein-Barr-Virus(EBV)-Infektion. Es wird spekuliert, daß die PT-LPD als polyklonale Proliferation EBV-infizierter B-Lymphozyten beginnt und im Verlauf als monoklonales B-Zell-Lymphom entartet (Knowles 1995). Als mögliche Ursache wird eine unkontrollierte Proliferation der B-Lymphozyten diskutiert, die sich der T-Zell-Kontrolle entzieht (York 1990). Die Immunsuppression, die hauptsächlich auf die T-Lymphozyten wirkt, verstärkt noch den Verlust der T-Zell-Kontrollfunktion. In diesem Zusammenhang muß erwähnt werden, daß ca. 10% der PT-LPD einen T-Zell-Ursprung haben (Penn 1991).

Die meisten PT-LPD bestehen aus einer polymorphen Zellpopulation, die schwierig in die Standard-Klassifikation (Kiel-Klassifikation, REAL-Klassifikation) der malignen Lymphome einzuordnen ist. Aufgrund der Histologie allein läßt sich die Dignität nicht sicher bestimmen. Es wurden von verschiedenen Autoren morphologische Klassifikationen vorgeschlagen, die jedoch nicht immer mit den molekularbiologischen Befunden sowie dem klinischen Verlauf korrelierten.

1995 wurde beim Workshop of the Society of Hematology die PT-LPD in drei große Gruppen eingeteilt (Chadburn 1997):

- Benigne B- und T-Zell-lymphoproliferative Hyperplasie
- B-Zell-PT-LPD
- T-Zell-PT-LPD.

Die B-Zell-PT-LPD läßt sich weiter in drei Subtypen einteilen, die in Tabelle 10.2 aufgelistet sind.

**Probengewinnung:** Zur Diagnostik der PT-LPD sollte neben formalinfixiertem Material zusätzlich Frischgewebe bei –80°C für molekularbiologische Untersuchungen asserviert werden. Anhand des formalinfixierten Materials kann die Läsion morphologisch primär in die drei Subtypen eingestuft werden. Mit dem eingefrorenen Frischgewebe ist es später möglich, die notwendigen genetischen Untersuchungen durchzuführen, da die zu isolierende DNA im Idealfall nicht degeneriert ist, wie es häufig bei formalinfixiertem Gewebe

**Tabelle 10.2.** Klassifikation der B-Zell-PT-LPD nach morphologischen, molekularbiologischen und klinischen Parametern

| Klassifikation | Histologie | Ig-Gen | EBV-Status | Onkogen/ Tumorsuppressorgen-Alteration | Klinischer Verlauf |
|---|---|---|---|---|---|
| Plasmazytische Hyperplasie | Erhaltung der normalen Struktur, Plasmazellen, Lymphozyten, wenige Immunoblasten, kaum Atypien | Überwiegend polyklonal | Überwiegend multiple infektiöse Ereignisse oder negativ, selten klonale Infektion | Keine | Regression durch Reduktion der Immunsuppression |
| Polymorphe lymphoproliferative Erkrankung | Zerstörung der normalen Gewebsarchitektur: Plasmazellen, Lymphozyten, Immunoblasten; Nekrose +/–, Atypien +/– | Überwiegend monoklonal | Überwiegend klonal | Keine | Regression durch Reduktion der Immunsuppression; Besserung durch Operation, Bestrahlung oder Chemotherapie |
| Malignes Lymphom/ Plasmazytom | Atypische Lymphozyten oder Plasmazellen | Monoklonal | Klonal | Vorhanden | Progrediente Erkrankung, erfordert aggressive Therapie, führt häufig zum Tod |

der Fall ist. Mit Southern-Blot-Hybridisierungen bzw. PCR-Untersuchungen können monoklonale Immunglobulin-Rearrangements, Mutationen von Onkogenen/Tumorsuppressorgenen und der EBV-Status bestimmt werden. Bei Vorliegen mehrerer Läsionen sollte eine getrennte Untersuchung erfolgen, da bei einem Patienten genetisch unterschiedliche lymphoide Proliferationen auftreten können.

## 10.6 Sektionen

Zur Bestimmung der unmittelbaren Todesursache, vorhandener Grundleiden und zur Erkennung von Begleiterkrankungen und Krankheitsresiduen ist die Sektion von außerordentlich großer Bedeutung. In den letzten Jahren ist – zumindest im Bereich der westlichen Länder – die Häufigkeit der Autopsien kontinuierlich gesunken. So liegt die Autopsierate in den USA heute nur noch bei 12%, obwohl durch zahlreiche Studien belegt wurde, daß in bis zu 50% der untersuchten Fälle wesentliche Diagnosen oder die Todesursache erst bei der Autopsie ermittelt werden konnten (Rossi 1991, Mosquera 1993, Lee 1994). Trotz modernster Techniken in der Klinik ist demnach eine Obduktion zur Prüfung und Bestätigung der intra vitam gestellten Diagnosen und zur Klärung der Todesursache unerläßlich. In einer eigenen Studie an der Universität Münster der Abteilung für Herz-Thoraxchirurgie und Pathologie konnte retrospektiv gezeigt werden, daß bei der Obduktion in 23% der Fälle zusätzliche Informationen zu Tage kamen, die zu Lebzeiten unbekannt waren (Deiwick 1999).

Aus der Diskussion zwischen Klinikern und Pathologen ergeben sich ferner neue Erkenntnisse und Impulse, die in weiteren Fällen von richtungsweisender Bedeutung sein können. Zudem können nach dem Tode versicherungsrechtliche oder juristische Fragen auftreten, zu deren Klärung die Obduktionsdiagnosen wesentlich beitragen.

Nach dem Tode herztransplantierter Patienten sollte eine Obduktion immer im Interesse der Kliniker liegen, da sich zum einen die Therapie dieser Patienten immer noch in Fluß befindet und sich die Wirksamkeit jeder Therapie am klinischen Verlauf, bzw. dessen Ausgang messen lassen muß. Zum anderen kann z.B. eine mögliche

Transplantatvaskulopathie erst nach der Herzsektion mit Sicherheit bestätigt oder ausgeschlossen werden. Auch die Aufdeckung unerkannt gebliebener Infektionen mit und ohne Herzbeteiligung ist bei diesen Patienten keine Seltenheit. Die morphologische Pathologie, die durch die Arbeit im Sektionssaal den ganzen Menschen im Blickpunkt hat, ist hierfür bestens geeignet.

# Kapitel 11 Mikrobiologie vor und nach Herztransplantation

## 11.1 Allgemeine Prinzipien

Neben funktions- bzw. abstoßungsbedingten Problemen stellen Infektionen die wichtigste Komplikation nach Herztransplantation dar (Dummer 1995, Ho 1995). Bakterielle Infektionen kommen dabei mit einer Häufigkeit von 21–30%, eine invasive CMV-Erkrankung als häufigste Manifestationsform einer viralen Infektion mit ca. 25% sowie eine systemische oder invasive Pilzinfektion bei ca. 5–15% herztransplantierter Patienten vor. Eine Infektion setzt die Suszeptibilität des Patienten sowie die Anwesenheit eines (fakultativ) pathogenen Mikroorganismus voraus. Sie wird vom Immunstatus vor Transplantation, vom Zeitpunkt ihres Auftretens nach Transplantation, vom Ausmaß der medikamentösen Immunsuppression sowie von den Pathogenitätsmechanismen des Erregers beeinflußt und weist daher ein breites Spektrum klinischer Präsentationsmöglichkeiten auf (Houston 1996). Die Kenntnis mikrobieller Faktoren der häufig atypischen transplantationsassoziierten Erreger sowie die genaue Beurteilung der aktuellen und individuellen klinischen Konstellation des Patienten sind daher die Voraussetzung zum optimierten Umgang mit diesen klinisch komplexen und von einer hohen Morbidität und Letalität gekennzeichneten Infektionen (Georgiev 1989).

Optimal ist die primäre Prävention einer Infektion; falls diese nicht möglich ist oder versagt, ist für dieses Patientenkollektiv eine prompte Diagnose und aggressive Therapie entscheidend (Yeatman 1995). Dies ist umso wichtiger, als die klinische Manifestation einer Infektionskrankheit beim herztransplantierten Patienten durch die Immunsuppression verändert oder abgeschwächt sein kann, während, bezogen auf die Wirtsabwehr, die pathogene Bedeutung auch wenig virulenter Erreger deutlich zunimmt. Auch eine klinisch unscheinbare Symptomatik oder Veränderung des Patientenstatus, insbesondere Fieber, erfordern daher eine aggressive und häufig auch invasive Diagnostik unter Einbeziehung moderner mikrobiologischer und virologischer Nachweisverfahren, um dem herztransplantierten Patienten die volle Ausnutzung seines durch die Transplantation geschaffenen Überlebenspotentials zu ermöglichen (Patel 1997).

Andererseits können verschiedenste nichtinfektiöse Probleme beim transplantierten Patienten mit klinischen Zeichen einer Infektion einhergehen. Bei Neuauftreten eines unklaren febrilen Zustandes muß zunächst auch an eine akute Abstoßung gedacht werden. Medikamente, insbesondere Immunsuppressiva und Antibiotika, können Fieber, Schüttelfrost, oder laborchemische Veränderungen (z. B. Hepatotoxizität) induzieren.

## 11.2 Prätransplantationsevaluation

Vor einer Transplantation sollten alle potentiellen Kandidaten bezüglich des Vorhandenseins einer aktiven Infektion, die therapiebedürftig ist bzw. einen Transplantationsausschluß darstellt, sowie bezüglich von Risikofaktoren für eine Infektion unter besonderer Berücksichtigung latenter Infektionen evaluiert werden. Aufgrund der vitalen Bedeutung der Herztransplantation stellt eine aktive Infektion in der Regel nur eine relative Einschränkung der Indikation dar; in manchen Fällen (z. B. Infektion eines kardialen Assistsystems) ist sie vielmehr eine Indikation zur dringlichen Transplantation (Herrmann 1997). Neben einer ausführlichen Anamnese und klinischen Untersuchung sind hierbei auch mikrobiologische, kulturelle und serologische Untersuchungen sowie die Durchführung eventuell notwendiger Auffrischungsimpfungen erforderlich. Eine Liste hierbei besonders zu beachtender Punkte ist in Tabelle 11.1 zusammengefaßt. Im Rahmen dieser Untersuchungen ist dem Patienten auch bereits zu diesem Zeitpunkt eine eingehende Information über Maßnahmen und Verhaltensweisen nach erfolgter Transplantation zu vermitteln und vor Entlassung nochmals zu wiederholen.

Die Prätransplantationsevaluation schließt auch die Untersuchung des potentiellen Organspenders bezüglich einer latenten oder aktiven Infektion ein. Hierbei sind nicht nur Infektionen, die eine Transplantation absolut oder relativ ausschließen (wie Seropositivität für HIV-1/HIV-2, HBV oder HCV oder eine aktive disseminierte Infektion) von

Bedeutung, sondern insbesondere auch eine Spender-Seropositivität bezüglich Erreger wie Syphilis, EBV, CMV oder T. gondii, die keine Kontraindikation zur Herztransplantation darstellen, jedoch eine wichtige Information zur sekundären Prophylaxe und zur adäquaten Therapie beim Auftreten einer unklaren Symptomatik darstellen.

Sämtliche gewonnenen Informationen sollten in einem *Evaluationsprotokoll* festgehalten werden, wobei ein potentieller *mismatch* zwischen Spender und Empfänger nochmals besonders vermerkt werden muß.

**Tabelle 11.1.** Spender- und Empfängerevaluation vor Herztransplantation

| Spender | Empfänger |
|---|---|
| ■ (Okkulte) Bakteriämie<br>■ Aktive Tuberkulose<br>■ Serologie:<br>VDRL<br>CMV<br>EBV<br>HIV-1, HIV-2<br>HBV, HCV<br>*T. gondii*<br>■ Kultur von Organ-Perfusaten und Transport-Medien | ■ Tuberkulin-Test<br>■ Röntgen-Thorax, Nasennebenhöhlen<br>■ Urin-Status, -Kultur<br>■ Stuhluntersuchung (enteropathogene Erreger, Parasiten, *Candida*)<br>■ Nasenabstrich (MRSA)<br>■ Rachenabstrich (*Candida*)<br>■ Serologie:<br>VDRL<br>HSV-1, HSV-2<br>CMV<br>VZV<br>EBV<br>HHV-6<br>(HHV-7, HHV-8)*<br>Anti-HAV-Ak<br>HBsAg, HBcAg, Anti-HBs-Ak<br>Anti-HCV-Ak<br>*T. gondii*<br>*Legionella pneumophila*<br>*Candida*- und *Aspergillus*-*Serologie*<br>CMV-pp65-Antigen-Nachweis<br>■ PCR<br>CMV (Blut; DNA-Nachweis qualitativ und quantitativ) |

* z. Zt. bei unklarer klinischer Bedeutung am ehesten im Rahmen kontrollierter klinischer Studien sinnvoll. Abkürzungen: VDRL = Venereal Disease Research Laboratory; CMV = Cytomegalievirus; EBV = Epstein-Barr-Virus; HIV = Human Immunodeficiency Virus; HBV = Hepatitis B-Virus; HCV = Hepatitis C-Virus; MRSA = Methicillin-resistenter S. aureus; HSV = Herpes simplex-Virus; VZV = Varizella Zoster-Virus; PCR = Polymerase-Kettenreaktion

Die Verhaltensmaßregeln zur Vermeidung von Erreger-Exposition nach Herztransplantation umfassen:

- möglichst kein Kontakt mit Personen mit akuten Viruserkrankungen;
- kein Genuß von rohem oder unzureichend gekochtem Fleisch, Fisch oder Meeresfrüchten;
- kein Umgang mit Katzenexkrementen oder Vogelkäfigen, Pflege von Aquarien nur mit Handschuhen;
- keine Haushaltsreinigung mit erheblicher Staubentwicklung, keine Renovierungsarbeiten etc.;
- vor Auslandsreisen eingehende Information und prophylaktische Maßnahmen;
- bei Haushaltsangehörigen: jährliche Grippeimpfung und ausschließliche Verwendung inaktivierter Polio-Vakzine.

## 11.3 Infektionsrisiko in Abhängigkeit vom zeitlichen Verlauf

Das Auftreten infektiöser Komplikationen nach Herztransplantation läßt sich in drei Zeitabschnitte einteilen: Die akute postoperative Phase endet 30 Tage nach der Herztransplantation, die sich daran anschließende Phase des Auftretens der wichtigsten und am häufigsten lebensbedrohlich verlaufenden Infektionen endet ca. ein halbes Jahr nach Transplantation, gefolgt von der 3., späten Posttransplantationsperiode, in der das Spektrum gewöhnlicher, ambulant erworbener Infektionen vorherrscht.

Chirurgische Komplikationen sind die häufigste Ursache für Infektionen innerhalb des ersten Monats nach Transplantation. Hierzu gehören bakterielle Wundinfektionen, intrathorakale Infektionen (evtl. assoziiert mit ableitenden Thoraxdrainagen, selten Mediastinitis), nosokomiale Pneumonien, Harnwegsinfektionen und katheterassoziierte Infektionen. Als Erreger kommen hierbei vor allem grampositive Erreger (S. aureus, S. epidermidis, seltener Enterokokken oder Coryne-Bakterien, S. pneumoniae), gramnegative Erreger (Enterobacteriaceae, selten Pseudomonas spp. oder Stenotrophomonas maltophilia), obligat intrazelluläre Erreger (Mycoplasma hominis) oder Pilze in Betracht. Die einzige in diesem Zeitraum relevante reaktivierte virale Infektion stellt HSV dar. Die nachfolgende Periode vom 2. bis 6. Monat nach Transplantation ist der Zeitraum, in dem sich klassischerweise opportunistische Pathogene wie CMV, Pneumocystis carinii, Toxoplasma gondii oder Schimmelpilze manifestieren. Diese Periode ist typischerweise dadurch charakterisiert, daß alle Faktoren, die das Infektionsrisiko erhöhen, vorliegen. Hierzu zählen die noch persistierenden Folgen der Herzinsuffizienz, hinzu kommen die Folgen des operativen Eingriffs sowie die durch den Hospitalaufenthalt bedingten Risikofaktoren für eine nosokomiale Infektion. Insbesondere ermöglicht jedoch die jetzt vollständig operative Immunsuppression atypischen bakteriellen Erregern, Pilzen, Protozoen oder viralen Erregern, klinische Infektion zu verursachen. Die meisten Transplantatpatienten weisen in der späten Posttransplantationsphase gegenüber der Normalbevölkerung kein wesentlich erhöhtes Infektionsrisiko mehr auf, es sei denn, eine Intensivierung der Immunsuppression aufgrund einer akuten Abstoßung war erforderlich. Dennoch treten opportunistische Infektionen teilweise noch Jahre nach Transplantation auf und müssen in ihrer atypischen Klinik richtig erkannt und behandelt werden (Tabelle 11.2).

**Tabelle 11.2.** Mikrobiologische Überwachungsuntersuchungen nach Herztransplantation

| Erreger | Diagnostik |
|---|---|
| ■ **CMV:**<br>(bei Seropositivität des Empfängers, Spender/Empfänger-*mismatch* oder Anwendung nicht gescreenter Blutprodukte) | Verlaufskontrollen zur Bestimmung der Viruslast:<br>pp65-Antigen oder<br>quantitatives DNA-Nachweisverfahren (quantitative PCR oder Direkt-Hybridisierung)<br>jeweils 1×/Woche während des stationären Aufenthaltes, anschließend alle (2–) 4 Wochen bis zu 6 Monaten, evtl. bis zu 12 Monaten |
| ■ **Bakteriologisch:**<br>kulturell | Indikation für Überwachungsuntersuchungen nicht, jedoch unter Berücksichtigung hospitalepidemiologischer (Prävalenz resistenter Mikroorganismen) und individueller Bedingungen im Einzelfall sinnvoll |
| ■ **Mykologisch:**<br>kulturell, Serologie | Akzeptierte Indikation aufgrund häufig zu später Diagnostik bei invasiver Erkrankung. Prädiktive Bedeutung umstritten, jedoch negativer Vorhersagewert besser als positiver |

## 11.4 Immunsuppression

Kortikosteroide beeinträchtigen alle Aspekte der Immunität einschließlich der zellulären und humoralen Abwehr sowie der Granulozytenfunktion und resultierenden inflammatorischen Reaktion. Hohe Dosen von Kortikosteroiden prädisponieren entsprechend zu Infektionen mit einem breiten Spektrum bakterieller Erreger und Pilze. Die immunsuppressiven Medikamente mit einer spezifischeren Wirkung auf die Funktion der T-Lymphozyten sind mit einem mäßig erhöhten Risiko für Infektion durch Herpesviren und Protozoen assoziiert, während insbesondere die durch monoklonale Antikörper bzw. Antilymphozytenglobuline verursachte, massive Beeinträchtigung der zellulären Abwehr in deutlich höherem Maße zur Entwicklung insbesondere invasiver CMV-Erkrankung prädisponiert (Avery 1998). Eine CMV-Erkrankung selbst triggert eine weitere Immunsuppression, die wiederum ein Risikofaktor für bakterielle und Pilzinfektionen darstellt.

## 11.5 Erreger

### Bakterielle Infektionen

Im Vordergrund stehen hier pulmonale Infektionen, die durch K. pneumoniae, Pseudomonas aeruginosa, Escherichia coli, Enterobacter sp. oder grampositive Kokken wie S. aureus oder S. pneumoniae verursacht werden können. Eine Sternotomiewunde kann bei Sternuminstabilität auch durch wenig virulente Erreger wie Corynebakterien, Stenotrophomonas maltophilia oder koagulasenegative Staphylokokken verursacht werden, eine insgesamt seltene Mediastinitis neben typischen Erregern auch von Mycoplasma hominis (Sielaff 1996). Eine Posttransplantationsendokarditis ist dagegen sehr selten. Die hohe Mortalität pulmonaler Infektionen durch Legionella spp., deren mikrobiologische Diagnostik häufig eine unbefriedigende Sensitivität aufweist (Kultur, Direktnachweis durch fluoreszierende Antikörper, Antigennachweis im Urin, PCR), hat die Etablierung prophylaktischer Maßnahmen zur Elimination von Legionella aus der Umgebung des transplantierten Patienten (Brauchwasserfilterung) erforderlich gemacht. Nocardia spp. verursacht am häufigsten eine pulmonale Affektion, die klinisch von einer Tuberkulose schwer zu unterscheiden sein kann, kann jedoch auch zentralnervöse Abszesse oder Infektionen sowie eine Reihe weiterer, seltener Manifestationen hervorrufen. Während der ersten zwei Monate nach Transplantation besteht ein erhöhtes Risiko einer Infektion mit Listeria monocytogenes, die sich in der Mehrzahl der Fälle als ZNS-Erkrankung (Meningitis), jedoch auch als primäre Sepsis manifestieren kann und dann mit einer hohen Letalität assoziiert ist (Rubin 1994).

## Mykobakterielle Infektionen

Ca. 1% von Patienten mit Organtransplantation entwickeln eine Tuberkulose (Munoz 1995). Das Risiko besteht hierbei sowohl in einer primären als in einer reaktivierten Infektion und in der Tatsache, daß unter Immunsuppression disseminierte Verläufe einer Tuberkulose häufiger sind als beim immunkompetenten Patienten. Die Therapie ist aufgrund der Interaktion von Rifampicin und Cyclosporin A schwierig und ein Konsensus für ein optimales Management bei diesen Patienten liegt nicht vor. Manche Experten verzichten auf Rifampin und therapieren länger und/oder verwenden Streptomycin oder Fluorchinolone; andere halten das Risiko von Allograft-Abstoßung bei engmaschiger Cyclosporin-A-Spiegelkontrolle unter Rifampicin für vertretbar. Infektionen durch atypische Mykobakterien umfassen Infektionen durch M. avium-intracellulare, M. fortuitum, M. chelonae, M. xenopi, M. kansasii, M. haemophilum, M. scrofulaceum und andere (Patel 1994, Saubolle 1996). Diese Infektionen können sich als Lymphadenopathie, Beteiligung von Bändern und Gelenken bzw. eine Infektion des Allograftes, eine pulmonale oder intestinale Infektion sowie als akute disseminierte Erkrankung präsentieren. Sie erfordern eine exakte mikrobiologische Diagnose, da die spezifische Behandlung erhebliche Unterschiede aufweist und eine Standardtherapie gegen M. tuberculosis in vielen Fällen nicht effizient ist. In jedem Fall ist der Nachweis dieser ubiquitär vorkommenden und beim immunkompetenten Patienten häufig nicht mit klinischer Infektion assoziierten Erkrankungen beim transplantierten Patienten als ein signifikanter Befund zu werten.

### Virale Infektionen

Von prominenter Bedeutung beim transplantierten Patienten sind die durch Herpesviridae verursachten Infektionen, insbesondere das Cytomegalie-Virus (CMV). Die Bedeutung der CMV-Infektion besteht neben der Verursachung einer manifesten Erkrankung sowie der Triggerung der weiteren Immunsuppression in einer möglichen Beteiligung an einer Abstoßungsreaktion bzw. Allograft-Arteriosklerose. Der klinische Verlauf einer CMV-Infektion kann von asymptomatischer Infektion bis hin zu schwerer, letaler CMV-Erkrankung variieren. Am häufigsten befallene Organe schließen hierbei die Lunge (Pneumonitis), den Gastrointestinaltrakt, die Retina, das zentrale Nervensystem und – beim herztransplantierten Patienten typisch, jedoch selten – das Myokard (Myokarditis) ein. Eine Pneumonitis kann sich dabei durch klinische Zeichen wie Husten, Fieber und Atemnot sowie radiologische Zeichen einer unilateralen oder bilateralen interstitiellen oder nodulären Beteiligung manifestieren. Eine Beteiligung des Gastrointestinaltraktes kann den gesamten Intestinaltrakt von Ösophagus bis Colon einschließen, wobei ein Befall von Leber und Pankreas ebenfalls vorkommt (letzterer beim herztransplantierten Patienten seltener als bei Patienten mit Transplantation eines dieser Organe). Die klinische Symptomatik kann variieren und insbesondere neben subjektiven gastrointestinalen Beschwerden Durchfall und Blutung aus dem oberen oder unteren Gastrointestinaltrakt einschließen. Eine CMV-Retinitis manifestiert sich durch subjektive und objektive Sehstörungen und wird fundoskopisch bestätigt.

Eine Herpes-simplex-Virusinfektion, typischerweise als Reaktivierung erfolgt, kann jedoch auch in der Posttransplantationsperiode oder mit dem Allograft erworben werden. Eine Reaktivierung manifestiert sich häufig durch eine orale oder genitale Beteiligung, kann jedoch auch als eine Pneumonitis, Hepatitis, intestinale Beteiligung oder generalisierte Infektion erfolgen. Eine insgesamt seltene aber schwere Form einer HSV-Erkrankung ist die Enzephalitis, hier typischerweise mit einem Befall des Temporallappens. Eine Infektion durch das Varicella-Zoster-Virus (VZV) manifestiert sich aufgrund des hohen (>90%) Durchseuchungstiters mit VZV in der Erwachsenenpopulation am ehesten als Reaktivierung, und führt zum klinischen Bild des Herpes zoster. Im Gegensatz hierzu kann die seltene primäre VZV-Infektion zu einer lebensbedrohlichen disseminierten Erkrankung mit multipler Beteiligung von Lunge, Haut, zentralem Nervensystem, viszeralen Organen und des Gerinnungssystems führen. Die Infektion durch das Epstein-Barr-Virus (EBV) kann von einer milden Verlaufsform einer infektiösen Mononukleose über eine generalisierte Infektion mit Beteiligung multipler Organe, Fieber und/oder eine allgemeine, unspezifische Symptomatik erfolgen, schließt jedoch insbesondere auch die Entität des Posttransplantations-Lymphoproliferations-Syndroms (PT-LPD) ein. Letzteres wird durch die Infektion von B-Lymphozyten und das dadurch bedingte Potential zur Lymphoproliferation bei gleichzeitig reduzierter oder aufgehobener Kontrolle derselben aufgrund der Immunsuppression (Inhibition virusspezifischer zytotoxischer T-Zellen) verursacht. PT-LPD kann das lymphatische oder extralymphatische System betreffen und ist insbesondere bei multifokaler oder ZNS-Beteiligung mit einer hohen Mortalität assoziiert. Die erforderliche Reduktion der Immunsuppression stellt in der Behandlung dieser Erkrankung insbesondere beim herztransplantierten Patienten ein besonderes Dilemma dar.

Eine Infektion des Donors mit dem Hepatitis-C-Virus (HCV), die sich als positive Serologie manifestiert, wird allgemein als Ausschlußkriterium zur Transplantation angesehen. Die Transplantation von Organen eines Hepatitis-B-Virus (HBV)-positiven Spenders wird bei vitalen Organen inkl. des Herzens kontrovers, insgesamt jedoch kritisch beurteilt. Sowohl Hepatitis-B- als auch Hepatitis-C-Viren des Empfängers können eine Leberdysfunktion nach Herztransplantation verursachen; insbesondere bei fehlender klinisch aktiver Hepatitis stellt eine solche Infektion jedoch kein absolutes Ausschlußkriterium zur Transplantationsfähigkeit dar. Das Vorliegen einer HIV-Infektion beim Empfänger schließt eine kardiale Transplantation ebenfalls nicht per se aus. Hingegen gilt die Verwendung von Organen eines HIV-positiven Spenders als absolut kontraindiziert.

Neben genannten viralen Erregern sind das humane Papillom-Virus (invasive Cervixtumore), das JC-Virus (progressive multifokale Leukoenzephalopathie), Parvovirus B19 (Pneumonie, aplastische Anämie), das Adenovirus sowie die humanen Herpes-viridae-6, -7 und -8 (HHV-6, HHV-7, HHV-8), deren Rolle bei Reaktivierung und Transplantatabstoßung sowie unspezifischer Erkrankung nach Transplantation noch weiter zu definieren ist, zu erwähnen (Rubin 1999).

## Pilzinfektionen

Diese Infektionen stellen aufgrund der hohen assoziierten Letalität beim herztransplantierten Patienten ein besonderes Problem dar (Thaler 1996). Allgemein wird eine Inzidenz von invasiven Pilzinfektionen beim herztransplantierten Patienten mit 8% angegeben. Hierbei weist dieses Patientenkollektiv im Unterschied zu Herz-Lungen-transplantierten Patienten oder Patienten mit Transplantation viszeraler Organe aufgrund der fehlenden Anastomose des Transplantats mit potentiell kolonisierten endobronchialen oder intestinalen Schleimhäuten nur eine mäßige Erhöhung des Risikos einer invasiven Infektion mit Candida spp. auf. Die eingeschränkte zelluläre Immunität sowie die reduzierte Makrophagen- und Granulozytendysfunktion prädisponiert jedoch zu Candida-spp.-Infektionen; weitere Risikofaktoren, insbesondere zur Entwicklung einer Candidämie (Verwendung intravenöser Katheter, Selektion von Candida im Rahmen einer breit wirkenden Antibiotikatherapie) sollten so weit möglich vermieden werden. Ein seltenes, jedoch mit Herz- bzw. Herz-Lungen-Transplantation assoziiertes Ereignis ist die akute vaskuläre Anastomoseninsuffizienz im Rahmen einer endovaskulären Candidainfektion.

Während bei der Ätiopathogenese von invasiven Candidainfektionen neben der Immunsuppression in vielen Fällen auch eine Störung der physiologischen Haut- oder Schleimhautbarriere impliziert ist, ist das Ausmaß der Immunsuppression aufgrund der ubiquitären Anwesenheit von Sporen und des überwiegend durch das bronchoalveoläre Epithel erfolgenden Eintritts von Schimmelpilzen von entscheidender Bedeutung für die Entwicklung einer invasiven Schimmelpilzerkrankung, vorwiegend durch Aspergillus spp. Weitere Risikofaktoren schließen größere Wundbereiche, eine manifeste CMV-Infektion und eine vermehrte Sporenfreisetzung durch Bautätigkeit in der Nähe entsprechender Krankenhausbereiche ein. Eine pulmonale Beteiligung kann sich radiologisch variabel mit nodulären oder interstitiellen Infiltraten manifestieren; eine intrapulmonale Kavernenbildung ist bei diesen Patienten hochgradig verdächtig für eine invasive Schimmelpilzerkrankung. Von der Lunge ausgehend kann die Erkrankung disseminiert verlaufen und nahezu alle Organe und Organsysteme befallen. Von besonderer Bedeutung sind klinische Manifestationen im Bereich des zentralen Nervensystems. Intensive Diagnostik und frühzeitige Therapie sind erforderlich, um bei insgesamt schlechter Prognose dieser Erkrankungen einen letalen Ausgang zu verhindern. Durch Zygomyceten (Mucor spp., Rhizopus spp.) verursachte, invasive Erkrankungen haben häufig eine rhinozerebrale oder pulmonale Lokalisation, können jedoch auch einen disseminierten Verlauf aufweisen. Diese Erkrankungen sind bei transplantierten Patienten häufig mit dem gleichzeitigen Vorliegen eines Diabetes mellitus assoziiert. Aggressives chirurgisches und medikamentöses Vorgehen ist in allen Fällen erforderlich, insbesondere jedoch bei den rhinoorbitalen und rhinomaxillären Formen.

Zu den invasiven Pilzinfektionen gehören auch Infektionen durch Pneumocystis carinii. P.-carinii-Pneumonien manifestieren sich typischerweise als subakute, progressive respiratorische Insuffizienz, verbunden mit einem trockenen Husten und radiologischen Zeichen eines interstitiellen Infiltrates. Auch hier sind rechtzeitige Diagnose und Therapieeinleitung entscheidend.

## Parasiteninfektionen

Von prominenter Bedeutung ist hier eine Infektion durch Toxoplasma gondii. Über 50% seronegativer Herztransplantations-Patienten, die Organe seropositiver Spender erhalten, entwickeln symptomatische Infektionen, sofern keine entsprechende Prophylaxe durchgeführt wird. Auch Blut oder Blutprodukte sind mit der Übertragung von T. gondii in seronegative Transplantationspatienten assoziiert worden. Eine invasive T.-gondii-Infektion betrifft hauptsächlich das zentrale Nervensystem (Abszeß, Meningoenzephalitis), die Lunge, das Auge sowie das Transplantatorgan. Die Diagnose basiert auf direktem histologischen Erregernachweis mittels Serologie und gibt im positiven Falle Anlaß zur frühzeitigen Therapie, normalerweise mit Folat-Antagonisten.

Erwähnenswert ist auch die Infektion mit Strongyloides stercoralis, die auf der für diesen Helminthen typischen Eigenschaft zur Entwicklung filariformer infektiöser Larven im Intestinaltrakt beruht. Die dadurch verursachte Autoinokulation des Erregers kann dabei zu einem Hyperinfektionssyndrom und, bei unkontrollierter Vermehrung des Wurmes, zu einem Befall nahezu sämtlicher Organe und Organsysteme führen. Die Erkrankung tritt in Zentraleuropa insgesamt, besonders jedoch seit Einführung von Cyclosporin A, selten auf.

# 11.6 Diagnostik

Fieber ist das Leitsymptom nosokomialer Infektionen in der unmittelbaren Posttransplantationsperiode. Die klinische und mikrobiologische Diagnostik bei Fieber, das >3 Tage postoperativ persistiert oder neu auftritt, muß als Infektionsherd vaskuläre Zugänge, die Lunge, das Harnwegssystem (inkl. Prostata), die Operationswunde und die Nasennebenhöhlen einschließen. Mit disseminierten Pilzinfektionen ist zu rechnen (Fundoskopie!).

Entscheidende Voraussetzung für einen erfolgreichen Erregernachweis ist die adäquate Information an das Untersuchungslabor. Ein Erregernachweis bei nosokomialer Pneumonie kann in der initialen Phase nach Transplantation durch nichtinvasive Verfahren versucht werden. Eine invasive, gezielte Diagnostik (BAL, evtl. transbronchiale Biopsie) ist erforderlich, falls innerhalb von 24–48 h ein Erregernachweis nicht gelingt oder falls in der immunsupprimierten Periode Verdacht auf eine opportunistische Infektion (gehäuft beim Herztransplantationspatienten: Legionella sp., Nocardia sp.) besteht. Wundinfektionen erfordern ebenfalls aufgrund der – typischerweise mit fastidiösen, multiresistenten Erregern erfolgenden – Kolonisation einen kulturellen Nachweis auf der Grundlage bioptischer Exploration. Infektionen der Haut oder des subkutanen Bindegewebes können beim herztransplantierten Patienten foudroyant verlaufen; auch bei klinisch larvierter Symptomatik ist bei Nichtansprechen auf empirisch antibakterielle Therapie innerhalb von 24–48 h eine Biopsie mit Kultur erforderlich (gramnegative Erreger, Candida, Cryptococcus). Jede gastrointestinale Blutung muß differentialdiagnostisch an CMV denken lassen und entsprechende endoskopisch-bioptische Diagnostik (Kultur, molekularer Nachweis) veranlassen. ZNS-Infektionen durch opportunistische Infektionen manifestieren sich häufig als subakut-chronisch verlaufende Infektionen und imponieren als Abszesse oder Meningoenzephalitis. Wenn irgend möglich, sollte gerade bei intrakraniellen Prozessen eine mikrobielle Diagnostik angestrebt werden, da eine Zuordnung des Befundes mittels auch hochsensitiver bildgebender Verfahren zu Erregergruppen nicht zuverlässig ist und ein breites Spektrum nosokomialer und opportunistischer Erreger beim herztransplantierten Patienten vorkommt (Aerobier, Anaerobier, Aspergillus sp., T. gondii, N. asteroides). Die Diagnostik einer basalen Meningoenzephalitis (M. tuberculosis) kann auch bei Anwendung hochsensitiver kultureller/molekularer Nachweisverfahren schwierig sein (Larocco 1997) (Tabelle 11.3).

**Tabelle 11.3.** Erreger-Diagnostik beim Herztransplantationspatienten

| Erreger | Diagnostik* |
|---|---|
| ■ **Bakterien** | PCR-Nachweis bakterieller rRNA bei unklaren Organbefunden möglich |
| Legionella sp. | Direktnachweis (fluoreszierende Antikörper)<br>Antigennachweis im Urin (nur L.-pneumophila-Serogruppe 1)<br>Serologie<br>(Kultur)<br>PCR (BAL, Trachealsekret) |
| Nocardia sp. | Direktnachweis (modifizierte Färbung auf säurefeste Stäbe)<br>Kultur (Bronchoalveoläre Lavage) |
| Bartonella quintana,<br>Bartonella henselae | Serologie<br>PCR (Gewebe, Blut) |
| Mykobakterien | Direktnachweis, Kultur<br>PCR (genusspezifisch)<br>PCR (speziesspezifisch: M. tuberculosis) |
| ■ **Viren** | |
| HSV-1 | Serologie**, PCR (Gewebe) |
| HSV-2 | Serologie**, PCR (Gewebe) |
| HHV-6, HHV-8 | Serologie**, PCR (Blut) |
| CMV | Serologie (IgM und IgG)**<br>pp65-Antigen (Heparin-Blut, muß am Abnahmetag verarbeitet werden)<br>CMV-*early antigen*<br>Kultur<br>PCR (qualitativ und quantitativ)<br>DNA-Bestimmung mittels direkter Hybridisierung (quantitativ)<br>Kultur |
| EBV | Serologie (IgM und IgG)**, PCR (Blut) |
| VZV | Serologie (IgM und IgG)**, PCR (Gewebe) |
| HBV | HBsAg, HBcAg, HBeAg, Anti-HBs-Ak, Anti-HBc-Ak<br>PCR (qualitativ und quantitativ) |
| HCV | Anti-HCV-Ak<br>PCR (qualitativ und quantitativ) |
| HIV-1 | Serologie<br>PCR (qualitativ und quantitativ) |
| Humanes Parvovirus B-19 | Serologie, PCR (Blut) |

**Tabelle 11.3** (Fortsetzung)

| Erreger | Diagnostik* |
|---|---|
| **Pilze** | |
| Candida spp. | Kultur: Blut (Pilzkulturflasche!), Aspirat, Gewebe<br>Candida-Antigen-Nachweis (Blut)<br>Serologie |
| Aspergillus spp. | BAL, transbronchiale Biopsie<br>Gewebe (Histologie)<br>Aspergillus-Antigen-Nachweis<br>Serologie |
| Cryptococcus neoformans | Kultur (Liquor)<br>Antigen-Nachweis (Liquor, Serum, Pleuraflüssigkeit) |
| **Parasiten** | |
| T. gondii | Serologie (IgM und IgG)<br>PCR |
| P. carinii | Direktnachweis (BAL) |
| Leishmania sp. | Direktnachweis, Kultur, PCR (Knochenmark-Aspirat) |

* Bei PCR-Nachweisverfahren Probentransport mit Untersuchungslabor absprechen. Kurze Transportzeiten (30 min) bei RNA-Nachweisverfahren (HCV, HIV) erforderlich. Materialien zum Virusnachweis nie einfrieren, immer kühlen. Alle Proben möglichst noch am Tag der Abnahme verarbeiten

** Eingeschränkte Aussagekraft der Antikörper-Nachweisverfahren bei Herpesviridae unter Immunsuppression beachten

# 11.7 Therapie

Die Herztransplantation stellt eine akzeptierte Indikation zur perioperativen prophylaktischen Therapie, klassischerweise mit einem Cephalosporin 1. oder 2. Generation (Cefazolin, Cefamandol oder Cefuroxim) (30 min vor bis 48 h nach Operation) dar. Die Prophylaxe einer P.-carinii- und T.-gondii-Infektion erfolgt in den meisten Institutionen mit Cotrimoxazol (80/400 mg/Tag) für 6 (–12) Monate.

Die prophylaktische Gabe von Ganciclovir gilt heutzutage bei Patienten mit Lebertransplantation als indiziert. Bei herztransplantierten Patienten konnte zwar gezeigt werden, daß CMV-positive Patienten, die Ganciclovir erhielten, eine signifikant niedrigere Inzidenz von CMV-Erkrankung zeigten als die plazebokontrollierte Vergleichsgruppe; die besondere Risikogruppe CMV-negativer Patienten nach Transplantation mit einem CMV-positiven Organ profitierten jedoch nicht signifikant von Ganciclovir. Eine Reihe prophylaktischer Strategien ist daraufhin bei Patienten mit Transplantation unterschiedlicher Organe inkl. des Herzens untersucht worden; ein

**Tabelle 11.4.** Therapie wichtiger opportunistischer Infektionen nach Herztransplantation bei invasiver oder akuter Infektion*

| Erreger | Antiinfektive Therapie |
|---|---|
| Legionella sp. | Erythromycin 3 g/d i.v. + Rifampicin 600 mg/d (oder Levofloxacin i.v.) |
| Nocardia asteroides | (Imipenem 2 g/d oder Meropenem 3 g/d) + Amikacin 7,5 mg/kg alle 12 h |
| Listeria monocytogenes | Ampicillin 12 g/d + Gentamicin 1,7 mg/kg alle 8 h |
| CMV (Pneumonie) | Ganciclovir 7,5 mg/kg/d × 20 Tage + IVIG 500 mg/kg × 10 Dosen; anschließend Ganciclovir 5 mg/kg/3–5 × wöchentlich für 20 Dosen + IVIG 500 mg/kg/2 × wöchentlich für 8 Dosen |
| HSV (Enzephalitis) | Acyclovir 10 mg/kg i.v. /alle 8 h/14–21 Tage |
| VZV (Zoster) | Acyclovir 10–12 mg/kg i.v. /alle 8 h/14–21 Tage |
| Candida albicans (Candidämie) | Fluconazol 400 mg/d, evtl. bis 800 mg/d (+ 5-Flucytosin 100 (–150) mg/kg/d) oder Amphotericin B 0,5 (–1,0) mg/kg/d (+ 5-Flucytosin) |
| Aspergillus sp. | Amphotericin B 1,0 (–1,25) mg/kg/d (+ 5-Flucytosin) oder AmBisome[R] (3-) 5 mg/kg/d (+ 5-Flucytosin) |
| Cryptococcus neoformans (Meningitis) | Amphotericin B 0,5–0,8 mg/kg + 5-Flucytosin |
| Pneumocystis carinii (Pneumonie) (akut krank, i.v. Therapie erforderlich) | (Prednison, beginnend 30 min vor Cotrimoxazol, initial 80 mg/d für 4 Tage, dann reduzierend über 15 Tage) + Cotrimoxazol 15 mg/kg Trimethoprim-Anteil/d/ × 21 Tage |
| Toxoplasma gondii | (Pyrimethamine 200 mg p.o. ‚loading dose', dann 75–100 mg/d p.o.) + (Sulfadiazin 1–1,5 g p.o./alle 6 h) + (Folsäure 10–15 mg/d p.o.) × 3–6 Wochen |

* Angegebene Dosierungen beziehen sich auf einen normalgewichtigen Erwachsenen mit normaler renaler und hepatischer Funktion. Die Angaben können nur als Anhaltspunkte dienen und sind im Einzelfall nach klinischer Konstellation anzupassen! (modifiziert nach Sanford Guide to Antimicrobial Therapy, 1999)

Konsens bezüglich einer singulären prophylaktischen Strategie für herztransplantierte Patienten steht jedoch hier noch aus (Noble 1998). Ein besonderes Risiko für die Entwicklung invasiver CMV-Infektion kann aufgrund einer Immunsuppression mit monoklonalen/polyklonalen Antilymphozyten-Antikörpern oder aufgrund (quantitativen) Nachweises von CMV-DNA (Verlaufskontrolle) sowie des Anteils pp65-positiver Leukozyten (Verlaufskontrolle) identifiziert werden und stellt eine weithin akzeptierte Indikation zur präemptiven Therapie (=Therapie *vor* Auftreten invasiver Erkrankung) dar (Griffiths 1997).

Impfungen stellen weitere wichtige prophylaktische Maßnahmen dar. Auffrischungsimpfungen bzw. Grundimmunisierungen mit Tot-Impfstoffen (Tetanus-Diphtherie, inaktivierte Polio-Vakzine, Pneumokokken-Vakzine, Haemophilus-influencae-Vakzine bei Kindern, jährliche Virusgrippeimpfung) sollten möglichst so rechtzeitig vor Transplantation erfolgen, daß eine Antikörperbildung noch erfolgen kann. Lebendimpfungen sind grundsätzlich kontraindiziert; es gibt jedoch Hinweise, daß zumindest die Varizellenimpfung bei transplantierten Patienten sicher ist, weshalb sie aufgrund des erheblichen Risikos einer perakuten VZV-Infektion beim nichtimmunen Patienten erörtert werden sollte (Tabelle 11.4).

# Kapitel 12 Säuglings-Herztransplantation

## 12.1 Indikationen

Die Herztransplantation ist heute eine realistische Behandlungschance für Säuglinge und Kinder mit Kardiomyopathie und einigen kongenitalen Herzfehlern (Scheld 1989, Scheld 1990, Hehrlein 1991). Das Hauptproblem bleibt der Mangel an Organspendern. Die Resultate sind ermutigend, seit 1985 in Loma Linda das erste Neugeborene mit einem hypoplastischen Linksherzsyndrom (HLHS) transplantiert wurde, welches heute lebt und wohlauf ist. Die 5-Jahres-Überlebensrate beträgt in dieser Krankengruppe >65% (Hosenpud 1998) und gleicht damit der der Erwachsenen. Die gegenwärtigen Indikationen umfassen folgende Krankheitsbilder:

- Angeborene Herzfehler, die konservativ operativ nicht therapierbar sind
  - Endokardiofibrose
  - komplizierter Truncus arteriosus
  - nichtkorrigierbare D-Transposition der großen Arterien
  - L-TGA mit singulärem Ventrikel und AV-Block
  - Pulmonalatresie mit intaktem Septum und großen Sinusoiden
  - singulärer Ventrikel mit subaortaler (FBV) Obstruktion
  - symptomatische schwere Ebstein'sche Anomalie
  - Schweizer-Käse-Ventrikelseptumdefekt
  - Bland-White-Garland-Syndrom
  - Herztumore
  - koronararterielle Fistel.
- Univentrikuläre Herzen
  - kompliziertes hypoplastisches Linksherz-Syndrom. Die Ergebnisse der Norwoodoperation rechtfertigen heute keine Transplantation mehr (Bailey 1992, 1993, Boucek 1995)

- univentrikuläre Herzen, die für eine Fontanzirkulation nicht in Frage kommen
  durch aortopulmonale Shunts volumenüberlastete Herzen,
  nicht rekonstruierbare verzogene Pulmonalarterien,
  AV-Klappeninsuffizienz,
  Herzinsuffizienz
- Fontanversager
  schlechte Hämodynamik nach totaler Cavopulmonaler Konnektion
- komplexe Heterotaxiesyndrome
  übliche Palliationen für kompletten AV-Kanal, Pulmonalatresie, totale Lungenvenenfehlmündung gewährleisten keinen erfolgreichen Langzeitverlauf.

- Dilative Kardiomyopathie
  - der natürliche Verlauf ist bei verschiedenen Altersgruppen unterschiedlich
  - schlechte Prognose bei: LVEDP >25 mmHg (Lewis 1991), LVEF <30% (Ino 1988, Friedman 1991, Chen 1990), familiäre Belastung (Chen 1990), Synkope, Arrhythmien (Fricker 1999)
  - gute Prognose bei: <2 Jahre (Griffin 1988), virale Ursache, ventrikuläre Hypertrophie
  - Ätiologie: Postinflammatorisch nach Adenovirus-Infektion (Martin 1994), Adriamycininduziert
  - DD: Chronische Arrhythmien, Koronaranomalien.
- Hypertrophe Kardiomyopathie:
  - viele Genotypen bekannt mit unterschiedlichem natürlichen Verlauf
  - keine medikamentöse Therapie vermindert das Risiko des plötzlichen Herztodes, welches außer Synkopen ohne spezifische Symptome einhergeht
  - Indikation zur Transplantation bei familiärer Belastung, VT (unkontrollierbar durch Amiodarone oder antitachykarde Schrittmachertherapie), erhöhtem Risiko des plötzlichen Herztodes (linksventrikuläre Wanddicke >3 cm, familiäre Belastung, ventrikuläre Tachykardien).
- Restriktive Kardiomyopathie:
  - natürlicher Verlauf: Kurze Krankengeschichte von Diagnose bis Tod (Lewis 1992, Cetta 1995)
  - große Vorhöfe, kleine Ventrikel

- diastolische Dysfunktion! DD: Amyloidose, Hämochromatose, Glykogen-Speicherkrankheit, Mukopolysaccharidose, Sarkoidose, Endomyokardfibrose mit Eosinophilie, konstriktive Perikarditis
- systolische Funktion intakt, häufig hoher PVR (*Cave*: bei wenig Symptomen nicht zu lange warten, sonst HLTX).

- Genetisch-biochemische Stoffwechselerkrankungen
  - Fettsäure-, Aminosäure- und Glykogenstoffwechselstörungen.

## 12.2 Kontraindikationen

- Alter <36. Schwangerschaftswoche (Unreife)
- Gewicht <2200 g
- unmögliche anatomische Voraussetzungen (diskontinuierliche hypoplastische Pulmonalarterien, hypoplastische Pulmonalvenen etc.)
- neurologische Störungen
- unklarer Herzfehler
- persistierende Azidose pH <7,10
- aktive Sepsis
- Versagen anderer Organe, die sich nach der Transplantation nicht erholen
- relative Kontraindikation (wird individuell gemeinsam entschieden) bei
  - schlechter Nierenfunktion, die keine Besserung nach der Transplantation erwarten läßt
  - Fehlbildung der Nieren und ableitenden Harnwege.
- Erhöhter PVR
  - PVR bei angeborenen Herzfehlern schwer bestimmbar, obere Grenze ist nicht festgelegt; Richtlinien: PVR >5 Wood-Einheiten, TPG >15 mmHg. Bei Grenzfällen: Wiederholte PVR, Bestimmung nach vasodilativer Behandlung; *oversized donor.*
- Maligne Erkrankungen
  - es gibt zunehmend Erfahrungen nach Therapie maligner Erkrankungen mit keiner erhöhten 2-Jahres-Sterblichkeit, jedoch erhöhter Inzidenz für Infektionen, empfohlen wird 1 Jahr krankheitsfreies Intervall (Goldstein 1995, Dillon 1991).

- Virusinfektion
  - HIV
  - HCV (Evaluation: PCR auf Virämie, Leberfunktionstest, Leberbiopsie)
    höheres Risiko der Abstoßung (Abbustini 1997)
    höhere Letalität (Bouthot 1997)
    progressive Lebererkrankung
    häufiger opportunistische Infektionen und Leberzirrhose
    weniger effiziente antivirale Therapie (Fishman 1996).
- Psychosoziale Aspekte
  - Non-compliance: Risiko für schlechte Resultate (Uzark 1992)
  - Gestörte Familienverhältnisse
  - Schlechte Versorgung durch Angehörige
  - Kommunikationsschwierigkeiten (Sprache).
- Übergewicht
  - >120% BMI (relative Kontraindikation)
  - >140% BMI (absolute Kontraindikation)
    wegen erhöhtem Risiko für Bluthochdruck und Koronarsklerose, Morbidität durch Kortikosteroide.
- Chromosomenanomalie
  - wird auf individueller Basis gemeinsam entschieden, Definition der Lebensqualität zwischen medizinischem Personal und Angehörigen wird unterschiedlich bewertet.

## 12.3 Spenderkriterien

Hier finden grundsätzlich die gleichen Richtlinien der Definition und Diagnostik des dissoziierten Hirntodes wie im Bereich der Erwachsenen-Herztransplantation Anwendung. Bezüglich der Spenderauswahl sind neben den Kriterien des Hirntodes (siehe Kapitel 5.1, Checklisten 19.2–19.4) einige zusätzliche Punkte zu beachten:

- kein Anencephalus
- >32. Schwangerschaftswoche
- geeignete Größe (Spendergewicht bis 400% des Empfängergewichtes), *Cave:* Spender kleiner als Empfänger
- keine Infektion
- gute Herzfunktion
- stabile Kreislauffunktion ohne hochdosierte Katecholamine

- Verkürzungsfraktion >25%
- EF >40%
- keine Herzfehler außer persistierendes Foramen ovale (PFO) oder persistierender Ductus arteriosus Botalli (PDA)
- normales EKG
- kein „längerer“ Kreislaufstillstand.

## 12.4 Ärztliche Betreuung

### Präoperatives Management

Das präoperative Management bei Kindern mit kongenitalen Vitien richtet sich nach der zugrundeliegenden Mißbildung und entsprechenden Hämodynamik. Bei ductusabhängigen Herzfehlern sind Prostaglandine wie PGE2 so niedrig wie möglich zu dosieren (Tabelle 12.1).

Es erfolgt insbesondere eine Überwachung von Herzkreislauf, peripheren Pulsen, Atmungsfunktion, Nierenfunktion, neurologischer Leistung und Zeichen für neuauftretende Infektionen. Bluttransfusionen sind zu vermeiden. Bei zyanotischen Herzfehlern ist die Indikation bei einem Hb <13 g/l gegeben. Falls notwendig, sollten sie CMV-frei (zur Verhinderung von CMV-Infektionen) und bestrahlt (zur Verhinderung einer immunogenen Wirkung) sein sowie über Leukozytenfilter appliziert werden. Die $K^+$-Konzentration in den Erythrozyten-Konzentraten ist vor Applikation zu bestimmen, da es zu einem überhöhten Anstieg mit der Gefahr von Hyperkaliämie und Herzrhythmusstörungen kommen kann. Während der Wartezeit

**Tabelle 12.1.** Balancieren von Pulmonal- und Systemkreislauf-Herzzeitvolumen (Qp/Qs)

| Blutgasanalyse | Zielvorgabe |
|---|---|
| pH | 7,2–7,30 |
| $PaCO_2$ | 40–45–(50) mmHg |
| $PaO_2$ | 30–40 mmHg |
| $SaO_2$ | 75–85% |

Qp = Herzzeitvolumen im Pulmonalkreislauf, Qs = Herzzeitvolumen im Systemkreislauf, $PaCO_2$ = Kohlendioxidpartialdruck (arteriell), $PaO_2$ = Sauerstoffpartialdruck (arteriell), $SaO_2$ = Sauerstoffsättigung (arteriell)

erfolgt ein 4wöchentliches Screening auf präformierte Antikörper durch den Panel-reactive-antibody(PRA)-Test. Als mechanisches Bridging haben wir das MEDOS-System auch bei Säuglingen erfolgreich einsetzen können (Asfour 1997, Weyand 1998).

## Intraoperatives Management

Folgende Maßnahmen sind speziell in der pädiatrischen Altersgruppe unmittelbar vor, während und nach Herztransplantation zu beachten:

- Alprostadil = Prostaglandin $E_1$ (Minprog®) Infusion zum Offenhalten des PDA, wenn indiziert,
- Cyclosporin A (Sandimmun®) 0,1 mg/kg/h in G5%, sobald der Patient im Haus ist, d. h. ca. 6 h vor dem geplanten Operationstermin, Beendigung vor Anfahren der Herz-Lungen-Maschine, Wiederbeginn nach Abgang von der Herz-Lungen-Maschine,
- CMV-Hyperimmunglobulin (Cytotect®) 100 IE/kg,
- Cefamandol (Mandokef®) 30 mg/kg,
- Prednisolon (Soludecortin®) 15 mg/kg,
- Heparin (Heparin®) 3 mg/kg,
- Erythrozyten-Konzentrate CMV-frei, bestrahlt, oder über Leukozytenfilter.

Die orthotope und heterotope Transplantationstechnik ähnelt im Prinzip der beim Erwachsenen (siehe Kapitel 6.4). Die Technik bei Kindern mit komplexen kongenitalen Vitien ist nachfolgend beschrieben. Entsprechend der Größe der Kinder wird feineres, evtl. auch resorbierbares Nahtmaterial verwendet.

## Postoperatives Management

Die erste Phase der postoperativen Betreuung auf der Intensivstation erfolgt für 1–2 Tage unter initialem Schleusen-Management (Kittelpflege, Mundschutz, Kopfbedeckung, Händedesinfektion). Man strebt die baldige Beendigung der Sedierung, Beatmungsentwöhnung nach 24 h, das rasche Entfernen von Drainagen und Zentralvenenkatheter und zügige Mobilisierung an. Unmittelbare postoperative Komplikationen und Risiken sind

- hämodynamische Probleme und Rhythmusstörungen durch hyperakute Abstoßung, unklares Transplantatversagen oder andere Ursache
- Blutung
- respiratorische Insuffizienz
- Infektion (Diagnostik durch C-reaktives Protein, Blutkultur mit Beachtung nosokomialer Erreger wie Staphylokokken und gramnegativer Keime, ab Tag 14 durch Urin- und Rachenabstriche auf CMV).

Wesentliche Risikofaktoren der perioperativen Letalität, d.h. 30-Tage-Letalität, die um 12% liegt, sind ein pulmonaler Hypertonus mit einem transpulmonalen Gradienten >12–15 mmHg bzw. einem Pulmonalgefäßwiderstandsindex (PVRI) >4–6 WU×m$^2$ (Herrmann 1988). Der Pulmonalgefäßwiderstand ist postoperativ oft wegen der Endothelschädigung vorübergehend höher als präoperativ. Einen additiven Effekt hat dabei noch der linke Ventrikel, der durch seine hohe Vorlast, d.h. einen erhöhten Pulmonalkapillarverschlußdruck, den Pulmonalgefäßwiderstand zusätzlich steigert. Diese Tatsachen können dem transplantierten „normalen" rechten Ventrikel der diesen hohen Pulmonalgefäßwiderstand nicht gewohnt ist, zum Verhängnis werden. Daher müssen unbedingt der linksventrikuläre enddiastolische Druck, der Pulmonalgefäßwiderstand und der Pulmonalarterienmitteldruck gesenkt werden. Die Applikation von Isoproterenol (Isoprel®) hat zwei günstige Wirkungen beim Entwöhnen (Weaning) von der Herz-Lungen-Maschine. Es senkt den Pulmonalgefäßwiderstand und steigert die Herzfrequenz. Ist bereits präoperativ ein hoher Pulmonalgefäßwiderstand (>3–4 WU) bekannt, ist eine Infusion des Phosphodiesterase-Hemmers Enoximon (Perfan®) oder Milrinon (Corotrop®), evtl. bereits präoperativ begonnen, sinnvoll. Mit Hilfe eines Pulmonaliskatheters, bei Säuglingen transrechtsventrikulär, läßt sich ein pulmonalarterieller Hypertonus gut überwachen. Außerdem können darüber auch pulmonalarterienmitteldrucksenkende Medikamente appliziert werden. Liegt ein milder bis starker pulmonalarterieller Hypertonus vor, sollte alles unternommen werden, diesen zu senken. Sedierung, Relaxierung, Hyperventilation mit $FiO_2$ 100% ($P_{CO_2}$ 23–30 mmHg), milde respiratorische Alkalose (pH 7,45), Gabe von Nitroglyzerin (Nitrolingual®), Natrium-Nitroprussid (Nipruss®), Alprostadil = Prostaglandin E (10–160 ppm Inhalation) (Minprog®) über den Pulmonalarterien-Katheter, Vermeiden von Katecholaminen. Sollten Katecholamine nötig sein, dann sollten diese über einen linksatrialen (LA)-Katheter appliziert werden und dem pulmonalarteriell-vasokonstriktorischen Effekt aggressiv mit Vasodilatation entgegengewirkt werden. Meist ist es möglich, dieses Management nach 2–3 Tagen zu beenden.

Das unreife kalziumabhängige Myokard mit seiner diastolischen Funktionsstörung infolge der niedrigen Compliance regelt sein Herzzeitvolumen und die Inotropie ganz überwiegend über die Herzfrequenz und das ionisierte $Ca^{2+}$. Die akute Abstoßung ist selten ein Grund für hämodynamische Probleme, obwohl die Inzidenz der Abstoßungen in den ersten 3 Monaten am höchsten ist. Das transplantierte Herz hat meist eine weniger gute Compliance und benötigt daher anfangs höhere Füllungsdrücke.

Bradykarde Rhythmusstörungen benötigen eine Therapie mit Orciprenalin (Alupent®) oder eine Vorhof-Schrittmacherstimulation.

Nach ca. 1–2 Wochen geht die Betreuung des herztransplantierten pädiatrischen Patienten von der Intensivbeobachtungsphase über zur Betreuung auf der Normalstation ohne besondere Isolationsmaßnahmen. Hier benötigt der Säugling lediglich einen Mundschutz bei Verlassen des Einzelzimmers mit der Mutter. Es erfolgt die Umstellung auf orale Medikation. Ein wesentliches Augenmerk in dieser Phase liegt auf der Stabilisierung der immunsuppressiven Therapie. Die immunsuppressive Therapie besteht in Cyclosporin A (Sandimmun®) 0,1–0,2 mg/kg/h i.v., nach Beginn der Nahrungsaufnahme und Umstellung auf orale Medikation 10–15 mg/kg/24 h in 2–3 Gaben p.o. Kinder unter 4 Jahren erhalten drei tägliche Gaben wegen schnellerer Metabolisierung. Der CSA-Spiegel wird anfangs täglich, später 2mal wöchentlich, kontrolliert. Der Zielspiegel liegt in der frühpostoperativen Phase bei 250–300 ng/ml (monoklonaler Vollblut-Spiegel). Das zweite Medikament ist Azathioprin (Imurek®) 2–3 mg/kg/Tag p.o. Dabei sollen die peripheren Leukozyten bei 4–8000/μl liegen. Eine alternative Therapie besteht in Methotrexat (Methotrexat Lederle®) wöchentlich 10 $mg/m^2$ KOF in 1–3 Gaben. Das dritte Standbein der Therapie ist Prednisolon (Soludecortin®), 125 mg/Tag bei Kindern <10 kg, 250 mg/Tag bei Kindern zwischen 10–25 kg und 500 mg/Tag bei Kindern >25 kg. Eine Induktionstherapie mit Antithymozytenglobulin (ATG Biotest®), z.B. über 7–10 Tage 15 mg/kg/Tag, erfolgt nach denselben Richtlinien wie bei Erwachsenen.

Folgende weitere Medikation wird im Kindesalter durchgeführt:
- CMV-Hyperimmunglobulin (Cytotect®) 1×100 IE/kg, bei CMV-negativen Patienten an Tag 2, 7, 14, 35, 56, 77, bei CMV-positiven Patienten an Tag 15 (Netz 1994),
- evtl. zusätzlich Immunglobuline (z. B. Pentaglobin®) bei Sepsis, z. B. 5 mg/kg/Tag an drei aufeinanderfolgenden Tagen (die Gabe kann bei stärkerer Immunsuppression wiederholt werden),
- Cefamandol (Mandokef®), solange zentrale Zugänge liegen, 100 mg/kg/Tag 8stündlich,
- Ranitidin (Zantic®), solange Prednisolon hochdosiert verabreicht wird, 1–2 mg/kg/Tag in 3–4 Gaben i. v. bzw. 2–4 mg/kg/Tag in 2 Gaben p.o.,
- Azetylsalizylsäure (Aspirin®), 1 mg/kg/Tag, wenn die Thrombozyten >500 000/μl,
- Prostaglandine werden in 7 Tagen langsam ausgeschlichen,
- Trimethoprim/Sulfamethoxazol (Bactrim®) für 6 Monate zur Prophylaxe von Infektionen mit Pneumocystis carinii,
- Aciclovir (Zovirax®) für 3 Monate zur Prophylaxe von Herpes-simplex-Virus-Infektionen.

## Langzeitnachsorge

Die Aufgaben der Nachsorge im pädiatrischen Bereich gleichen der nach Erwachsenen-Herztransplantation (siehe Kapitel 15): Überwachung der Transplantatfunktion, Verhinderung von Organkomplikationen, psychosomatische Verarbeitung und volle gesellschaftliche Wiedereingliederung der jungen Patienten (Park 1993). Richtlinien für die Wiedervorstellungsintervalle sind:
- <4 Wochen nach HTX: 1–2×/Woche,
- >4 Wochen nach HTX: 1×/Woche,
- >3 Monate nach HTX: 2wöchentlich,
- >6 Monate nach HTX: 4wöchentlich,
- >12 Monate nach HTX: 6–12wöchentlich.

Früh nach Herztransplantation, d. h. innerhalb der ersten 3–6 Monate, besteht eine höhere Inzidenz des Transplantatversagens gegenüber einer Infektion. Später, d. h. nach 6 Monaten, nimmt das Risiko einer Infektion gegenüber der (sub-)akuten Abstoßung stetig zu, letzteres mit verminderter Sterblichkeit. Nach 12 Monaten nimmt das Risiko einer Transplantatvaskulopathie und von Neoplasien zu. Die Transplantatvaskulopathie-Inzidenz wird mit ca. 8%/2 Jahre nach pädiatrischen Herztransplantationen angegeben (Pahl 1994). Die 1-Jahres-Überlebensrate nach Herztransplantation bei Säuglingen wird mit 65–80%, die 1-Jahres-Überlebenszeit der im Alter <18 Jahre transplantierten Patienten wird mit 60–72% angegeben (Addonizio 1987, Pahl 1994, Sarris 1994). Im Rahmen der ambulanten Vorstellungen erfolgt ein regelmäßiges Screening der kardiovaskulären Funktion durch Kontrolle des hämodynamischen Status nach Absetzen oder Reduktion der inotropen und diuretischen Medikamente, EKG, Echokardiogramm, Rö-Thorax, anfangs 1×/Monat und im Alter von 5 Jahren eine Thallium-Myokardszintigraphie zur Diagnostik von Koronarstenosen und Minderperfusion. Die Diagnostik der akuten Abstoßung erfolgt durch Überwachung folgender Parameter:

- Klinik: Tachykardie, Tachypnoe, Akrozyanose, Hepatosplenomegalie, Irritabilität, Fieber, Oligurie, Änderung des Eß- und Schlafverhaltens
- Labor: Leukozytose, CK-MB
- 12-Kanal-EKG: 25%ige Reduktion der Voltage in allen Ableitungen, Wechsel der elektrischen Achse, Arrhythmien
- Langzeit-EKG: SVES, VES, AV-Block
- Echokardiogramm: systolische, diastolische Funktionsparameter (Loker 1994, Valantine 1993), neu auftretende AV-Insuffizienz, Perikarderguß
- Rö-Thorax
- Endomyokardbiopsie (nicht routinemäßig im Neugeborenen-/Kleinkindalter)
- Cyclosporin-Monitoring: Hierzu wird der CSA-Spiegel in der Phase <3 Monate bei 250–300 ng/ml, nach >3 Monaten bei 150–200 ng/ml, nach >12 Monaten bei 100–150 ng/ml gehalten (monoklonale Vollblut-Methode). *Cave:* Medikamenteninteraktion (Kahan 1989): Ein erhöhter CSA-Spiegel findet sich nach Einnahme von Erythromycin, Ketoconazol, Amphotericin, Methylprednison und Diltiazem, ein erniedrigter CSA-Spiegel nach Einnahme von Rifampicin, Carbamazepin, Phenobarbital, Phenytoin, Trimethoprim/Sulfamethoxazol
- Multiparametrisches Immunmonitoring: Dieses wird in den ersten drei Wochen nach Herztransplantation alle 48 Stunden (Mo/Mi/Fr) und nach Entlassung bei jeder ambulanten Vorstellung

durchgeführt. Dazu wird EDTA-Blut und Serum abgenommen und bis 9 Uhr in das Zentrallabor versandt. Dort erfolgt die Bestimmung der Zell-Subpopulationen (FACS) und Zytokine (ELISA), wie im Kapitel 8 näher ausgeführt

- Es gibt inzwischen Hinweise, daß auch im Kindesalter die Abstoßungsdiagnostik nichtinvasiv, z.B. durch Einsatz des intramyokardialen Elektrokardiogramms (IMEG), verläßlich durchgeführt werden kann (Müller 1993).

Das Screening der Transplantatvaskulopathie erfolgt durch Herzkatheteruntersuchung in 1–2jährlichen Abständen. Die Transplantatvaskulopathie gilt als multifaktorielles Geschehen, bei deren Entstehung chronische, zelluläre und humorale Abstoßung, Hyperlipidämie und Cytomegalie-Virus-Infektionen mit beteiligt sind. Die gegenwärtigen Therapieansätze, die mangels Verständnis der zugrundeliegenden pathophysiologischen Mechanismen noch nicht sehr befriedigend sind, schließen eine aggressive CMV-Therapie und Kalzium-Antagonisten vom Typ des Diltiazem ein (Zales 1993, Billingham 1982, Schroeder 1993). Darüber hinaus erfolgt zur frühzeitigen Erfassung von Organkomplikationen ein Screening verschiedener laborchemischer Daten.

Zur Erfassung der renalen Funktion erfolgt die Verlaufskontrolle durch Messung von Harnstoff-Stickstoff, Kreatinin, Serum-Elektrolyte, Urin-Elektrolyte, Glukose, pH, Harnkonzentrationsfähigkeit, Harnsäure, alle 6 Monate Kreatininclearance, Proteinclearance, fraktionierte Na-/Ca-Exkretion, evtl. tubuläre Enzyme, Nierensonogramm und eventuell Isotopenprogramm.

Für die hepatische Funktion erfolgt die Verlaufskontrolle bei jeder Vorstellung durch Überprüfung von Gerinnung, Transaminasen, Cholinesterase, $\gamma$-Glutamyl-Transferase, alkalische Phosphatase, Laktat-Dehydrogenase.

Das Infektions-Screening erfordert bei jeder Vorstellung die Durchführung von Differentialblutbild, C-reaktivem Protein, Blutkörperchen-Senkungsgeschwindigkeit. 2 und 4 Monate postoperativ, danach jährlich, werden CMV- und Toxoplasmose-Titer bestimmt. Alle 6–12 Monate werden Hepatitis, Tbc, Pneumocystis carinii, Respiratory-Syncytial-Virus, Ebstein-Barr-Virus Ig G/M bestimmt. Die CMV-Infektion kann unter CSA-Medikation fakultativ symptomarm verlaufen (Zales 1993). Die Diagnosestellung einer CMV-Infektion erfolgt durch einen

4fachen Titeranstieg, Urin- und Rachen-Abstriche, die Polymerase-Kettenreaktion und das CMV-Früh-Antigen im Urin. Die Bedeutung von Respiratory-Syncytial-Virus- und der primären/sekundären CMV-Infektion (25–30% nach Herztransplantation) für Abstoßung, die Transplantatvaskulopathie und Transplantatverlust werden in letzter Zeit zunehmend diskutiert. Bedeutsam erscheint eine Beachtung des nach Herztransplantation zeitabhängig unterschiedlichen Erregerspektrums: In der Frühphase <1 Monat postoperativ finden sich nosokomiale Erreger, nach >1 Monat opportunistische Keime (Legionellen, Aspergillen, Pneumozystis), endogene Reinfektionen (CMV, Toxoplasma) und nach >6 Monaten wiederum eine Abnahme der opportunistischen Erreger wie CMV (Retinitis, Pneumonie), EBV.

Zum Neoplasie-Screening gehört die gewissenhafte Erhebung der Anamnese und eine körperliche Untersuchung, ergänzt durch ein Abdomensonogramm. Es finden sich in der pädiatrischen Patientengruppe nach Herztransplantation in 80% mono-/polyklonale B-Zell-Tumore vom Typ der Non-Hodgkin-Lymphome mit einer Inzidenz von 2–15% in 5 Jahren (Bernstein 1993, Sarris 1994). Die Pathogenese ist wahrscheinlich Ebstein-Barr-Virus-assoziiert. Evtl. werden die lymphoproliferativen Erkrankungen getriggert über eine hohe immunsuppressive Therapie mit ATG, weniger über CSA und OKT3 (Sarris 1994) und über rezidivierende Abstoßungen. Die Symptome bestehen in Anämie, Fieber, Gedeihstörung, Atemwegsinfekten, Lymphadenopathie, Hepatosplenomegalie und Bauchschmerzen (Enterokolitis!). Die Therapie der monoklonalen B-Zell-Tumore besteht in einer Reduktion der immunsuppressiven Therapie (CSA, Prednison um 50%, AZA-Auslaß) und kombinierter Radio-/Chemotherapie. Die Therapie der polyklonalen B-Zell-Tumore besteht in einer Reduktion der immunsuppressiven Therapie, Gabe von Aciclovir (Zovirax®) über 2 Wochen i.v., gefolgt von einer oralen Therapie über 6 Monate (Bernstein 1993). Das Rezidiv-Screening erfolgt mittels Sonographie, Computertomographie, Magnetresonanztomographie und Laborparametern wie Laktat-Dehydrogenase.

# 12.5 Immunologische Therapie

### Abstoßungstherapie

Bei Vorliegen einer leichten akuten Abstoßung (asymptomatische bis minimale Symptome) wird Prednisolon (Soludecortin®) insgesamt 8mal, alle 12 h 125 mg (<10 kg), 250 mg (10–25 kg), oder 500 mg (>25 kg) gegeben. Bei einer mittelschweren bis schweren Abstoßung wird Prednisolon (Soludecortin®) 6mal alle 12 h 125 mg (<10 kg), 250 mg (10–25 kg), oder 500 mg (>25 kg) bzw. Cortison 7–10 Tage 0,5 ml/kg/d i.v. und zusätzlich, bei Nichtansprechen auf die Therapie, Antithymozyten-Globulin (Kaninchen) (ATG Fresenius®) verabreicht. Vor der ersten Gabe erfolgt eine allergologische Austestung, wie in Kapitel 8 beschrieben, sowie die Gabe von 0,024 mg/kg Clemastin (Tavegil®), Ranitidin (Zantic®) und 65–500 mg Paracetamol (ben-u-ron®) zur Verhinderung des begleitenden Zytokin-Syndroms. Bei einer schweren Abstoßung erfolgt ein Behandlungsversuch mit der totalen Lymphknotenbestrahlung.

### Infektionstherapie

Die CMV-Therapie erfolgt mit Gancyclovir (Cymeven®) über 14–21 Tage in einer Dosierung von 5–10 mg/kg/d sowie CMV-Hyperimmunglobulin (CMV-Hyperimmunglobulin Behring® i.m., Cytotect®) in einer Dosierung von 100 E/kg/d. Letzteres Schema kann je nach klinischer Symptomatik evtl. wiederholt werden.

# 12.6 Besonderheiten

### Immunsystem

Da der kindliche Körper ein wachsender Organismus ist, bedarf es einer ständigen Dosisanpassung der immunsuppressiven Therapie. Insbesondere findet sich ein relativ hoher CSA-Metabolismus. Zu achten ist auf Medikationsverlust bei Chylothorax nach umfangreichen Aortenrekonstruktionen, z.B. innerhalb der Norwood-Operation. In bezug auf das Prednisolon ist eine möglichst rasche Rücknahme der Dosierung zur Verhinderung von Nebenwirkungen wie

Wachstumsretardierung, aseptischen Knochennekrosen und gesteigerter Infektanfälligkeit vorzusehen. So kann nach maximal 3 Monaten bei Neugeborenen- und Säuglings-Herztransplantation, nach 6 Monaten bei Kleinkind-Herztransplantation und nach 12 Monaten bei Schulkind-Herztransplantation eine Reduktion der Steroid-Therapie vorgenommen werden.

Dabei kann folgendes Schema zugrundegelegt werden:

- Tag 15: 0,5 mg/kg/d in 2 Einzeldosen
- nach 3 Monaten: 0,15 mg/kg/d bei Kleinkindern und Schulkindern
- nach 6 Monaten: Absetzen bei Kleinkindern, möglichst nach zuletzt alternierender Therapie bei 0,1 mg/kg/d
- nach 12 Monaten: Absetzen bei Schulkindern, möglichst nach zuletzt alternierender Therapie bei 0,1–0,15 mg/kg/d.

Zu achten ist darauf, daß die Cushing-Schwellen-Dosis einer kompletten Hypophysensuppression mit konsekutiver Nebennieren-Rinden-Atrophie (Zona fasciculata) entspricht. Die Schwellendosis für die Supprimierung der Hypophyse liegt bei etwa 9 mg/m$^2$ KOF/d Decortin und 12 mg/m$^2$ KOF/d Hydrocortison. Die natürliche tägliche Sekretionsrate liegt im Mittel bei 20–25 mg/m$^2$ KOF/d Hydrocortison (Reinhardt 1993).

In bezug auf die Hygienerichtlinien kann konsekutiv eine Lockerung der einschränkenden Maßgaben bzgl. Spielplatzbesuch (Tierkot!) und Krabbelgruppen erfolgen. Erhöhter Aufmerksamkeit bedarf es unter der initial forcierten Immunsuppression mit Dreifach(Triple)-Therapie mit Cyclosporin, Azathioprin und Prednisolon sowie bei einer Lymphopenie $<1000/mm^3$. Bezüglich des Kontakts mit Haustieren und Topfpflanzen in Blumenerde muß bei pädiatrischen Patienten erhöhte Aufmerksamkeit walten. Infekte, wie z.B. viral-grippale Erkältungen, werden zumeist unkompliziert überwunden (Herrmann 1988). Jedoch muß der Kindergartenbesuch, vor allem, wenn in der Kindergartengruppe eine Erkrankung grassiert, variabel gestaltet werden.

Bei Varicella-Zoster-Kontakt bedarf es z.T. wiederholter Varicella-Zoster-Immunglobulin-Gaben (Varitect®) in einer Dosierung von 1–2 mg/kg/d mit Wiederholung nach einigen Tagen.

## Das unreife Myokard

Das unreife Myokard ist gekennzeichnet durch kleinere Myozyten, eine geringere Dichte von kontraktilen Einheiten, geringer organisierte Fibrillen, weniger Mitochondrien und mehr rudimentäres sarooplasmatisches Retikulum. Daraus folgt eine geringere Compliance und eine verringerte Fähigkeit, systolische Wandspannung aufzubauen (Friedmann 1972, Romero 1979). Das unreife Myokard bevorzugt die anaerobe Glykolyse und hat die Fähigkeit, den Metabolismus von Adenosintriphosphat(ATP)-Produkten zu reduzieren. Es kann durch drei Mechanismen ATP schneller regenerieren, nämlich durch vermehrtes mitochondriales ATP, vermehrte Adenin-Nucleotid-Translocase- und 5′-Nukleotidase-Aktivität (Young 1983, Wechsler 1986). Die verminderte myofibrilläre ATPase-Aktivität ergänzt die Fähigkeit zum Aufbau einer nur geringen Wandspannung (Nakanishi 1984). Optimale extrazelluläre Kalzium-Konzentrationen spielen beim unreifen Herz eine wesentlich größere Rolle für eine ideale Inotropie als beim Erwachsenen (Seguchi 1986, Nishioka 1981). Das unreife Myokard ist aufgrund des unterentwickelten sarkoplasmatischen Retikulums nicht in der Lage, die gleiche Kalzium-Menge zu sequestrieren. Das unreife Myokard hat wahrscheinlich aufgrund der überwiegenden Nutzung der anaeroben Glykolyse und der Fähigkeit, ATP schneller zu regenerieren, eine größere Ischämie Toleranz als das reife Myokard (Starnes 1981, Bove 1986). Dies gilt jedoch nur für die ersten 6–8 postnatalen Wochen. Die Häufigkeit von akutem Graftversagen ist jedoch deutlich höher als bei Erwachsenen. Die Ursache ist nicht bekannt. Experimentelle Studien ergaben Hinweise, daß das unreife Myokard zwar toleranter auf Hypoxie, jedoch deutlich weniger tolerant gegenüber Ischämie ist (Corno 1987, Chiu 1987, Pridjian 1987, Sawa 1987). Dies hat bei einigen Zentren dazu geführt, daß nur örtliche Spender mit kurzer Ischämiezeit akzeptiert werden.

## Gefäßanastomosen

Die Erfahrung hat gezeigt, daß die zirkumferentiell auch mit nichtabsorbierendem Nahtmaterial angefertigten Anastomosen ohne Druckgradienten wachsen. Dennoch werden verschiedene Verfahren beschrieben, die Anastomosen plastisch zu erweitern. Dazu wird für die Anastomose der Pulmonalarterie bei dem Spenderorgan die Bifurkation mit entnommen. Mit Hilfe dieses Materials wird dann eine augmentierte Anastomose angefertigt. Dabei muß auf das Abknicken der Anastomose besonders geachtet werden.

### Komplexe Herzfehler

Die Zahl der Transplantationen bei komplexen Herzfehlern nimmt zu. Beim hypoplastischen Linksherz-Syndrom, transpositionierten und malpositionierten Gefäßen, *single ventricle*, Situs inversus der Vorhöfe und/oder Ventrikelinversion, Dextrokardie oder beim Heterotaxie-Asplenie-Polysplenie-Syndrom ist die Transplantation nach entsprechender Präparation möglich (Starnes 1987, Harjula 1988, Macoviak 1988, Mayer 1990). Dies wird durch einige anatomische Tatsachen ermöglicht:

- die Aorta ist im Bereich des Austritts aus dem Perikard immer anterior und rechts von der Pulmonalarterie gelegen. Somit können auch komplexe Transpositions-Malpositionsstellungen durch Mobilisation der Empfängeraorta so gehandhabt werden, daß eine Anastomose an die normal positionierte Spenderaorta hergestellt werden kann
- das linke Atrium ist eine Mittellinienstruktur, das die Pulmonalvenen in der Mitte drainiert, um eine direkte Anastomose zum Spenderatrium zu gewährleisten
- die Pulmonalarterie, wenn vorhanden, befindet sich immer an einem Punkt dorsal der Aorta und stellt ebenfalls eine Mittellinienstruktur dar. Zumindest kann ein Konfluens immer über die Mittellinie kreiert werden, um eine Anastomose zur Spenderpulmonalarterie zu ermöglichen.

Bei sehr kleinen Verhältnissen oder komplexen Herzfehlern, bei denen eine Rekonstruktion des Aortenbogens erforderlich ist wie z.B. beim Hypoplastischen Linksherz-Syndrom (HLHS), wird die Operation in tiefer Hypothermie und im Kreislaufstillstand durchgeführt. Folgende Schritte sind durchzuführen:

- Kühlen des Operationssaals auf bis zu 12 °C (vor Ankunft des Patienten)
- Übliches Freilegen des Herzens

- Anschlingen und Tourniquet der rechten Pulmonalarterie und der linken Pulmonalarterie, bei Hyperperfusion der Lunge kann zu diesem Zeitpunkt der pulmonale Blutfluß vermindert werden
- Freilegen der Aorta und der supraaortalen Äste
- Kanülierung der Pulmonalarterie, des Ductus oder der Aorta
- Anfahren der HLM und Drosseln der rechten Pulmonalarterie und der linken Pulmonalarterie (150 ml/kg/min, Kühlen auf <18 °C)
- Freilegen des persistierenden Ductus arteriosus (PDA) und des Aortenbogens sowie Ligatur des PDA, wenn eine Kanülierung der Aorta erfolgt
- Kreislaufstillstand, wenn rektale, ösophageale und tympanale Temperatur <18 °C
- Entfernen der Kanülen
- Ligatur des PDA so distal wie möglich (um Pulmonalarterienstenosen zu vermeiden)
- Exzision des Herzens
- Einnähen des Spenderherzens unter Berücksichtigung der Empfängeranatomie
- Ersatz des Aortenbogens beim HLHS Typ I (Abb. 12.1)
- Komplexe Rekonstruktion z. B. bei *single ventricle* mit totaler Lungenvenenfehlmündung zur links persistierenden Vena cava sup., links gelegenen VCI und TGA nach Pulmonalisbändelung
- Entlüften und Kanülierung der Aorta und des rechten Vorhofs
- Immunsuppression
- Reperfusion und Aufwärmen (Entfernen des Eises vom Kopf, Ersatz durch warme Tücher)
  Aufwärmen des Saals
- Aufnähen von ventrikulären und Vorhof-Schrittmacherelektroden
- Beim Abgehen von der HLM ist die reduzierte Compliance und damit das frequenzabhängige Herzzeitvolumen zu beachten. Jeder Anstieg des enddiastolischen Volumens (EDV) wird eine erhebliche Steigerung des enddiastolischen Druckes (EDP) nach sich ziehen. Somit wird der gemessene Anstieg des EDP (PCWP, ZVD) leicht als Kontraktilitätsminderung fehlinterpretiert. Das transplantierte Herz braucht hohe Füllungsdrucke während der frühen Phase nach Abgang von der extrakorporalen Zirkulation und benötigt manchmal Tage, um sich zu erholen. ZVD-Werte von 10–16 mmHg und LAP-Werte von 12–18 mmHg sind für eine optimale Vorlast nötig. Der mittlere pulmonalarterielle Druck sollte nicht höher als ein

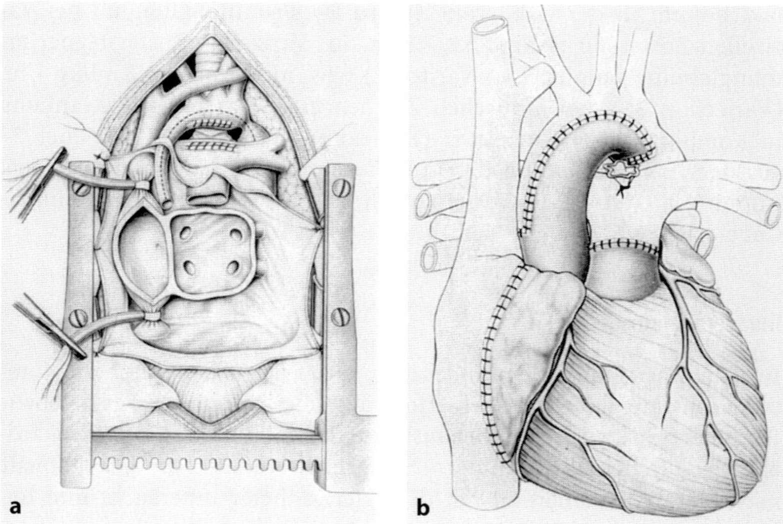


**Abb. 12.1. a** In tiefer Hypothermie und Kreislaufstillstand wird das Spenderherz implantiert. Der Aortenbogen ist bis über die Coarctatio aufgeschnitten. Das Spenderherz wurde mit dem kompletten Aortenbogen explantiert. **b** Fertigstellung der Transplantation bei Typ 1 A. Zur Reperfusion wird die Spenderaorta und der -vorhof kanüliert

Drittel des mittleren arteriellen Druckes betragen. Andernfalls ist die Gabe von Phosphodiesterase-III-Hemmern oder Prostaglandinen über den ZVK (PGE1 wird von der Lunge metabolisiert) zu erwägen. Bei zu starkem vasodilatatorischem Effekt kann über den LAP-Katheter Norepinephrin appliziert werden.

## Impfungen

Immunisierungen sollten möglichst präoperativ erfolgen. Alternativ können sie 6 Monate nach Herztransplantation durchgeführt werden. Es gilt das übliche Impfschema (Netz 1994, Zales 1993): Toxoid (Diphtherie, Tetanus), Polysaccharid (HIB, Pneumokokken) und inaktivierte Vakzine (Polio Salk!, evtl. Pertussis (*Cave:* additive CSA-Neurotoxizität bei Pertussis-Impfung)) sind durchzuführen. Es ergibt sich nur eine relative Indikation zur Pertussis-Impfung. *Cave:* Keine Lebendimpfungen (MMR, Polio oral)! Die Therapie bei Masern-Kontakt besteht in der Gabe von Masern-Hyperimmunglobulin, bei Varizellen-Zoster-Virus-Kontakt <72 h in Varizellen-Zoster-Hyperimmunglobulin 1 mg/kg i. v. (Varitect®) bzw. mindestens 0,2 ml/kg i. m. (Varicellon S®), bei klinischen Zeichen einer Varizellen-Erkrankung in Kombination mit Aciclovir (Zovirax®) 3×10 mg/kg/d i. v. über 5–10 Tage. Eine Reduktion der Immunsuppression darf nicht erfolgen. Impfungen können 6 Wochen nach der letzten Immunglobulin-G-Gabe erfolgen.

## Invasive Diagnostik

Im Säuglings- und Kleinkindesalter wird wegen der erhöhten Komplikationsrate mit Ventrikelperforation und Thromboserisiko sowie der eher geringeren Probenausbeute keine Routine-Endomyokardbiopsie durchgeführt. Kinder <8 Jahren werden 12 und 36 Monate nach Herztransplantation mit dem Herzkatheter untersucht und unterziehen sich nach 1/3/12 Monaten einer Endomyokardbiopsie. Kinder >8 Jahre werden 12/24/36 Monate katheteruntersucht und 1/3/6/9/12 Monate biopsiert.

## Entwicklung

Bei unauffälliger Hämodynamik ergibt sich ein regelrechtes Gedeihen mit Verdopplung des Geburtsgewichts nach 4–6 Monaten und Verdreifachung nach 12 Monaten sowie ein normales Längenwachstum (Zales 1993, Herrmann 1988, Pahl 1988, Bailey 1986). Dies korreliert trotz initial evtl. verringerter Wachstumsgeschwindigkeit aufgrund forcierter Immunsuppression und kardialer Denervation mit einem normalen Herzmuskelmassenzuwachs, gemessen am Muskelmassen/LVEDV-Index und linksventrikulären enddiastolischen Volumen (Zales 1993, Zales 1994). Ähnliche Ergebnisse finden sich nach Lebertransplantation (Codoner-French 1993). Außerdem findet sich ein deutliches Aufholwachstum nach durch den Herzfehler bedingter Dystrophie, trotz Weiterführung geringgradiger und nach 6 Monaten möglichst auszuschleichender Prednison-Therapie (Zales 1993, Baum 1991). Eventuell zeigt sich eine nicht altersspezifische kardiale Hypertrophie bei cyclosporinbedingter arterieller Hypertonie und interstitieller kardialer Fibrose (Billingham 1982).

Aufgrund von Verlaufskontrollen besteht der Nachweis einer regelrechten psychomotorischen Entwicklung anhand des Denver-Entwicklungstests im Säuglingsalter. Eventuell ist die Entwicklung gegenüber einem gesunden Normalkollektiv im unteren Normbereich angesiedelt (Zales 1993, Bailey 1986). Im späteren Verlauf ist ein normaler Kindergarten- und Schulbesuch mit dann uneingeschränkter Teilnahme am Schulsport möglich. Jedoch kommen vermehrte Fehlzeiten vor. Es wird gehäuft die konsekutive Zurückstellung um ein Schuljahr beschrieben.

Die körperliche Leistungsfähigkeit bei 81% der jungen Patienten entspricht zumeist dem Stadium I gemäß New York Heart Association (NYHA) (Hsu 1993), d.h. es findet sich regelrechtes Gedeihen ohne kardiale Insuffizienzzeichen. Fahrrad- und Spiroergometrieuntersuchungen zeigen anhand von maximaler Herzfrequenz, maximaler Leistung und maximaler $O_2$-Aufnahme längerfristig Einschränkungen auf 61–66% des Normwertes. Die Gründe sind im konditionellen Status, unzureichendem Herzfrequenzanstieg durch Denervation bei regelrechter Zunahme des Schlagvolumens und in psychosozialen Faktoren zu suchen. Jedoch ergibt sich keine sichere Korrelation zur vor Herztransplantation bestehenden Hämodynamik oder zur Häufigkeit von Abstoßungsreaktionen. Nachgewiesen werden konnte eine Steigerung der körperlichen Leistungsfähigkeit mittels entsprechender Übungsprogramme (Hsu 1993).

### Zahnärztliche Untersuchungen

Ein regelmäßiges Zähneputzen erscheint ab etwa 2 Jahren sinnvoll, ebenso Fluoridierung. Eine Endokarditisprophylaxe ist bei zahnärztlichen Eingriffen entsprechend den Empfehlungen der Deutschen Gesellschaft für Kinderkardiologie durchzuführen. Zur Minimierung des Zahnfleisch (Gingiva-)Hyperplasie-Risikos unter der Cyclosporin-Medikation ist anschließendes Ausspülen des Mundes sinnvoll.

### Metabolische Funktion

Unter Cyclosporin-Therapie findet sich eine Neigung zur Hyperkaliämie. Weiterhin findet sich eine Erhöhung von Serumlipiden und Lipoproteinen. Therapeutisch kommt, wie im Erwachsenenalter, eine Therapie mit Diät und evtl. HMG-CoA-Reduktasehemmern in Frage.

## Neurologische Funktion

Es findet sich eine durch Cyclosporin bedingte Neurotoxizität mit Neigung zu Tremor, Ataxie und Krampfanfällen bei 1–6% der kleinen Patienten sowie selten eine Leukenzephalopathie. Krampfanfälle werden gefördert durch erhöhte Cyclosporin-Spiegel, niedrige Magnesium-Spiegel (Mg-Substitution mit 10 mval bei Säuglingen und 60 mval bei Adoleszenten) und arterielle Hypertonie. Die Therapie besteht in der Gabe von Carbamazepin (Tegretal®). Zu achten ist auf Interaktionen von Antikonvulsiva mit Cyclosporin.

## Probleme der Säuglings-Herztransplantation

Ungelöste Probleme bestehen in der Lebensqualität für die Kindheit, einer eventuellen Wachstumsretardierung und einem erhöhten Risiko für Neoplasien sowie eine psychosomatische Traumatisierung durch zahlreiche Hospitalisierungen und invasive Diagnostik (Endomyokardbiopsie, Herzkatheter). Darüber hinaus können rezidivierende Infekte die Entwicklung beeinträchtigen. Inwieweit die Transplantatvaskulopathie den Langzeitverlauf in dieser Altersgruppe beeinflußt, ist Gegenstand von prospektiven Untersuchungen. Für viele Säuglings-Herztransplantationen ist eine Retransplantation in Zukunft wahrscheinlich.

Kapitel 13

# Pflegerische Aspekte nach Herztransplantation

## 13.1 Rolle und Aufgabe der Pflegenden

Die Pflege übernimmt eine wichtige Rolle in der Betreuung der transplantierten Patienten. Von allen Beteiligten haben die Pflegenden den häufigsten und intensivsten Kontakt zum Patienten. Sie helfen, Veränderungen früh zu erkennen und leiten wichtige Informationen an den behandelnden Arzt bzw. andere Mitarbeiter (Physiotherapeut, Psychologe) weiter.

## 13.2 Frühpostoperative Phase (Intensivstation)

Die ständige Ansprechbarkeit und Verfügbarkeit von Pflegepersonal und Arzt schafft eine Atmosphäre, in der sich der Patient sicher und mit all seinen Ängsten, Wünschen und Nöten akzeptiert und angenommen fühlt. Es ist wichtig, daß der Patient in seine neue, ungewohnten Umgebung eingeführt wird. Das Erklären von medizinischen Geräten und Ergebnissen kann unnötige Verunsicherungen vermeiden. Befragungen vieler Intensivpatienten haben gezeigt, daß häufig wechselnde Bezugspersonen in der Pflege zu Unsicherheiten und Mißtrauen führen. Aus diesem Grund ist auf feste Bezugspersonen besonders zu achten. Jede pflegerische Tätigkeit sollte dem Patienten erklärt werden, um Verständnis für den Sinn der Maßnahmen zu schaffen.

### Atmung und Herz-Kreislauf-Regulation

Nachdem die Operation beendet ist, wird der Patient intubiert und beatmet auf die Intensivstation übernommen. Sind die Atmungsparameter und die Herz-Kreislauf-Funktion zufriedenstellend, kann der Patient extubiert werden. Anschließend erhält der Patient Sauerstoff über eine Gesichtsmaske und Atemgymnastik zur Besserung der noch eingeschränkten Atemfunktion, welche Maßnahmen zur Pneumonieprophylaxe, wie vibratorische Stimulation des Lungengewebes, Einreibungen, sekretolytische Inhalationen, und eine Verbesserung der Atemmuskulatur mit Hilfe eines Inspirationstrainers (z.B. „Triflow“ oder „Voldyne“), einschließen. Ein beginnendes Oxygenierungsdefizit kann mit intermittierendem *High flow* CPAP positiv beeinflußt werden. Erleichtert wird die Atmung durch eine ausreichende Analgesierung und eine halbsitzende Lagerung.

Während der intensivtherapeutischen Phase werden die Vitalparameter des Patienten mit einem Monitorsystem überwacht. Zu den überwachten Parametern gehören das EKG, der arterielle Blutdruck, der ZVD, der pulmonalarterielle Druck, das HZV, die Sauerstoffversorgung und die Temperatur. Über die intraoperativ eingebrachten Schrittmacherelektroden sollte für die Behandlung eventueller kardialer Ereignisse ein Schrittmacher im Demand-Modus angeschlossen sein. Alle diese Maßnahmen dienen dem frühzeitigen Erkennen von Veränderungen der Situation des Patienten und müssen in kurzen Abständen dokumentiert werden.

Obwohl die Transplantation in Normothermie oder in mäßiger Hypothermie erfolgt, gelangt der Patient unterkühlt auf die Intensivstation. Zur Anhebung der Körpertemperatur stehen Maßnahmen wie erwärmte Decken, erwärmte Betten oder auch spezielle Wärmematten (z.B. „Bair Hugger“) zur Verfügung.

## Körperliche Aktivität

In den ersten Stunden nach der Operation können Muskelrelaxantien und Sedativa eine eingeschränkte Beurteilbarkeit der Bewegungsfähigkeit verursachen. Aus diesem Grund sollte frühzeitig begonnen werden, die Eigenbewegung des Patienten zu fördern, auch um eventuelle neurologische Ausfälle zu erkennen. Allerdings ist die Bewegungsfreiheit durch eine Vielzahl lebensnotwendiger Zugänge und Ableitungen wie z.B. das EKG eingeschränkt. Daher ist der Patient auf Anleitung und Hilfe des Pflegepersonals beim Lagewechsel und anderen Aktivitäten angewiesen. In dieser Zeit ist der Patient stark Dekubitus gefährdet, weshalb auf jede Hautveränderung zu achten ist.

Eine frühestmögliche Mobilisation trotz aller Behinderungen dient der Vermeidung von Komplikationen, dem Wiederherstellen des Selbstwertgefühls des Patienten und schafft Vertrauen in das neue Herz. In Kooperation mit dem Physiotherapeuten werden bestimmte Bewegungsabläufe eingeübt. Vermieden werden Bewegungen, wie das Abstützen der Arme beim Aufsetzen, die das operierte Sternum ungleichmäßig belasten und zu einer Sternuminstabilität führen könnten. Damit der Patient bei der Mobilisation ein Höchstmaß an Eigenleistung erbringen kann, ist auf eine optimale Analgesie zu achten.

## Essen, Trinken und Stoffwechsel

In der ersten postoperativen Phase muß die Urinmenge stündlich kontrolliert und in regelmäßigen Abständen eine Flüssigkeitsbilanz erstellt werden. Eine genaue Dokumentation wird durch einen Blasenkatheter erheblich erleichtert. Da ein Blasenverweilkatheter aber auch eine zusätzliche Infektionsquelle darstellt, sollte dieser entfernt werden, sobald der Genesungsfortschritt des Patienten dies erlaubt.

Anhand der bestehenden hämodynamischen Lage und der Flüssigkeitsbilanz muß die maximale Trinkmenge individuell bestimmt werden. Das bedeutet häufig, daß der Patient unter Durstgefühl leidet, da die Trinkmenge eingeschränkt werden muß. Um das Durstgefühl des Patienten zu verringern, kann das Lutschen von getränkten Wattestäbchen oder Eiswürfeln und eine häufige Mundpflege mit bevorzugten Getränken Linderung bringen.

Nachdem in den ersten Tagen die Ernährung parenteral erfolgt ist, sollte bei ausreichender gastrointestinaler Tätigkeit mit dem oralen Kostaufbau so früh wie möglich begonnen werden. Deshalb wird die Darmtätigkeit durch eine Vielzahl von medikamentösen und pflegerischen Maßnahmen angeregt. So werden bereits am 1. postoperativen Tag peristaltikanregende Medikamente verabreicht. Stimuliert durch die Gabe eines Suppositoriums oder eines Klistiers ist eine Darmentleerung am 2. postoperativen Tag anzustreben. Ebenso wirken feuchte, warme, abdominelle Umschläge entspannend, entkrampfend und schmerzlindernd. Auch eine Kolonmassage kann zur Anregung der Dickdarmperistaltik genutzt werden.

## Waschen und Kleiden

In der 1. postoperativen Phase müssen körperhygienische Maßnahmen vom Pflegepersonal übernommen werden. Zur Vermeidung von Infektionen des oberen Respirationstrakts muß mehrmals täglich eine gründliche Mundpflege mit antimykotischen Lösungen durchgeführt werden. Für die Zahnpflege sollte eine Zahnbürste mit weichen Borsten benutzt werden, um Verletzungen des Zahnfleischs zu vermeiden.

Auch ist es aufgrund der Vielzahl an Zugängen und Ableitungen sinnvoll, ein klinikeigenes Hemd zu benutzen, da die Patienten darin einfacher zu versorgen sind. Auch hier ist auf eine frühzeitige Wiederherstellung der Autonomie des Patienten Wert zu legen.

## Wachsein und Schlafen

In den ersten Stunden nach der Transplantation schläft der Patient durch die Nachwirkungen der Operation und Narkose noch viel, kurze Wachphasen und längere Schlafphasen wechseln miteinander ab. Aus diesem Grund sollten pflegerische Tätigkeiten gebündelt und konzentiert durchgeführt werden. Die Non-Stop-Überwachung mit einem relativ hohen Geräuschpegel gefährdet häufig eine Wiederherstellung des gewohnten Tag-Nacht-Rhythmus. Daher sollten dem Patienten pflegefreie Zeiträume oder Ruhephasen eingeräumt werden, die eine zeitliche und örtliche Reorientierung fördern. Von Vorteil für den Patienten kann das Erstellen eines Tagesstrukturplans sein, unter Berücksichtigung der routinemäßigen Tätigkeiten sowie den Wünschen und Gewohnheiten der Patienten.

## Kommunikation

Während der Beatmungsphase ist die Kommunikationsfähigkeit des Patienten sehr eingeschränkt. Die Kommunikation erfolgt in erster Linie nonverbal durch Gestik, alternativ ist der Einsatz von Symbol- oder Schrifttafeln möglich. Ein besonderes Problem in der Kommunikation des Patienten stellt die Schutzisolierung dar. Pflegepersonal, Ärzte, therapeutische Mitarbeiter und Angehörige dürfen in den ersten Tagen das Zimmer wegen der Immunsuppression und dem damit verbundenen Infektionsrisiko nur mit sterilem Kittel, Mundschutz, Haube und Schutzhandschuhen betreten. Der Mikrokosmos des Patienten endet an der Zimmertür. Schnell kann sich in dieser Phase eine vermeintliche Schutzisolierung in eine ungewollte „Isolationshaft“ verwandeln. Daher ist es wichtig, Informationsquellen wie Fernsehen und Zeitung oder auch ein Telefon zur Verbesserung der kommunikativen Situation dem Patienten zur Verfügung zu stellen.

## 13.3 Normalstation

Bei einem komplikationslosen, optimalen postoperativen Verlauf und stabilen Vitalparametern kann der Patient schon nach wenigen Tagen auf die Allgemeinstation verlegt werden. In dieser Phase steht der Beginn der Rehabilitation, die Wiedererlangung der Leistungsfähigkeit sowie die Sicherung der gemeinsam erarbeiteten Erfolge im Mittelpunkt des pflegerischen Handelns.

### Vitalparameter

Die Pneumonieprophylaxe ist weiterhin eine vorrangige pflegerische Tätigkeit. In Zusammenarbeit mit dem physiotherapeutischen Team wird der bereits erfolgreich beschrittene Weg weitergeführt. Die Herz-Kreislauf-Funktion wird nun nicht mehr kontinuierlich dokumentiert, sondern mehrmals täglich tragen Blutdruck- und Pulskontrollen dem fortschreitenden Genesungsprozeß des Patienten Rechnung. Auch das Gewicht wird weiterhin täglich kontrolliert und eine Flüssigkeitsbilanz erstellt. Die Temperatur wird zweimal täglich vom Pflegepersonal gemessen. Jedes Abweichen von der Norm sollte sofortiges Handeln und eine differenzierte Abklärung nach sich ziehen.

### Körperliche Aktivität

Die physische Rehabilitation steht mit an erster Stelle. Mit der Unterstützung der Physiotherapeuten und des Pflegepersonals wird der Patient mehrmals täglich mobilisiert und auch der Muskelaufbau mit speziellen Trainingsgeräten gefördert. Ziel ist die kontinuierliche Steigerung der eigenen Leistungskapazität, um eine größtmögliche physische Belastbarkeit wiederherzustellen. Der Patient kann sich nun selbständig waschen. Nun kann er auch wieder seinen eigenen Pyjama, sein Nachthemd oder Jogginganzug tragen.

### Essen und Trinken

Aufgrund der immer drohenden Infektionsgefahr muß der Patient bei der Ernährung bestimmte Vorsichtsmaßnahmen beachten. So sollte er auf rohes Gemüse oder Fleisch weitgehend verzichten, andernfalls muß es speziell gereinigt werden. Die Ernährung sollte ausgewogen sein und ein konstantes Körpergewicht angestrebt werden. Häufig nehmen die Patienten jedoch durch die Steroidmedikation erheblich an Gewicht zu und erlangen auch teilweise eine diabetische Stoffwechsellage. In dieser Situation sind Diätassistenten eine große Hilfe. Der Genuß von alkoholischen Getränken ist mit dem behandelnden Arzt zu besprechen.

### Kommunikation

Zum heutigen Standard der Patientenzimmer gehören mittlerweile Radio, Fernseher und Telefon. So stehen dem Patienten schon früh wichtige Kommunikationsmittel und -quellen zur Verfügung. Auch die Integration von Familienangehörigen und Freunden in den Krankenhausaufenthalt ist nun möglich.

## 13.4 Zu Hause

Nach dem Klinikaufenthalt erfolgt in der Regel übergangslos eine Anschlußheilbehandlung, da nur wenige Patienten aufgrund ihres langen Krankheitsverlaufs direkt nach Hause entlassen werden können. Hier wird der transplantierte Patient weiterhin stationär überwacht, aber auch ganz gezielt auf das Leben zu Hause vorbereitet. So steht nicht nur die physische Rehabilitation im Vordergrund, sondern auch die Aufklärung und die Förderung der Eigenverantwortung des Patienten, da das Leben mit dem neuen Herzen Disziplin und auch Verzicht auf liebgewonnene Dinge und Gewohnheiten erfordert. Es ist unerläßlich, auch die Familie in diesen Prozeß miteinzubeziehen.

## Atmung und Herz-Kreislauf-Regulation

Die Kontrolle der Herz-Kreislauf-Parameter übernimmt nun der Hausarzt. Außerdem besucht der Patient regelmäßig die Transplantationsambulanz der behandelnden Klinik, wo spezielle Untersuchungen (z.B. Echokardiographie, Myokardbiopsie) durchgeführt werden. Alle wichtigen Informationen laufen hier zusammen. Auch der Patient selbst muß seine Herz-Kreislauf-Funktion ständig überprüfen. So sollte er täglich das Gewicht kontrollieren, den Blutdruck und die Temperatur messen. Die ermittelten Werte sollte er in einer Tabelle dokumentieren, um den Verlauf zu protokollieren.

Zur Unterstützung des neuen Herzens und zur Vermeidung einer Abstoßung muß der Patient nun selbständig für den Rest seines Lebens Medikamente einnehmen. Er sollte genau über Stellenwert, Wirkung und Nebenwirkungen jedes Medikaments informiert werden. So ist es beispielsweise wichtig zu wissen, daß Immunsuppressiva, die zur Vermeidung einer Abstoßung eingenommen werden müssen, die Immunabwehr herabsetzen. Das bedeutet, daß der Patient leichter eine Infektion bekommen kann als andere. Mögliche Infektionsquellen zu Hause sind Haustiere, Blumenerde und der Garten. Auf das Rauchen sollte der Patient auch nach der Transplantation verzichten. Es würde sonst das neue Herz unnötig gefährdet. Auch Angehörige und Freunde sollten im Beisein des Patienten auf das Rauchen verzichten.

## Körperliche Aktivität

Zur Erhaltung und Förderung der Mobilität sind regelmäßige Bewegung, Gymnastik und Sport sehr wichtig. Hierbei stehen dem Patienten ausreichend Möglichkeiten zur Verfügung. So kann er sich einer Herzsportgruppe anschließen, die es mittlerweile vielerorts gibt. Auf die Arbeit im Garten sollte aus o.g. Infektionsgründen verzichtet werden.

Ebenso wichtig wie die Bewegung ist auch die Einhaltung von Ruhephasen. Nach jeder körperlichen Belastung sollte sich auch die Zeit zum Ausruhen und Regenerieren genommen werden.

### Waschen und Kleiden

Es gibt nun keine Einschränkungen mehr in der Wahl der Kleidung. Auf die eigene Körperhygiene sollte aber auch in Zukunft weiterhin geachtet werden. Hier gilt es, durch penible Pflege Infektionen zu vermeiden bzw. sie frühzeitig zu erkennen. In den ersten Monaten nach der Transplantation sollte der Patient die Narben beobachten. Rötungen oder Sekretaustritt können Hinweise auf eine Infektion geben und sollten sofort dem behandelnden Arzt mitgeteilt werden. Auch auf die Mundpflege ist viel Wert zu legen. Durch regelmäßiges Zähneputzen und Mundspülungen können Infektionen an Zahnfleisch und Zähnen vermieden werden.

### Psychisches Umfeld

Die Sorge um eine Abstoßung des neuen Herzens begleitet den Patienten und seine Familie für den Rest des Lebens. Aufgrund dessen ist es wichtig, dem Patienten Möglichkeiten zu eröffnen, um die Sicherheit und das Vertrauen in das neue Herz zu fördern. Solche Möglichkeiten bieten sich u. a. im Erfahrungsaustausch mit anderen transplantierten Patienten. Es gibt an allen Transplantationszentren Gruppen, die sich regelmäßig treffen und auch gemeinsamen Aktivitäten nachgehen. An diesen Treffen nimmt häufig ein auf diesem Gebiet erfahrener Psychologe teil, der den Patienten bei der Problembewältigung unterstützen kann. Der Patient sollte sich neue oder schon bekannte Beschäftigungsfelder eröffnen, an denen er Spaß und Freude hat. Dieses sollte von der Familie unterstützt und durch gezielte Beratung gefördert werden.

# Kapitel 14 Nachsorge/Langzeitkomplikationen

## 14.1 Ziele und Organisation der Nachsorge

Nach abgeschlossener Evaluation und Durchführung der Herztransplantation stellt die Nachsorge des Patienten eine wichtige, interdisziplinäre Aufgabe für das Transplantationsteam dar. Vor dem Hintergrund des Spenderorganmangels einerseits und den möglichen potentiellen Komplikationen im chronischen Langzeitverlauf andererseits, beinhaltet eine optimale Führung der Patienten nach orthotoper Herztransplantation eine große Verantwortung. Da in den letzten Jahren eine Veränderung der klinischen Charakteristika der transplantierten Patienten eingetreten ist (erhöhtes Lebensalter, begleitende Grunderkrankungen, kardiovaskuläres Risikoprofil, etc.) muß nicht nur der möglichst lange Erhalt der Spenderorganfunktion, sondern zusätzlich die Kontrolle der Begleiterkrankungen und Risikokonstellationen realisiert werden. Übergeordnetes Ziel des Transplantationsteams ist die Wiedereingliederung des herztransplantierten Patienten in „sein Alltagsleben" (Deng 1995, Deng 1996). Die möglichst effektive Kontrolle des Herztransplantierten zur Vermeidung, Erkennung und Therapie von Komplikationen im chronischen Langzeitverlauf unter Bewahrung einer „möglichst guten" Lebensqualität im Alltagsleben erfordert ein gut organisiertes Nachsorgeprogramm mit interdisziplinärer Betreuung der Patienten durch die ärztlichen und nichtärztlichen Mitarbeiterinnen und Mitarbeiter der beteiligten Kliniken (Deng 1995).

Die Nachsorge herztransplantierter Patienten basiert in Münster auf der seit nunmehr 10 Jahren bestehenden interdisziplinären Herztransplantations-/Herzinsuffizienzambulanz. Diese Patienten werden im Rahmen ambulanter und stationärer Befundkontrollen gemeinschaftlich durch ärztliches und nichtärztliches Personal betreut. Entscheidungsprozesse stehen einer gemeinschaftlichen Evaluierung voran. Dies fördert die fachübergreifende Erkennung und Behandlung von Komplikationen im Langzeitverlauf, die häufig nur interdisziplinär adäquat beherrscht werden können (Deng 1995, Günther 1995, Kerber 1996).

Wesentliche Voraussetzung für ein effektives Nachsorgeprogramm ist die permanente Erreichbarkeit eines Ansprechpartners für herztransplantierte Patienten; in unserer Klinik ist dieses durch die oben beschriebene Herztransplantationsambulanz während der Regelarbeitszeiten gewährleistet. Außerhalb der Regelarbeitszeiten ist die Erreichbarkeit durch die diensthabenden Ärztinnen und Ärzte gegeben.

Eine weitere wichtige Voraussetzung für die effektive Nachsorge ist eine bereits vor Transplantation einsetzende umfassende Aufklärungsarbeit, die den Patienten über mögliche Komplikationen informiert. Wichtig ist, daß herztransplantierte Patienten typische Leitsymptome postoperativer Probleme kennen (z. B. Leistungsabnahme als Hinweis auf eine Abstoßung, Fieber als Hinweis auf eine Infektion und/oder Abstoßung, Zeichen der Herzinsuffizienz als Hinweis auf eine Abstoßung). Nur so werden die Patienten für mögliche Komplikationen sensibilisiert und wenden sich frühzeitig an ihr Transplantationszentrum. Diese entsprechende Aufklärungsarbeit setzt im Vorfeld eine psychologische Betreuung voraus, bei der die Motivation für den möglichst sensiblen Umgang mit sich selbst zum Erhalt des Organes geschärft wird. Selbsthilfegruppen spielen für diese Motivation und Verbesserung der Compliance eine wichtige Rolle (Billingham 1988, Gao 1988, Hoffmeier 1996).

## 14.2 Abstoßung

Neben Infektionen stellen Abstoßungsreaktionen die häufigste und schwerwiegendste Komplikation der postoperativen Phase dar. Man unterscheidet zelluläre myokardiale Abstoßungsreaktionen, akute humorale bzw. vaskuläre, antikörpervermittelte Abstoßungsphasen und hyperakute Abstoßungen (Billingham 1990, Caves 1973, Hammond 1989).

Ca. 1/3 aller Patienten ereilt im ersten Jahr nach Herztransplantation keine akute Abstoßung. Ca. 80–90% aller Patienten machen 0–2 Abstoßungen im ersten Jahr nach Herztransplantation durch. Danach nimmt die Inzidenz von Abstoßungsphasen deutlich ab (s. Kapitel 8).

## 14.3 Transplantatgefäßerkrankung

Die Langzeitprognose herztransplantierter Patienten wird durch die Entwicklung der Transplantatvaskulopathie limitiert (Schmid 1997). Pathogenetisch wird als initialer Schritt in der Entwicklung der Transplantatvaskulopathie eine Schädigung des oder eine Immunreaktion gegen das Koronarendothel, welches die Übergangsfläche zwischen Spender- und Empfängerimmunsystem darstellt, angenommen. Eine gegenseitige Stimulation zwischen aktivierten Empfänger-T-Lymphozyten einerseits und dem aktivierten Spenderendothel andererseits führt histologisch zu einer konzentrischen Verdickung der nativen Koronargefäße mit hohem Zellreichtum an glatten Muskelzellen, Makrophagen und Lymphozyten. Im Gegensatz zur „konventionellen Arteriosklerose der koronaren Herzerkrankung" führt die Transplantatvaskulopathie histologisch zu einer konzentrischen Verdickung der nativen Koronargefäße mit hohem Zellreichtum an glatten Muskelzellen, Makrophagen und Lymphozyten. Angiographisch zeichnet sich die Transplantatvaskulopathie durch eine diffuse, konzentrische, das gesamte epikardiale und intramyokardiale Koronarsystem umfassende Intimaverdickung mit distaler Gefäßrarefizierung und -obliteration aus. Typisch ist auch die fehlende Kollateralisierung. Die unterschiedlichen Stenosearten der Transplantatvaskulopathie werden nach Gao klassifiziert (Gao 1988).

Im Langzeitverlauf nach Transplantation können sich neben dieser Transplantatvaskulopathie auch sog. konventionelle arteriosklerotische Gefäßwandveränderungen entwickeln. Nicht selten werden dann nach Jahren konzentrische, hochgradige, proximale Koronargefäßveränderungen beschrieben (Scheidt 1993).

Die angiographische Diagnostik der Transplantatvaskulopathie ist durch die oben dargelegten Charakteristika nur eingeschränkt möglich. Dennoch erfolgt in der frühen Phase nach orthotoper Herztransplantation (4–12 Wochen) eine koronarangiographische Diagnostik, um gerade vorbestehende, ausgeprägte stenosierende Veränderungen des Empfängerherzens objektivieren zu können. Die meisten Transplantationszentren wiederholen die angiographische Diagnostik in Zeitabständen von 12 Monaten (Kerber 1996). Angiographisch lassen sich drei verschiedene koronare Veränderungen abgrenzen (Gao 1988):

- Typ A: Kurze umschriebene, röhrenförmige Stenosen im proximalen, mittleren und distalen Segment der epikardialen Koronargefäße und in ihren Abgängen.
- Typ B: Diffuse, konzentrische Einengung der mittleren und distalen Segmente der Koronargefäße.
  - Typ B1: Abrupte, konzentrische Einengung oder Obliteration.
  - Typ B2: Graduelle Einengung mit Verjüngung des Gefäßes, welche ausgeprägter ist, als man es vom natürlichen Gefäßverlauf erwarten würde.
- Typ C: Diffuse Gefäßunregelmäßigkeiten mit Verlust kleiner Abgänge. Die Gefäße verjüngen sich abnormal, wobei die Endstrombahn häufig abrupt endet.

Beim Vergleich der histopathologischen und koronarangiographischen Befunde (Johnson 1991) zeigt sich, daß 75% der angiographischen Typ-A-Stenosen bedingt sind durch histologische intermediäre Läsionen und durch atheromatöse Plaques. Im Gegensatz dazu bestehen die angiographischen Typ-B- und -C-Stenosen zu 86% aus konzentrischen fibrösen Intimaverdickungen. Es zeigte sich ferner, daß die Koronarangiographie keine hohe Sensitivität aufwies. Bei 26 Segmenten, die angiographisch als normal klassifiziert wurden, zeigten alle Gefäßabschnitte mikroskopische Veränderungen, wobei in 75% der Fälle eine fibröse Intimaverdickung diagnostiziert wurde. Möglicherweise ist die intravaskuläre Ultraschalluntersuchung bezüglich ihrer Sensitivität der Koronarangiographie überlegen (Rickenbacher 1995).

Goldstandard für den Nachweis der Transplantatvaskulopathie ist die intravaskuläre Ultraschalldiagnostik. Durch die Verwendung von miniaturisierter Ultraschallwandler gelingt die Darstellung von diskreten strukturellen Wandveränderungen mit hohen Auflösungsvermögen. Dieses Untersuchungsverfahren hat an besonderer Bedeutung gewonnen, weil es den Vergleich potentieller klinischer Einflußgrößen mit der Entwicklung einer Transplantatvaskulopathie ermöglicht (Kerber 1996, Rickenbacher 1995, St. Goar 1992). Die Transplantatvaskulopathie beinhaltet aber nicht nur den Aspekt der konzentrischen langstreckigen Intimaverbreiterung, die im Koronargefäßsystem inhomogen lokalisiert sein kann, sondern auch funktionelle Gefäßwandveränderungen. Unterschiedliche Untersuchungen deuten darauf hin, daß sowohl Veränderungen der Elastizität der koronaren Gefäßwand als auch der Vasomotion eintreten. Solche funktionellen Veränderungen sind teilweise reversibel und können mittels intrakoronarer Acetylcholin-Gabe objektiviert werden (Rowe 1991, Kerber 1995). Der Wert alternativer, invasiver Untersuchungsverfahren zur Objektivierung einer Transplantatvaskulopathie ist wegen der oben dargestellten typischen morphologischen und funktionellen Veränderung eingeschränkt: nur teilweise lassen sich ausgeprägte, kritisch stenosierende Koronargefäßwandveränderungen mittels Streßechokardiographie oder Thallium-Szintigraphie unter ergometrischen Belastungsbedingungen nachweisen (Kerber 1996). Die regelmäßig durchzuführende Koronarangiographie ist gerade im Langzeitverlauf weiterhin als Goldstandard anzusehen, da die Abgrenzung von transplantattypischen Veränderungen zur konventionellen Arteriosklerose für die Entwicklung der Differentialtherapie nur so möglich ist (Kerber 1995). Prinzipiell steht für die Beherrschung der ausgeprägten, fortgeschrittenen Transplantatvaskulopathie lediglich die Retransplantation zur Verfügung; bei umschriebenen, hochgradigen Einengungen der Koronargefäße sind perkutane Interventionstechniken (Ballonangioplastie, Stent-Implantation etc.) und auch die operative koronare Revaskularisierung potentielle Behandlungsstrategien (Halle 1992, Hoffmeier 1996).

Die Verhinderung der Transplantatvaskulopathie wird medikamentös durch den Einsatz von Diltiazem und HMG-CoA-Reduktase-Hemmern sowie die allgemeinen diätetischen Maßnahmen zur Beherrschung der bekannten Risikofaktoren einer konventionellen Arteriosklerose angestrebt (Schroeder 1993).

## 14.4 Rhythmusstörungen

Nach orthotoper Herztransplantation führt die chirurgisch bedingte Abkopplung vom vegetativen Nervensystem dazu, daß meist eine erhöhte Ruheherzfrequenz besteht, die bei über 100 Schläge/min liegt, der Herzfrequenzanstieg unter Belastungsbedingungen verzögert ist, die Maximalwerte niedriger liegen und der Abfall der Herzfrequenz in der Erholungsphase langsamer erfolgt (Pope 1980, Kavanagh 1986, 1988, 1991).

Durch systematisches Ausdauertraining kann eine gute körperliche Leistungsfähigkeit erzielt werden. Eine signifikante Senkung der

Ruheherzfrequenz, des Ruhe- und Belastungsblutdrucks, ein signifikanter Anstieg der maximalen Herzfrequenz und der maximalen Sauerstoffaufnahme werden beobachtet. Bei körperlichem Training ist jedoch wegen des verzögerten Herzfrequenzanstiegs unter Belastung die Belastungsintensität ebenfalls nur allmählich zu steigern (Intervallmethode). Durch die Denervierung des Herzens ist zu bedenken, daß die Gabe von Substanzen wie Atropin, Nifedipin und Hydralazin keine Effekte auslöst. Die Gabe von Chinidin hat keinen vagolytischen Effekt. Bei der Applikation eines Betablockers ist hingegen der verstärkte Antagonisteneffekt während Belastung zu berücksichtigen (siehe Kapitel 6.7).

Neben der erhöhten Sinusruhefrequenz können sowohl bradykarde als auch tachykarde Herzrhythmusstörungen auftreten. Bei solchen Rhythmusstörungen sollte grundsätzlich an eine Abstoßung oder eine funktionell bedeutsame Transplantatvaskulopathie gedacht werden, so daß diese beiden Verdachtsdiagnosen mittels weiterführender Diagnostik abgeklärt werden müssen. In seltenen Fällen ist ohne den Nachweis einer akuten Abstoßung oder einer ausgeprägten Transplantatvaskulopathie bei klinischen Bradykardien die Indikation zur Schrittmachertherapie zu diskutieren.

## 14.5 Hochdruck

Bei 65–70% aller herztransplantierten Patienten tritt in den ersten Monaten eine arterielle Hypertonie auf (Bennet 1988, Kaye 1993). Pathophysiologisch ist diese durch eine arterielle Vasokonstriktion und die Natrium-Retention des Cyclosporin A, den Verlust eines zügelnden, afferenten ventrikulären Barorezeptorsignals aufgrund kardialer Denervation und möglicherweise einer Aktivierung des Reninangiotensin-Aldosteron-Systems bedingt. Die Langzeitkomplikationen der ausgeprägten arteriellen Hypertonie können in gleichem Maße bei Herztransplantierten entstehen, so daß die Beherrschung dieser Funktionsstörung langfristig prognostisch relevant ist. Zur Behandlung haben sich Kalzium-Antagonisten wie Diltiazem oder Nifedipin, ACE-Inhibitoren wie Enalapril, Nitroglycerin und Vasodilatatoren vom Typ der $\alpha$-Blocker bewährt. Bei der Behandlung mit ACE-Inhibitoren ist auf die häufig reduzierte renale Clearance zu achten; der Einsatz von $\beta$-Blockern sollte wegen der verstärkten Ansprechbarkeit des denervierten Herzens zurückhaltend sein. Ganz überwiegend ist bei herztransplantierten Patienten die Beherrschung der arteriellen Hypertonie im Langzeitverlauf gut realisierbar.

## 14.6 Nieren

Durch die Cyclosporin-Gabe kommt es bei nahezu allen herztransplantierten Patienten zu einer Reduktion der Kreatinin-Clearance mit einer Zunahme des Serumkreatininwertes. Histopathologische Untersuchungen zeigen, daß die Cyclosporin-Medikation im chronischen Stadium zu Veränderungen in proximalen und distalen Tubuli führt; außerdem kommt es zu Veränderungen des Prostaglandinsystems im renalen Tubulus.Steigerungen der Cyclosporin-Dosis resultieren in Oliguri und rascher Verschlechterung der renalen Funktion, bedingt durch Vasokonstriktion. Chronische interstitielle Fibrosen und Verlust funktionstüchtiger Nephrons werden beobachtet. Die zusätzliche Nephrotoxizität anderer Substanzgruppen, z. B. Amphotericin B, nichtsteroidale Antirheumatika oder Kontrastmittel muß berücksichtigt werden.

## 14.7 Leber

Leberfunktionsstörungen treten insgesamt selten auf, werden fast am häufigsten durch sehr hohe Cyclosporin-Blutspiegel-Konzentrationen ausgelöst. Hepatotoxische Situationen lassen sich durch rasante Anstiege des Bilirubinspiegels und der Serumleberenzyme nachweisen. Nach Reduktion der Cyclosporin-Dosis sind solche Veränderungen fast immer reversibel. Im Langzeitverlauf nach orthotoper Herztransplantation spielen sie keine bedeutsame Rolle.

## 14.8 Stoffwechsel

Die häufigsten Stoffwechselveränderungen werden durch die hochdosierte Kortikosteroidapplikation verursacht. Da Abstoßungsphasen insgesamt nur relativ kurzfristig mit hohen Dosen behandelt werden müssen, finden sich die typischen Langzeitaspekte einer Kortikosteroidtherapie (Katarakt, Hautveränderungen, Osteoporose, Ulzera, aseptische Knochennekrosen, psychiatrische Veränderungen, Diabetes mellitus) nicht so häufig.

Erhöhte Cholesterin- und Triglyceridwerte sowie Zunahme des Gewichts finden sich im Langzeitverlauf bei ca. 50% der Patienten. Die Hyperlipoproteinämie als auch Adipositas müssen häufig medikamentös und diätetisch kontrolliert werden. Cholesterinsynthesehemmer können ohne wesentlich erhöhtes Risiko einer Myositis bzw. Rhabdomyolyse eingesetzt werden. Innerhalb der ersten Jahre nach Transplantation entwickeln einige der transplantierten Patienten unter der Cortisontherapie eine Osteoporose, die neben Schmerzen in seltenen Fällen auch mit Frakturen oder Hüftkopfnekrosen einhergehen kann. Bei Applikation von Azathioprin ist bei gleichzeitiger Administration von Allopurinol an die Komplikationen der schweren Granulozytopenie zu denken.

## 14.9 Tumorerkrankungen

Die Wahrscheinlichkeit für die Entstehung einer Neoplasie nach Herztransplantation ist erhöht. Häufigste Neoplasie ist die sog. *post transplant lymphoproliferative disease* (PT-LPD), welche innerhalb der ersten beiden Jahre nach Transplantation im abdominellen Bereich auftritt. Eine erhöhte Inzidenz von Haut- und Schleimhautneoplasien besteht darüber hinaus. Die erhöhte Inzidenz dieser Neubildungen bedingt, daß in der Nachsorge herztransplantierter Patienten allgemeine anamnestische Angaben oder klinische Untersuchungsbefunde bei Verdacht auf eine Neoplasie einer besonders sorgfältigen und symptomatischen Diagnostik unterzogen werden müssen.

Bei den am häufigsten auftretenden lymphoproliferativen Tumoren wird eine Assoziation mit der Ebstein-Barr-Virus-Infektion diskutiert.

## 14.10 Nervensystem

Im Vordergrund stehen die toxischen Komplikationen der immunsuppressiven Therapie, die sich durch Tremor oder Parästhesien äußern.

## 14.11 Psyche

Das Ausmaß psychischer Schwierigkeiten in der postoperativen Phase kann ganz erheblich durch eine einfühlsame, langfristige Auseinandersetzung mit dem Transplantationsprozeß während der Evaluation verringert werden. Dennoch können in der Post-Transplant-Phase Probleme durch „Gedanken an den/die Spender/in" ausgelöst werden. In der frühen postoperativen Phase sind solche psychischen Probleme seltener, da die Auseinandersetzung mit der veränderten Situation und deren Management ganz im Vordergrund steht. Hierbei sind nur die zahlreichen engmaschigen Untersuchungstermine, Befolgung veränderter Lebensgewohnheiten, etc. zu erwähnen. Nach Assimilation des Herztransplantierten an diese veränderte Alltagssituation treten grundsätzliche Fragen zur Problematik des Spenders und der eigenen Lebensprognose in den Vordergrund. Prinzipiell hat sich eine offene, dem Herztransplantierten emotional zugewandte Auseinandersetzung mit seinen Sorgen und Ängsten bewährt. Großen Wert hat dabei die gemeinschaftliche Diskussion mit „Gleichgesinnten". Schwerste psychiatrische Störungen und neurologische Auffälligkeiten sollten immer an die Möglichkeit einer Cyclosporin-Überdosierung denken lassen.

## 14.12 Eingriffe nach Herztransplantation

Bei Durchführung nichtkardiologischer Eingriffe (urologische Operationen, Wundversorgungen, etc.) nach Herztransplantation sollte an die veränderte immunologische Situation der Patienten, die häufig eingeschränkte Nierenfunktionsleistung und die veränderte pathophysiologische Situation des denervierten Herzens gedacht werden. Diese drei modifizierten Rahmenbedingungen sind im Hinblick auf Infektionen und veränderte Kreislaufreaktionen wichtig. Spezifische kardiologische Eingriffe nach Herztransplantation ergeben sich im wesentlichen durch folgende Umstände: die schwerste, fortgeschrittene Transplantatvaskulopathie mit erheblich reduzierter links- und rechtsventrikulärer Funktion kann die Reevaluation zu Retransplantation notwendig machen. Die Ausbildung typischer, arteriosklerotischer koronarer Gefäßwandveränderungen verlangt die Indikationsstellung zur Differentialtherapie mittels PTCA, operativer Revaskularisierung oder Hybrid-Techniken (minimalinvasive Koronarchirurgie und ergänzend PTCA). Schwergradige Trikuspidalklappeninsuffizienzen machen bei medikamentös nicht beherrschter Rechtsherzinsuffizienz einen Trikuspidalklappenersatz erforderlich. Bradykarde Herzrhythmusstörungen müssen mittels Schrittmachertherapie kompensiert werden. Bei nichtbeherrschbaren Abstoßungsphasen ist die Indikation Retransplantation oder vorherige Überbrückung mittels Kunstherzsystemen durchzuführen (Halle 1992, Hoffmeier 1996).

# Kapitel 15 Leben mit dem neuen Herzen

Das transplantierte Herz ist nicht durch Nervenleitungen zum Gehirn (afferente Nerven) und vom Gehirn (efferente Nerven) des Empfängers in das Nervensystem eingebunden. Es funktioniert nur deshalb, weil die Herzkranzschlagadern sauerstoffreiches Blut aus der Empfängerkörperschlagader bekommen und der Herzrhythmus im Sinusknoten des Spenderherzens unabhängig von Nerveneinflüssen entsteht.

Bei körperlichen oder seelischen Belastungen wird bei Normalpersonen das sympathische Nervensystem aktiviert. Dies führt durch efferente Nervenleitungen zum Herzen innerhalb von Sekunden zu einer Beschleunigung des Herzschlages (Herzfrequenzanstieg), Verstärkung der Schlagkraft (Kontraktilitätssteigerung), Vermehrung der Muskeldurchblutung und Drosselung der Darm- und Eingeweidedurchblutung (Umverteilung). Zusätzlich kommt es bei Normalpersonen durch Ausschüttung der Katecholamine Noradrenalin und Adrenalin aus dem Nebennierenmark innerhalb von Minuten nach Belastungsbeginn zu einer weiteren Sympathikusaktivierung. Beim herztransplantierten Patienten fällt die schnelle Belastungsanpassung weg, da die Impulse des sympathischen Nervensystems am abgeschnittenen Rand des eigenen Herzens stehenbleiben und nicht auf das neue Spenderherz übergeleitet werden (Quigg 1989). Somit kommt es beim Herztransplantierten erst nach einigen Minuten zur Belastungsanpassung, wenn aus dem Nebennierenmark die Katecholamine freigesetzt worden sind und mit dem Blutstrom über die rechte Herzhälfte und den Lungenkreislauf die linke Herzhälfte und die Spenderherzkranzschlagadern und damit den Spenderherzmuskel erreicht haben. Dies hat wiederum zur Folge, daß der Herztransplantierte einige Minuten länger braucht, bis die volle Belastungsanpassung vorhanden ist, dafür aber, einige Minuten über das Belastungsende hinaus, einen beschleunigten Herzschlag und erhöhten Blutdruck hat. Zu Beginn der Belastung erfolgt die Steigerung der Auswurfleistung ausschließlich durch einen Anstieg des enddiastolischen Volumens gemäß dem Frank-Starling-Mechanismus (siehe Kapitel 1.2). Typischerweise findet sich ein deutliches Ansteigen der links- und rechtsventrikulären Füllungsdrücke im Sinne einer diastolischen Funktionsstörung (Rudas 1990). Im weiteren Verlauf sorgen dann die aus dem Nebennierenmark freigesetzten Katecholamine für einen Anstieg von Herzfrequenz und Kontraktilität. Der Anstieg der unter Ruhe meist normalen linksventrikulären Ejektionsfraktion ist jedoch geringer als bei Normalpersonen (Kavanagh 1988). Die anaerobe Schwelle wird deutlich eher erreicht. Es finden sich höhere Laktatspiegel, eine niedrigere Sauerstoffaufnahme und eine verminderte Sauerstoffreisetzung in der Peripherie (Savin 1980).

## 15.1 Medikamentöse Therapie

### Medikation aufgrund fehlender parasympathischer Efferenzen

Medikamente, die ihre Wirkung über eine Beeinflussung des parasympathischen Nervensystems entfalten, wie z. B. das Parasympatholytikum Atropin (Atropin®), sind ohne Wirkung. Nebenwirkungen des Antiarrhythmikums Chinidin (Chinidin®), welches über eine Parasympathikolyse die Überleitungsgeschwindigkeit des AV-Knotens erhöht, sind nicht zu befürchten (Checkliste 19.18).

### Medikation aufgrund fehlender sympathischer Efferenzen

Die AV-Überleitungsgeschwindigkeitssenkende Wirkung des Digitalis, d. h. des Digoxin (Novodigal®, Lanitop®) oder Digitoxin (Digimerck®), die mit einer sympathikusblockierenden ($\beta$-blockierenden) Wirkung erklärt wird, bleibt aus. Die bei verschiedenen Kalzium-Antagonisten wie z. B. Nifedipin (Adalat®) oder Vasodilatatoren wie Hydralazin (Nepresol®) beobachtete Reflextachykardie durch Aktivierung des Sympathikus bleibt ebenfalls aus. Die infolge der Sympathikusdenervierung im neuen Herzen verstärkt ausgebildeten Rezeptoren sind die Ursache für die sog. Denervierungsüberempfindlichkeit (Denervierungshypersensitivität). Diese geht einher mit einer verstärkten Empfindlichkeit des neuen Herzens bzw. Empfängers für Katecholamine wie Adrenalin (Suprarenin®), Noradrenalin (Arterenol®),

Isoprenalin (Isuprel®) und den sympathikusblockierenden Effekt von $\beta$-Blockern wie z. B. Metoprolol (Beloc®) (Checkliste 19.18).

### Unveränderte Wirkungen

Direkte Medikamentenwirkungen auf das transplantierte Herz wie z. B. die herzkraftstärkende Wirkung des Digoxin oder Digitoxin oder die AV-Knoten-blockierende Wirkung des Kalzium-Antagonisten Verapamil (Isoptin®) bleiben unbeeinflußt (Checkliste 19.18).

## 15.2 Lebensalltag

### Informationsbroschüre

In unserem Zentrum ist eine Informationsbroschüre für Patienten nach HTX vorhanden. Diese ist von allen Mitarbeitern gemeinsam erstellt worden und wird laufend auf den neuesten Stand gebracht. Dabei sind insbesondere Anregungen aus dem Kreise der nichtärztlichen Mitarbeiter, der Patienten und Angehörigen willkommen.

### Häusliche baulich-hygienische Veränderungen

Häufig taucht in der Phase vor Entlassung nach Hause die Frage auf, ob eine Erneuerung des Teppichbodens, des Zimmeranstrichs, der älteren Möbel oder des Bettzeugs, um nur einiges zu nennen, erforderlich ist. Die Frage ist zu verneinen. Es werden vor Rückkehr des frisch Transplantierten nach Hause keine besonderen häuslichen baulich-hygienischen Veränderungen empfohlen. Als Richtlinie kann gelten, daß eine gründliche Reinigung des Hauses oder der Wohnung ausreicht.

### Tiere

Es wird empfohlen, Hunde, Katzen und Vögel vor der Heimkehr des herztransplantierten Patienten in Pflege zu geben. Die Begründung liegt in der Möglichkeit der Übertragung von Krankheitserregern wie Toxoplasmose. Diese stellt für Normalpersonen kein Gesundheitsrisiko dar, jedoch für Patienten nach Organtransplantation wegen der bewußt herbeigeführten Abwehrschwäche (iatrogene Immunsuppression).

## Pflanzen

Es wird empfohlen, im Haus sämtliche blumenerdehaltigen Pflanzentöpfe gegen Hydrokulturen auszutauschen. Die Begründung liegt in der Anwesenheit von Pilzsporen, insbesondere Aspergillussporen, in der Blumenerde, die in der Zimmerluft in erhöhter Konzentration vorhanden sind und mit der Einatemlust in die Lungen gelangen können. Diese Pilze sind für Personen mit Abwehrschwäche ein Gesundheitsrisiko. Der Aufenthalt im Freien jedoch ist unbedenklich, da sich die Konzentration der Pilzsporen in der Außenluft rasch verdünnt.

## Ernährung

Es wird eine generell gesundheitsfördernde Ernährung empfohlen. In der Frühphase nach Herztransplantation sind neben den 10 Regeln der Deutschen Gesellschaft für Ernährung (Checkliste 19.21) folgende zusätzliche Dinge zu beachten: Salat und Frischobst sollte in den ersten 3–6 Monaten besonders gründlich gereinigt werden. Es stehen antimikrobielle Waschlösungen wie Micropur® (erhältlich über Apotheken) zur Verfügung.

## Drogen

Vom Konsum von Drogen wird selbstverständlich abgeraten. Dies bedeutet jedoch nicht, daß ein Glas Bier oder Wein am Tag verboten ist. Jedoch sollte sich der Patient bezüglich der möglichen Wechselwirkungen mit Medikamenten im klaren sein.

## Schwimmbad/Sauna

Es wird in den ersten 3–6 Monaten von der Benutzung öffentlicher Schwimmbäder abgeraten. Jedoch ist diese Empfehlung stark davon abhängig, wie die Wasserqualität bzgl. Keimen ist.

## Personenkraftwagen

Grundsätzlich gehört zur Wiedererlangung einer normalen Lebensqualität aus unserer Sicht auch das Führen eines Pkw. Es wird nicht von der Führung eines Pkw nach Herztransplantation abgeraten.

### Öffentliche Verkehrsmittel

In der ersten 3–6-Monatsphase wird eher von der Benutzung öffentlicher Verkehrsmittel abgeraten. Danach ist eine Einschränkung nicht mehr zu empfehlen. Falls in der Frühphase öffentliche Verkehrsmittel benutzt werden, ist, wie bei Menschenansammlungen allgemein, das Tragen eines Mundschutzes sinnvoll.

### Lastkraftwagen/Omnibus

Bzgl. des Führens von Personenbeförderungsfahrzeugen müssen jedoch Bedenken geäußert werden, da für Herztransplantierte ein etwas erhöhtes Risiko von Bewußtseinsstörungen gegenüber der Durchschnittsbevölkerung besteht. Grundsätzlich wird von der Führung eines Lkw/Bus nach Herztransplantation eher abgeraten. Jedoch ist dies im Einzelfall zu erörtern.

### Risikoberufe

Grundsätzlich raten wir von Risikoberufen, wie z.B. Dachdecker, nach Herztransplantation ab. Befürwortet wird ggf. eine Umschulung, damit das Ziel einer möglichst vollständigen Wiedereingliederung ins Berufsleben zügig erreicht wird.

### Sexualleben

Ein aktives Sexualleben ist nach Herztransplantation Bestandteil einer guten Lebensqualität. Dazu gehört auch die Einnahme des Medikamentes Viagra bei Potenzstörungen von Männern. Allerdings ist bei diesem Medikament vom Typ der Phosphodiesterasehemmstoffe wegen möglicher Blutdrucksenkungen eine engmaschige Blutdruckkontrolle anzuraten.

### Schwangerschaft

Grundsätzlich sind nach den bis jetzt vorliegenden Erfahrungen Schwangerschaften nach Herztransplantation mit mäßiger Erhöhung des Risikos möglich. Jedoch sollte zum einen der erste 12-Monatszeitraum abgewartet werden, zum anderen eine engmaschige Betreuung in Zusammenarbeit zwischen dem Transplantationsteam und der Frauenklinik erfolgen.

## Sport

Es wird regelmäßiger Ausdauersport nach Herztransplantation empfohlen.

## Urlaub

Grundsätzlich gehören Urlaub und Reisen zur guten Lebensqualität nach Herztransplantation. Im Einzelfall sollte die Möglichkeit der Blutentnahme am Urlaubsort, die frühzeitige Kontaktaufnahme mit dem Transplantationszentrum bei Unklarheiten und ein ausreichender Medikamentenvorrat, insbesondere an Immunsuppressiva, bestehen. Es empfiehlt sich darüber hinaus, Informationen über die Herztransplantation, z. B. in Form von Arztbriefen, mitzuführen. Von Selbsthilfegruppen wie dem Bundesverband der Organtransplantierten (BDO) werden Gruppenreisen für Transplantierte organisiert.

# Kapitel 16 Organisationsform

## 16.1 Interdisziplinäres Team

Die zunehmende Zahl schwer herzinsuffizienter Patienten und die Vielzahl der therapeutischen Optionen hat in den letzten Jahren vermehrt zur Einrichtung spezialisierter Herzinsuffizienz- und Herztransplantations-Programme geführt (Deng 1995). Im folgenden beschreiben wir eine aus unserer Erfahrung entstandene sinnvolle Organisationsform einer solchen Einheit. Wir erörtern dabei praktische Probleme und ihre Lösungsmöglichkeiten. Grundsätzlich sollte die Betreuung von herzinsuffizienten Patienten vor und nach Herztransplantation interdisziplinär organisiert werden (Laffel 1992) (Abb. 16.1).

Es sollte eine interdisziplinäre Arbeitsgruppe aus Mitarbeitern der Kardiologie, Kardiochirurgie, Anästhesiologie, Psychologie/Psychosomatik, Mikrobiologie, Kinderkardiologie, Transplantationsimmunologie, Pathologie, Sozialarbeit, Transplantationskoordination, Krankenpflege, Krankengymnastik und Diätetik eingerichtet werden. Zur Optimierung der auch für das Pflegepersonal einer universitären herzchirurgischen Allgemeinstation z.T. neuen Aspekte des Berufsbildes durch Evaluation, Überbrückung und Transplantation ist eine regelmäßige Teilnahme an Fortbildungen, in jedem Falle aber an der wöchentlich stattfindenden Transplantationsbesprechung des Zentrums sinnvoll. Es sollte eine gemeinsame Zuständigkeit der Arbeitsgruppe für Patienten vor und nach Herztransplantation bestehen, wobei die Kontinuität der prä-, peri- und postoperativen Betreuung durch einen spezialisierten Kardiologen/Internisten, einen Psychologen/Psychosomatiker und einen Mitarbeiter der Krankenpflege jeweils einen Schwerpunkt bilden sollte. Eine flexible Betreuungsstruktur mit bedarfsgerechter Vorstellung in der Ambulanz in Intervallen zwischen 1 und 12 Wochen, stationäre Betreuung und 24-Stunden-Rufbereitschaftsdienst durch Arbeitsgruppenmitglieder ist notwen-

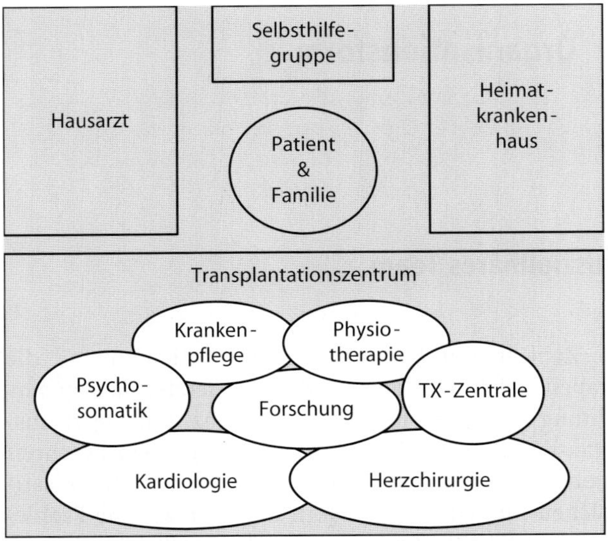


**Abb. 16.1.** Struktur eines interdisziplinären Behandlungsansatzes bei Patienten mit terminaler Herzinsuffizienz und nach Herztransplantation. Zur bestmöglichen Versorgung einer Bevölkerungsregion in bezug auf Herzerkrankungen im Endstadium mit allen therapeutischen Möglichkeiten ist eine enge Zusammenarbeit zwischen niedergelassenem Arzt, wohnortnahem Krankenhaus und Transplantationszentrum notwendig. Innerhalb des Transplantationszentrums ist eine Verzahnung der Berufsgruppen (Ärzte, Pflege, Physiotherapie, Psychologie) sowie die Vernetzung der klinischen Fächer mit der Grundlagenforschung unabdingbar.

dig, um den sich rasch ändernden klinischen Gegebenheiten von Patienten vor und nach Transplantation Rechnung zu tragen.

## 16.2 Rolle des kooperierenden Krankenhauses

Eine aktive und langfristige Zusammenarbeit mit kooperierenden wohnortnahen Krankenhäusern und kardiologischen Kliniken ohne eigene Herztransplantationsaktivitäten ist ein wesentlicher Bestandteil eines Transplantationszentrums, insbesondere unter dem Gesichtspunkt, daß eine Region mit dieser medizinischen Dienstleistung versorgt werden muß und eine wechselseitige Abhängigkeit besteht.

# 16.3 Rolle des Hausarztes

Die Zusammenarbeit mit dem Hausarzt nimmt eine besonders wichtige Bedeutung im Gesamtkonzept der Herztransplantationsmedizin ein. Zum einen hat die hausärztliche Praxis eine Screening-Funktion solcher Patienten, die eine derart fortgeschrittene Herzerkrankung aufweisen, daß an eine Herztransplantation gedacht werden muß. Die Weichenstellung in dieser Phase der Betreuung ist von größter Bedeutung. Nach der Herztransplantation findet bei einem großen Teil der Patienten der Hauptkontakt ebenfalls wieder mit der ärztlichen Praxis statt. Eine lückenlose Information über alle Befunde, Einschätzungen und geplanten bzw. durchgeführten diagnostischen sowie therapeutischen Maßnahmen des Hausarztes gehört zur Hauptverantwortung des Tranplantationszentrums.

# 16.4 Rolle von Selbsthilfegruppen

Die Förderung von Selbsthilfegruppenaktivitäten stärkt das Vertrauen der Patienten vor und nach Transplantation in das Zentrum und die eigenen Möglichkeiten der Krankheitsbewältigung. Unsere Transplantiertenselbsthilfegruppe ist aktiv in die Betreuung von Patienten vor und nach Transplantation eingebunden. Auf den regelmäßig stattfindenden Selbsthilfegruppentreffen werden in Form von Referaten durch Mitglieder des Transplantationsteams aktuelle Themen diskutiert. Diese reichen von Verhaltensweisen vor und nach Transplantation, sozialmedizinischen Fragen, der Transplantationsgesetzgebung bis hin zu ethischen und theologischen Aspekten.

# 16.5 Konsensusrichtlinien

Zum Thema der Indikationsstellung, Kontraindikationen, Differentialtherapie, Nachsorge und Rehabilitation bei Herztransplantation ist es wichtig, neue Ergebnisse, die unzweifelhaft Verbesserungen der Therapie vor und nach Herztransplantation mit sich bringen, in die Behandlungskonzepte der Zentren aufzunehmen (Valantine

1995). Hierzu sind international seitens der Fachgesellschaften (O'Connell 1992, Hunt 1993, Miller 1995), im deutschsprachigen Raum seitens der Arbeitsgruppe Thorakale Organtransplantation der Deutschen Gesellschaft für Kardiologie – Herz- und Kreislaufforschung, Konsensusrichtlinien verfügbar (Zimmermann 1996, Deng 1996).

KAPITEL 17

# Entwicklung von Herztransplantationsrichtlinien in Deutschland

Die weltweit erfolgreiche Einführung der Herztransplantation als definitive Behandlung der Herzinsuffizienz im Endstadium führte zu einer Bewußtmachung über diese Behandlungsmethode in der Ärzteschaft, zu einer Zunahme sowohl von Wartelistenpatienten als auch von Herztransplantationszentren, jedoch nicht der Organspenderzahlen. Dies wiederum verlängerte die Wartezeiten, verstärkte die Nachfrage nach Ventrikelunterstützungssystemen und führte zu einer Liberalisierung der Spenderkriterien. Darüber hinaus löste diese Entwicklung eine öffentliche Debatte über gerechte Organallokation gemäß medizinischer Kriterien aus. In Deutschland hat diese Debatte verstärkte Aufmerksamkeit nach sich gezogen, nachdem im Dezember 1997 das neue Transplantationsgesetz verabschiedet worden war. Dieses Gesetz, welches seit langem in Deutschland erwartet wurde, etabliert den Hirntod als Todeskriterium. Es schreibt darüber hinaus vor, daß die Transplantationsmedizin medizinische Definitionen für „Notwendigkeit, Dringlichkeit und Erfolgsaussichten einer Transplantation“ sowie die Definition einer „einheitlichen nationalen Warteliste“ innerhalb einer 2-Jahresfrist vornimmt. Um diese Aufgaben zu erfüllen, beauftragte die Deutsche Transplantationsgesellschaft ihre Organkommissionen mit der Erstellung von Konsensus-Definitionen. Der Prozeß bzgl. Herz- und Herz/Lungen/Lungentransplantationen ist wie folgt zusammenzufassen:

## 17.1 Herztransplantationszentrumsstruktur

Zum Zeitpunkt Januar 1996 gab es in Deutschland 31 thorakale Organtransplantationsprogramme. Nach Veröffentlichung der Daten zur Beziehung zwischen Zentrumsgröße und Ergebnissen (Hosenpud 1994) wurde eine Debatte in Deutschland über die Frage entfacht, ob die Zahl von >20 Zentren bei ca. 80 Millionen Einwohnern zu groß

**Tabelle 17.1.** Transplantationszentrumsstruktur

| | |
|---|---|
| Herzinsuffizienzmanagement | Nachsorge |
| Hochrisiko-Herzchirurgie | Forschung |
| Überbrückung | Aus-/Weiterbildung |
| Spenderrekrutierung | Qualitätskontrolle |

sei, um ein vernünftiges Transplantationsvolumen und entsprechende Erfahrung zu gewährleisten. Zwei Lösungswege wurden in der Organkommission Herz diskutiert:

1) eine direkte Festlegung einer Maximalzahl von Zentren,
2) die Erstellung von Kriterien, die jedes Zentrum zu erfüllen habe, welches mit der thorakalen Organtransplantation beginnen wolle.

Argumente für die erste Lösung waren, daß dies der möglicherweise einzige Weg sei, um die Zahl der Zentren effektiv zu beschränken. Argumente für die zweite Lösung waren, daß ein demokratischer Konsens eine kooperative Entwicklung in Deutschland begünstigen würde. Schließlich wurde im Dezember 1996 ein Konsens im zweiten Sinne gefunden (siehe Tabelle 17.1). Die Hauptergebnisse bestanden darin, daß in Deutschland eine Herztransplantationszentrumsstruktur zu entwickeln sei, in der alle Aspekte der Betreuung von Patienten mit fortgeschrittener Herzinsuffizienz enthalten seien. Zu dieser gehörten ein spezialisiertes Herzinsuffizienz-Programm, ausgewiesene organerhaltende Herzinsuffizienz-Herzchirurgie einschließlich einer Hochrisikochirurgie, ein mechanisches und antiarrhythmisches Überbrückungsprogramm, aktive Spenderrekrutierung, eine ausgefeilte Transplantationsnachsorge, Aus- und Weiterbildung in allen Aspekten der fortgeschrittenen Herzinsuffizienz, Verfügbarkeit von Grundlagenwissenschaften (d.h. Universitätskrankenhaus oder vergleichbare Einrichtung) und aktive Qualitätskontrollmaßnahmen. Entsprechend einem Fragebogen aus dem Jahre 1996 fand sich folgende Verteilung der Infrastruktur in den Zentren (Tabelle 17.2).

**Tabelle 17.2.** Ergebnisse einer Umfrage 1996 bei allen deutschen Herztransplantationszentren bzgl. Infrastruktur gemäß Selbsteinschätzung

| Zentrum (n=31) | 1 | 2 | 3a | 3b | 4 | 5 | 6 | 7 | 8 | 9 |
|---|---|---|---|---|---|---|---|---|---|---|
| Aachen | + | + | + | + | + | + | + | + | + | + |
| Bad Krozingen | + | + | + | + | – | + | + | + | + | + |
| Bad Nauheim | + | + | – | + | + | + | + | + | + | + |
| Bad Oeynhausen | + | + | + | + | | + | + | + | + | + |
| Berlin Deutsches Herzzentrum | + | + | + | + | + | + | + | + | + | + |
| Bochum | + | + | + | + | + | + | + | + | + | + |
| Bonn | + | + | + | + | + | – | – | – | – | – |
| Charité Berlin | + | + | + | + | + | + | + | + | + | + |
| Dresden | + | + | + | + | + | + | + | + | + | + |
| Düsseldorf | + | + | + | + | + | + | + | + | + | + |
| Essen | + | + | + | + | + | + | + | – | + | + |
| Frankfurt | + | + | – | + | + | + | + | + | + | + |
| Freiburg | + | + | + | + | + | + | + | + | + | + |
| Fulda | + | + | + | + | + | + | + | + | + | + |
| Gießen | + | + | + | + | + | + | + | + | + | + |
| Göttingen | + | + | + | + | + | + | + | + | + | + |
| Halle | + | + | + | + | + | + | + | + | + | + |
| Hamburg | + | + | + | + | + | + | + | + | + | + |
| Hannover | + | + | + | + | + | + | + | + | + | + |
| Heidelberg | + | + | + | + | + | + | + | + | + | + |
| Homburg/Saar | + | + | + | + | + | + | + | + | + | + |
| Kaiserslautern | + | + | + | + | + | + | + | + | (+) | + |
| Kiel | + | + | + | + | + | + | + | + | + | + |
| Köln | + | + | + | + | + | + | + | + | + | + |
| Leipzig | + | + | + | + | + | + | + | + | + | + |
| Mainz | + | + | | + | + | + | + | + | + | + |
| München Deutsches Herzzentrum | + | + | + | + | (+) | + | + | + | + | + |
| München Großhadern | + | + | + | + | + | + | + | + | + | + |
| Münster | + | + | + | + | + | + | + | + | + | + |
| Regensburg | + | + | + | + | + | + | + | + | + | + |
| Tübingen | + | + | + | + | + | + | + | + | + | + |

1 = Herzinsuffizienzprogramm, 2 = Hochrisikoherzchirurgie-Programm, 3 = Überbrückung (3a = mechanische Unterstützung, 3b = Defibrillator), 4 = Spender-Rekrutierung, 5 = Nachsorge, 6 = Aus-/Weiterbildung, 7 = Qualitätskontrolle, 8 = Forschung, 9 = interdisziplinärer Ansatz

## 17.2 Transplantationswarteliste/„Clinical-Profile"-Projekt

Um eine zeitgemäße Datenbasis zu erstellen und die Definition von „Notwendigkeit, Dringlichkeit und Erfolgsaussichten einer Transplantation" zu erleichtern, erreichten alle deutschen Herztransplantationszentren einen Konsens, einen prognostischen Datensatz für alle ab dem 1. Januar 1997 neu zur Herztransplantation bei Eurotransplant angemeldeten Patienten zur Verfügung zu stellen. Die prognostischen Parameter schlossen diejenigen ein, die in Prognosestudien validiert worden waren. Eine 6-Monats-Reevaluations-Maske mit identischen Parametern (Ausnahme Linksherzkatheterdaten) wurde ebenfalls von allen Zentren beschlossen und ab 1998 eingeführt. Darüber hinaus wurde eine Posttransplantationsfolge-Datenmaske beschlossen. Diese Datenmaske wird die Clinical-Profile-Daten ergänzen (Tabelle 17.3). Diese Datenblätter wurden soweit wie möglich mit Eurotransplant und der International Society for Heart and Lung Transplantation abgestimmt.

Das wichtigste Ergebnis der Arbeit der Organkommission Herz der Deutschen Transplantationsgesellschaft während der Jahre 1996 bis 2000 ist die Durchführung dieser Studie. Für die im Jahre 1997 neu bei Eurotransplant gelisteten 889 erwachsenen deutschen Herztransplantationskandidaten, die allen mit der in der Tabelle 17.3 gelisteten 34 prognostischen Parametern angemeldet worden waren, liegt ein vollständiges 1-Jahres-Follow-up vor. Für diejenigen 424 Patienten, die von diesen Patienten während des Jahres nach Listung eine Herztransplantation hatten, liegt ebenfalls eine vollständige 12-Monats-Verlaufsbeobachtung vor. Die Studie wurde als „Comparative Outcome & Clinical Profiles in Transplantation (COCPIT)"-Studie bezeichnet. Zusammengefaßt zeigen die Ergebnisse, daß Patienten mit einem hohen Risiko, während des Jahres nach Listung ohne Herztransplantation zu versterben, einen vorübergehenden Überlebensnutzen von der Transplantation hatten. Darüber hinaus zeigen die Daten, daß es regionale Variationen bzgl. des Todes auf der Warteliste, der Wahrscheinlichkeit einer Transplantation und des Todes nach Transplantation in Deutschland im Jahre 1997 gab.

Basierend auf den Daten der 1997er COCPIT-Kohorte entwickelt die Organkommission Herz gegenwärtig einen Herzinsuffizienz-Score, der auf einem differenzierten klinischen Profil, insbesondere

**Tabelle 17.3.** „Clinical-Profile"-Datenbasis-Form

| Parameter | Parameter |
|---|---|
| Patienten-Initialen | |
| Geburtsdatum | Linksventrikulärer enddiastolischer Durchmesser |
| Bundesland | Verkürzungsfraktion |
| Wartelistenanmeldungsdatum | NYHA-Funktionsklasse |
| Größe | Maximale Sauerstoffaufnahme |
| Gewicht | Noradrenalin |
| Geschlecht | Arterieller Sauerstoffpartialdruck |
| Dringlichkeitsstatus | IV Katecholamine |
| Blutgruppe | Intraaortale Ballonpumpe |
| HLA Formel | Extrakorporale Membranoxygenierung |
| Panel reaktiver Antikörper-Titer | Mechanische Kreislaufunterstützung |
| Kreatinin | Mechanische Beatmung |
| Bilirubin | Hämofiltration |
| Natrium | Dialyse |
| Arterieller Mitteldruck | Ambulanter Status |
| Herzfrequenz | Allgemeinstations-Status |
| LV Auswurffraktion | Intensivstations-Status |
| Herzindex | Voroperation am Herzen |
| Pulmonalkapillärer Verschlußdruck | Khs-Aufenthalt in den letzten 6 Mo |
| Pulmonalarterien-Mitteldruck | QRS >0,12 s |
| Pulmonalgefäßwiderstand | Anhaltende Kammertachykardie |
| Systemgefäßwiderstand | Defibrillator |
| Zentralvenendruck | >10 Schocks pro Monat |

in der Hochrisikogruppe, beruht. Dieser Score wird gegenwärtig in der COCPIT-1998-Kohorte validiert.

## 17.3 Allokationskonzepte entsprechend dem Transplantationsgesetz

Während der letzten Jahre war in Deutschland ein Trend zu einer regionalen Organisation von Organspende, Organallokation und Organtransplantation zu verzeichnen (Zerkowski 1997). Diese Entwicklung schien den meisten Zentren vorteilhaft. Im Einzelnen war die Organallokation in dieser Zeit so organisiert, daß ein gestuftes Vorgehen bestand: Bei Vorliegen eines Organangebotes erfolgte ein lokales, regionales, nationales und schließlich Eurotransplant-weites Match. Dieser Algorithmus schien der weitaus überwiegenden Mehrheit der deutschen Herztransplantationszentren alle Vorteile eines großen Verteilungsnetzwerkes für besonders dringliche Fälle mit dem Vorteil regionaler Allokation zur Verringerung von Ischämiezeiten und Kosten sowie Verstärkung regionaler Kooperation zu kombinieren. Auf der anderen Seite verlangte das deutsche Transplantationsgesetz die Schaffung einer einheitlichen nationalen Warteliste zur Erreichung einer Verteilungsgerechtigkeit. Um diese verschiedenen Aspekte der Allokation miteinander in Einklang zu bringen, erzielte die Organkommission Herz im Mai 1998 folgenden Konsensus-Beschluß: Es wird eine einheitliche nationale Warteliste geschaffen. Das initiale Clinical Profile wird als verpflichtende Datenbasis eingeführt. Für Patienten mit hoher medizinischer Priorität werden ca. ein Drittel aller Transplantationen unabhängig von Wartezeit und regionaler Zugehörigkeit alloziert (retrospektive Analyse). Die Einhaltung der vordefinierten medizinischen Dringlichkeitskriterien wird durch die Einführung eines Expertenaudits erreicht. Diese Auditgruppe setzt sich zusammen aus Experten jedes Zentrums, die in regelmäßigem Turnus gewählt werden. Die Auditgruppe ist der Organkommission Herz rechenschaftspflichtig. Ca. zwei Drittel der Organe werden gemäß Wartezeit und Distanzfaktor alloziert (retrospektive Analyse). Diese Faktoren werden gleichgewichtet. Dieser Allokationsmodus wird regelmäßig reevaluiert und auf der Basis der „Clinical Profile“-Daten und anderer relevanter Forschungsergebnisse weiterentwickelt. Die vorgeschlagene Allokationsregel gilt für Herz- und Herz-Lungen- und Lungentransplantationen gleichermaßen.

## 17.4 Allokation gemäß medizinischer Dringlichkeit

Die Entscheidung, Patienten mit höchster medizinischer Dringlichkeit bevorzugt Organe zu allozieren, wird in anderen Ländern wie den USA ähnlich gesehen. Wichtig ist bei der Entwicklung in Deutschland Folgendes: Die Richtlinien der Bundesärztekammer, die das Deutsche Transplantationsgesetz konkretisieren (Richtlinien zur

Organtransplantation 2000), definieren „medizinische Dringlichkeit“ als „Low-Cardiac-Output-Syndrome“ mit dem Erfordernis von hochdosierten Katecholaminen. Zur gleichen Zeit spezifizieren sie solche Situationen, in denen sowohl ein „Low-Cardiac-Output-Syndrome“ als auch gleichzeitig eine Kontraindikation zur dringlichen Herztransplantation vorliegt. Diese Kontraindikationen schließen „Low-Cardiac-Output-Syndrome“-Situationen bei fulminanter akuter Myokarditis, großen akuten Myokardinfarkten, post-extrakorporalem Zirkulationspumpversagen und Multiorganversagen nach unmittelbar vorangegangener Implantation einer mechanischen Kreislaufunterstützung ein. Patienten, die eine mechanische Kreislaufunterstützung erhalten haben, sich stabilisiert und sekundäre Infektionen wie Infektionen, Blutungen oder Embolien entwickelt haben, werden gemäß diesen Richtlinien als potentielle High-Urgency-Transplantationskandidaten betrachtet. In jedem Fall muß vor einer Anmeldung als High-Urgency-Kandidat eine vollständige Transplantations-Evaluation erfolgen. Patienten, die gemäß diesen Kriterien auf die neugeschaffene nationale Warteliste aufgenommen werden, erhalten bei der Allokation die höchste Priorität. Erst wenn alle Herzen in dieser Kategorie alloziert sind, wird die normale Dringlichkeitsgruppe bedient. Es wird, wie bereits ausgeführt, geschätzt, daß ca. ein Drittel aller Herzen gemäß der medizinischen Dringlichkeit und ca. zwei Drittel der Herzen gemäß Distanzfaktor und Wartezeit alloziert werden. Um diese Drittel-Drittel-Drittel-Regelung in einen Algorithmus umzusetzen und zu erproben, wurden in einer ersten Annäherung eine Formel mit einer 80%-Wartezeit/20%-Distanzfaktor-Gewichtung geschaffen. Diese Regelung wird, so die Richtlinien des Transplantationsgesetzes, nach Ablauf von 6 Monaten regelmäßig reevaluiert und gemäß den Ergebnissen weiterentwickelt.

## 17.5 Auditprinzip

Um den Listungsprozeß gemäß medizinischer Dringlichkeit zu überwachen, beschloß die Organkommission Herz, einen Auditprozeß zu initiieren. Die Auditgruppe besteht aus Experten eines jeden der gegenwärtig 34 Zentren in Deutschland. Es werden zwei Experten jedes Zentrums ins Auditkommittee nominiert. Die jeweils diensthabende Auditgruppe wird auf einer Rotationsbasis bestimmt. Diese diensthabende Auditgruppe besteht aus jeweils drei Mitgliedern (ein Kardiologe, ein Herzchirurg, eine weitere Person), die aus drei verschiedenen Zentren stammen und im Wochen- oder Monatsrhythmus wechseln. Anträge auf High-Urgency-Listung werden durch die diensthabende Auditgruppe innerhalb von 24 Stunden nach Eingang der Anmeldung mit Mehrheitsentscheid auf der Basis der vorliegenden klinischen Daten (im Regelfall ohne on-site-visit) entschieden. Der High-Urgency-Status gilt für eine Periode von 7 Tagen. Nach dieser Periode ist der Patient entweder transplantiert oder verstorben. Wenn der Patient weiterhin am Leben ist, darf das Zentrum den Antrag auf High-Urgency-Listung erneuern. Die Auditgruppe berichtet der Organkommission Herz über die Ergebnisse der High-Urgency-Allokation. Um eine strikte Befolgung dieser Allokationsregel im Sinne einer gerechten Organallokation zu gewährleisten, wird sie 6monatlich nach Initiierung reevaluiert.

## 17.6 Perspektiven

Das Ziel einer Qualitätsverbesserung der Herztransplantation in Deutschland ist unumstritten. Während der Jahre 1996 bis 2000 hat die Organkommission Herz der Deutschen Transplantationsgesellschaft im Rahmen der Erfordernisse des Deutschen Transplantationsgesetzes einen Konsens zur

- Transplantationszentrumsstruktur,
- Transparenz auf einer nationalen Warteliste mit der Aussicht, „Notwendigkeit, Dringlichkeit und Erfolgsaussichten“ zu definieren,
- eine Allokation, die medizinische und ethische Aspekte integriert, und
- einen Auditprozeß zur Qualitätskontrolle aus eigener Kraft erreicht.

Jedes der sieben größten deutschen Transplantationszentren weist einen unterschiedlichen historischen Hintergrund und somit eine eigene Organisationsform des Herzinsuffizienz- und Transplantationsprogrammes auf. Durch die Einführung des oben beschriebenen Auditprozesses, mit dem bereits in Großbritannien gute Erfahrungen gesammelt wurden, wird ein gegenseitiger Erfahrungszuwachs ermöglicht. Dieses Vorgehen ist von einem der Herausgeber während Hospitationen als vertieftes Verständnis für die jeweiligen Management-Protokolle erlebt worden. Zusätzlich wird der Auditprozeß die einzelnen Zentren in die Lage versetzen, eine Basis des gegenseitigen Vertrauens, Ideenaustausches und von Multicenter-Studien zu schaffen.

Die Entwicklung der Herztransplantation in Deutschland wird eine Reihe von Themen aufgreifen müssen, welche ausgiebig in der Transplantationsmedizin, mit den Versicherern, den Patienten und Krankenhaus-Organisationen zu diskutieren sind:

- Die „Clinical Profile"-Studie sollte in Deutschland, möglichst im Rahmen von Eurotransplant und falls möglich, auf internationaler Basis, fortgesetzt werden. Voraussetzungen für eine derartige Aufgabe ist eine verläßliche Finanzierung eines derartigen Projektes auf langfristiger Basis.
- Wenn ein Zentrum seinen Beitrag zur Vervollständigung der Datenbasis nicht leistet, müssen geeignete Maßnahmen ergriffen werden, bis das Problem beseitigt ist. Zum Beispiel kann die Aufnahme neuer Patienten auf der Warteliste dieses Zentrums zurückgestellt werden, bis das Problem beseitigt ist.
- Die Homepage der Deutschen Transplantationsgesellschaft sollte die internationalen, nationalen, regionalen und zentrumsspezifischen Ergebnisse bzgl. Sterblichkeit nach Listung, Sterblichkeit auf der Warteliste, Sterblichkeit nach Transplantation, Wahrscheinlichkeit der Transplantation, stratifiziert nach hohem, mittleren und niedrigen Sterberisiko ohne Herztransplantation, beinhalten.
- Mindestanforderungen bzgl. 1-Jahres-Ergebnissen sollten etabliert werden (z. B. 1-Jahres-Überleben auf der Warteliste ohne Transplantation in der Niedrigrisikogruppe 75%, in der mittleren Risikogruppe 60%, in der Hochrisikogruppe 45% sowie ein ansteigender komparativer Nutzen von 5–15%, entsprechend einem minimalen 1-Jahres-Überleben nach Herztransplantation von 80% in der Niedrigrisikogruppe, 70% in der Hochrisikogruppe und 60% in der Hochrisikogruppe).
- Wenn ein Zentrum nicht die gestellten Mindestanforderungen erfüllt, wird ein außerordentliches Audit in diesem Zentrum durchgeführt. Ein detailliertes Protokoll wird angefertigt. Die Zentrumsinfrastruktur und die Managementprotokolle werden gemäß dem etablierten Konsens der Organkommission Herz analysiert. Vorschläge zur Verbesserung werden gemacht.

- Interventionen, die gemäß „Evidence-based-medicine"-Kriterien keinen erwiesenen Nutzen bzgl. Überleben oder Lebensqualität erbracht haben, dürfen nur unter dem ausdrücklichen Hinweis auf ihre experimentelle Natur eingesetzt werden.
- Das Thema der notwendigen Zahl der Herztransplantationszentren in Deutschland muß kritisch diskutiert werden.

Der kontinuierlichen Kooperation aller deutschen Transplantationszentren in den Jahren 1996 bis 2000 zur Erreichung dieser Ziele ist ausdrücklich zu danken.

# Kapitel 18 Literatur


Aaronson KD, Schwartz JS, Chen TMC, Wong KL, Goin JE, Mancini DM (1997) Development and prospective validation of a clinical index to predict survival in ambulatory patients referred for cardiac transplant evaluation. Circulation 95:2660–2667

Abbustini E, Dal-Bello B, Morbini P (1997) Factors increasing the risk of allograft vascular disease in heart transplant recipients. G Ital Cardiol 27:985–999

Addonizio LJ, Rose EA (1987) Cardiac transplantation in children and adolescents. J Pediatr 111:1034–1038

Alderman EL, Litwin P, Fisher LD, Kaiser GC, Myers WO, Maynard C, Levine F, Schloss M (1983) Results of coronary artery surgery in patients with poor left ventricular function (CASS). Circulation 68:785–795

Andersson R, Sandberg T, Berglin E, Jeansson S (1992) Cytomegalovirus infections and toxoplasmosis in heart transplant recipients in Sweden. Scand J Infect Dis 24:411–417

Anguita M, Arizon JM, Balles F (1992) Influence on survival after heart transplantation of contraindications seen in transplant recipients. J Heart Lung Transplant 11:708–715

Arbustini E, Grasso M, Diegoli M, Percivalle E, Grossi P, Bramerio M, Campana C, Goggi C, Gavazzi A, Vigano M (1992) Histopathologic and molecular profile of human cytomegalovirus infections in patients with heart transplants. Am J Clin Pathol 98:205–213

Aretz HT, Billingham ME, Edwards WD, Factor SM, Fallon JT, Fenoglio-JJ J, Olsen EG, Schoen FJ (1987) Myocarditis. A histopathologic definition and classification. Am J Cardiovasc Pathol 1:3–14

Aretz HT (1987) Myocarditis: the Dallas criteria. Hum pathol 18:619–624

Armitage JM, Kormos RL, Fung J, Starzl TE (1992) The clinical trial of FK 506 as primary and rescue immunosuppression in adult cardiac transplantation. Ann Thor Surg 54:205–211

Armstrong AT, Strauch AR, Kardan A, Starling RC (1996) Morphometric and immunocytochemical analysis of coronary arterioles in human transplanted hearts. J Heart Lung Transplant 15:818–826

Asfour B, Weyand M, Kececioglu D, Kehl HG, Hammel D, Loick M, Vogt J, Scheld HH (1997) A novel paracorporeal mechanical assist device for newborns and infants allows bridging to transplantation. Transplant Proc 29:3330–3332

Avery RK (1998) Prevention and treatment of cytomegalovirus infection and disease in heart transplant recipients. Curr Opin Cardiol 13:122–129

Baba HA, Schmid KW, Schmid C, Blasius S, Heinecke A, Kerber S, Scheld HH, Bocker W, Deng MC (1998) Possible relationship between heat shock protein 70, cardiac hemodynamics, and survival in the early period after heart transplantation. Transplantation 65:799–804

Baba HA, Schmid C, Wilhelm MJ, Blasius S, Scheld HH, Bocker W, Dockhorn DB (1997) Inducible heat shock protein 70 in rat cardiac allograft and its immunohistochemical localization in cardiac myocytes. Transplantation 64:1035–1040

Backman SB, Ralley FE, Fox GS (1993) Neostigmine produces bradycardia in a heart transplant patient. Anesthesiology 78:777–779

Bailey LL, Nehlsen-Cannarella SL, Doroshow RW, Jacobson JG (1986) Cardiac allotransplantation in newborns as therapy for hypoplastic left heart syndrome. N Engl J Med 315:949–951

Bailey LL, Gundry SR (1990) Hypoplastic left heart syndrome. Pediatr Clin North Am 37:137–150

Bailey LL, Gundry SR, Razzouk A, Wang N (1992) Pediatric heart transplantation: issues relating to outcome and results. J Heart Lung Transplant 11:267–271

Bailey LL, Gundry SR, Razzouk A, Wang N, Sciolaro C, Chivelli M (1993) Bless the babies: one hundred fifteen late survivors of heart transplantation during the first year of life. J Thorac Cardiovasc Surg 105:805–814

Ballester M, Obrador D, Carrio I, Auge JM, Moya C, Pons-Llado G, Carlps-Riera JM (1990) Indium-111-monoclonal antimyosin antibody studies after the first year of heart transplantation. Identification of risk groups for developing rejection during longterm follow-up and clinical implications. Circulation 82:2100–2107

Ballester M, Obrador D, Carrio I (1992) Early postoperative reduction of monoclonal antimyosin antibody uptake is associated with absent rejection-related complications after heart transplantation. Circulation 85:61–68

Baraldi-Junkins C, Levin HR, Kasper EK, Rayburn BK, Herskowitz A, Baughman KL (1993) Complications of endomyocardial biopsy in heart transplant patients. J Heart Lung Transplant 12:63–67

Barr ML, Meiser BM, Eisen HJ, Roberts RF, Livi U, Dall'Amico R, Dorent R, Rogers JG, Radovancevic B, Taylor DO, Jeevanandam V, Marboe CC (1998) Photophoresis for the prevention of rejection in cardiac transplantation. N Engl J Med 339:1744–1751

Barr ML, Sanchez JA, Seche LA, Schulman LL, Smith CR, Rose EA (1990) Anti-CD3 monoclonal antibody induction therapy. Immunological equivalency with triple-drug therapy in heart transplantation. Circulation 82 (suppl IV):291–294

Batista R (1999) Partial left ventriculectomy – the Batista procedure. Eur J Cardiothorac Surg 15 (Suppl 1):S 9–12

Batista RJ, Verde J, Nery P, Bocchino L, Takeshita N, Bhayana JN, Bergsland J, Graham S, Houck JP, Salerno TA (1997) Partial left ventriculectomy to treat end-stage heart disease. Ann Thorac Surg 64(3):634–638

Baum D, Bernstein D, Stranes VA, Oyer P, Pitlick P, Stinson E, Shumway N (1991) Pediatric Heart Transplantation at Stanford: results of a 15-year experience. Pediatrics 88:203–214

Bengel F, Ueberfuhr P, Ziegler S, Nekolla S, Reichart B, Schwaiger M (1999) Serial assessment of sympathetic reinnervation after orthotopic heart transplantation. A longitudinal study using PET and C-11 hydroxyephedrine. Circulation 99:1866–1871

Beniaminovitz A, Itescu S, Lietz K, Donovan M, Burke EM, Groff BD, Edwards N, Mancini DM (2000) Prevention of rejection in cardiac transplantation by blockade of the interleukin-2 receptor with a monoclonal antibody. N Engl J Med 342:613–619

Bennett WM, Porter GA (1988) Cyclosporine-associated hypertension. Am J Med 85:131–133

Bernstein D, Baum D, Berry G, Dahl G, Weiss L, Starnes VA (1993) Neoplastic disorders after pediatric heart transplantation. Circulation 88:230–237

Billingham ME, Cary NRB, Hammond ME, Kemnitz J, Marboe C, McAllister HA, Snovar DC, Winters GL, Zerbe A (1990) A working formulation for the standardisation of nomenclature in the diagnosis of heart and lung rejection: heart rejection study group. J Heart Lung Transplant 9:587–593

Billingham ME (1982) Diagnosis of cardiac rejection by endomyocardial biopsy. J Heart Transplant 1:25–30

Billingham ME (1985) Endomyocardial biopsy detection of acute rejection in cardiac allograft recipients. Heart Vessels Suppl 1:86–90

Billingham ME (1987) Cardiac transplant atherosclerosis. Transplant Proc 19:19–25

Billingham ME (1988) The postsurgical heart. The pathology of cardiac transplantation. Am J Cardiovasc Pathol 1:319–334

Billingham ME (1992) Histopathology of graft coronary disease. J Heart Lung Transplant 11:38–44

Billingham ME (1994) Pathology and etiology of chronic rejection of the heart. Clin Transplant 8:289–292

Birovljev S, Radovancevic B, Burnett CM (1992) Heart transplantation after mechanical circulatory support: Four years experience. J Heart Lung Transplant 11:240–245

Bolling SF, Pagani FD, Deeb GM, Bach DS (1998) Intermediate-term outcome of mitral reconstruction in cardiomyopathy. J Thorac Cardiovasc Surg 115(2):381–386

Borow KM, Neumann BS, Arensman FW (1985) Left ventricular contractility and contractile reserve in humans after cardiac transplantation. Circulation 71: 866–872

Boucek MM (1995) Pediatric heart transplantation. Curr Opin Cardiol 10:223–238

Bourge RC, Kirklin JK, Naftel DC, Figg WD, White-Williams C (1991) Diltiazem-cyclosporine interaction in cardiac transplant patients: impact on cyclosporine dose and medication costs. Am J Med 90:402–403

Bouthot BA, Murthy BV, Schmid CH, Leviey AS, Pereira BJ (1997) Longterm follow-up of hepatitis C virus infection among organ transplant recipients. Transplantation 63:849–853

Bove EL, Stammers AH (1986) Recovery of left ventricular function after hypothermic global ischemia. Age-related differences in the isolated working rabbit heart. J Thorac Cardiovasc Surg 91:115–122

Branch KR, Dembitsky WP, Peterson KL, Adamson R, Gordon JB, Smith SC Jr, Jaski BE (1994) Physiology of the native heart and Thermo Cardiosystems left ventricular assist device complex at rest and during exercise: implications for chronic support. J Heart Lung Transplant 13:641–651

Braunwald E (ed) (1992) Heart disease. A textbook of cardiovascular medicine. Saunders, Philadelphia

Breithardt G (1995) Amiodarone in patients with heart failure (editorial). N Engl J Med 333:121–122

Brunken RC, Mody FV, Hawkins RA, Nienaber C, Phelps ME, Schelbert HR (1992) Positron emission tomography detects metabolic viability in myocardium with persistent 24-hour single-photon emission computed tomography 201 Tl defects. Circulation 86:1357–1369

Bunzel B (1994) Psychosoziale Aspekte der Herztransplantation und Lebensqualitätsmessung. Thieme, Stuttgart

Burow RD, Strauss HW, Singleton R et al. (1977) Analysis of left ventricular function from multiple gated acquisition cardiac blood pool imaging. Comparison to contrast angiography. Circulation 56:1024–1028

Butman SM, Wild JC, Nolan PE, Fagan TC, Finley PR, Hicks MJ, Mackie MJ, Copeland JG (1991) Prospective study of safety and financial benefit of ketokonazole as adjunct therapy to cyclosporine A after heart transplantation. J Heart Lung Transplant 10:351–358

Caforio AL, Keeling PJ, Zachara E, Mestroni L, Camerini F, Mann JM, Bottazzo GF, McKenna WJ (1994) Evidence from family studies for autoimmunity in dilated cardiomyopathy. Lancet 344:773–777

Carrio I, Berna L, Ballester M (1988) Indium-111 antimyosin scintigraphy to assess myocardial damage in patients with suspected myocarditis and cardiac rejection. J Nucl Med 29:1893–1900

Castaneda AR, Jonas RA, Mayer JE, Hanley FL (1994) Cardiac Surgery of the Neonate and Infant. WB Saunders, Philadelphia

Caves P, Stinson E, Billingham M, Rider A, Shumway N (1973) Diagnosis of human cardiac rejection by serial cardiac biopsy. J Thorac Cardiovasc Surg 66:461–466

Cetta F, O'Leary PW, Seward JB, Driscoll DJ (1995) Idiopathic restrictive cardiomyopathy in childhood: diagnostic features and clinical course. Mayo Clin Proc 70:634–640

Chadburn A, Cesarman E, Knowles DM (1997) Molecular pathology of posttransplantation lymphoproliferative disorders. Semin Diagn Pathol 14:15–26

Chakko S, de Nadena E, Kessler K, Myerburg R (1989) Ventricular arrhythmias in congestive heart failure. Clin Cardiol 12:525–530

Chan L, Schrier RW (1990) Effects of calcium channel blockers on renal function. Ann Rev Med 41:289–302

Chatenoud L, Bach JF (1990) Monoclonal antibodies to CD3 as immunosuppressants. Semin Immunol 2:437–447

Chen SC, Nouri S, Balfour I, Jureidini S, Appleton RS (1990) Clinical profile of congestive cardiomyopathy in children. St. Louis University School of Medicine, Department of Pediatrics, Cardinal Glennon Children's Hospital, Missouri 63104. J Am Coll Cardiol 15:189–193

Cherry R, Nielsen H, Reed E (1992) Vascular (humoral) rejection in human cardiac allograft biopsies: relation to circulation anti-HLA antibodies. J Heart Lung Transplant 11:24–30

Chiu RC, Bindon W (1987) Why are newborn hearts vulnerable to global ischemia? The lactate hypothesis. Circulation 76:V 146–149

Christopherson LK (1987) Cardiac transplantation: a psychological perspective. Circulation 75:57–62

CIBIS Investigators and Committees (1994) A randomized trial of $\beta$-blockade in heart failure: the Cardiac Insufficiency Bisoprolol Study (CIBIS). Circulation 90:1765–1773

Ciliberto GR, Mangiavacchi M, Banfi F (1993) Coronary artery disease after heart transplantation: non-invasive evaluation with excercise thallium scintigraphy. Eur Heart J 14:226–229

Clark NJ, Martin RD (1988) Anesthetic considerations for patients undergoing cardiac transplantation. J Cardiothorac Anesth 2:519–542

Cleland JGF, Dargie HJ, Ford I (1987) Mortality in heart failure: clinical variables of prognostic value. Br Heart J 58:572–582

Codoner-French P, Bernard O, Alvarez F (1993) Long-term follow-up of growth in height after successful liver transplantation. J Pediatr 124:368–373

Cohn JN, Levine B, Olivari MT, Garberg V, Lura D, Francis GS, Simon AB, Rector T (1984) Plasma norepinephrine as a guide to prognosis in patients with congestive heart failure. N Engl J Med 311:819–823

Cohn JN, Rector TS (1988) Prognosis of congestive heart failure and predictors of mortality. Am J Cardiol 62:25 A–30 A

Cohn JN (1986) Effect of vasodilator therapy on mortality in chronic congestive heart failure. N Engl J Med 314:1547–1552

Cohn JN (1991) A comparison of enalapril with hydralazine-isosorbide-dinitrate in the treatment of chronic congestive heart failure. N Engl J Med 325:303–310

Connors AF, Speroff T, Dawson NV (1996) The effectiveness of right heart catheterization in the initial care of critically ill patients. JAMA 276:889–897

Consensus Trial Study Group (1987) Effects of enalapril on mortality in severe congestive heart failure. N Engl J Med 316:1429–1435

Costanzo-Nordin MR, Winters GL, Fisher SG, O'Sullivan J, Heroux AL, Kao W, Mullen GM, Johnson MR (1993) Endocardial infiltrates in the transplanted heart: clinical significance emerging from the analysis of 5026 endomyocardial biopsy specimens [see comments]. J Heart Lung Transplant 12:741–747

Cooley DA, Liotta D, Hallman GL, Bloodwell RD, Leachman RD, Milam JD (1969) Orthotopic cardiac prosthesis for two-staged cardiac replacement. Am J Cardiol 24:723–730

Copeland JG, Emery RW, Levinson MM, Icenogle TB, Carrier M, Ott RA, Copeland JA, McAleer-Rhenman MJ, Nicholson SM (1987) Selection of patients for cardiac transplantation. Circulation 75:1–9

Corno AF, Bethencourt DM, Laks H, Haas GS, Bhuta S, Davtyan HG, Flynn WM, Drinkwater DC, Laidig C, Chang P (1987) Myocardial protection in the neonatal heart. A comparison of topical hypothermia and crystalloid and blood cardioplegic solutions. J Thorac Cardiovasc Surg 93:163–172

Corper CI, Jones PH, Suki WN (1988) Rhabdomyolysis and renal injury with lovastatin use. JAMA 260:239–241

Costanzo-Nordin MR, Grusk DB, Silver MA, Sobotka PA, Winters GL, O'Connell JB, Pifarre R, Robinson JA (1988) Reversal of recalcitrant cardiac allograft rejection with methotrexate. Circulation 78 (suppl III):47–57

Costanzo-Nordin MR, O'Sullivan EJ, Johnson MR, Winters GL, Pifarre R, Radvany R, Zucker MJ, Scanlon PJ, Robinson JA (1990) Prospective randomized trial of OCT3 vs. horse antithymocyte globulin based immunosuppressive prophylaxis in heart transplantation. J Heart Transplant 9:306–315

Dae MW, De Marco T, Botvinick EH (1992) Scintigraphic assessment of MIBG uptake in globally denervated human and canine hearts – implications for clinical studies. J Nucl Med 33:1444–1450

Dec GW, Semigran MJ, Vlahakes GJ (1991) Cardiac transplantation: current indications and limitations. Transplant Proc 23:2095–2106

DEFIBRILAT Study Group (1991) Actuarial risk of sudden death while awaiting cardiac transplantation in patients with atherosclerotic heart disease. Am J Cardiol 68:545–546

Deiwick M, Hamann PA, Weyand M, Deng MC, Möllhoff T, Budde T, Scheld HH (1994) Heterotope Herztransplantation – eine Alternative in der Therapie der terminalen Herzinsuffizienz. Tx Med 6:262–269

Deiwick M, Löhrer A, Hoffmeier A, Baba HA, Böcker W, Scheld HH (1999) Postoperative death should be followed by autopsy – an analysis of the autopsy findings of the year 1990 and 1991 in a heart surgery center. Thorac Cardiovasc Surg 47:82–87

Deng MC (1992) Pathophysiologie der chronischen Herzinsuffizienz. In: Park JW (Hrsg) Therapie der chronischen Herzinsuffizienz. Pabst-Verlag, Lengerich

Deng MC, Tjan TDT, Asfour B, Gradaus R, Böcker D, Loick HM, Baba HA, Breithardt G, Scheld HH, Borggrefe M, Hammel D (1999) Combining nonpharmacological therapies for advanced heart failure: the Muenster experience with the assist device – defibrillator combination. Am J Cardiol 83:158 D–160 D

Deng MC, DeMeester J, Scheld HH (1999) Development of cardiac transplant policy in Germany (editorial part 1). Thorac Cardiovasc Surgeon 47:1–4

Deng MC, Weyand M, Hammel D, Schmid C, Kerber S, Schmidt C, Breithardt G, Scheld HH (1998) Selection and outcome of ventricular assist device patients: the Muenster experience. J Heart Lung Transplant 17:817–825

Deng MC (für die Arbeitsgruppe Thorakale Organtransplantation der DGK), Angermann CE, Beyersdorf F, Dengler TJ, Geiger A, Haaf B, Haverich A, Mohacsi P, Permanetter B, Pethig K, v Scheidt W, Wahlers T, Weis M, Welz A, Zerkowski HR, Zimmermann R (1996) Indikationen, Kontraindikationen und differentialtherapeutische Alternativen der Herztransplantation. Derzeitiger Stand und Ergebnisse einer Umfrage bei deutschen Transplantationsprogrammen. Z Kardiol 85:519–527

Deng MC, Breithardt G, Scheld HH (1995) Interdisciplinary Heart Failure and Transplant Program Münster: A 5-Year Experience. Int J Cardiol 50:7–17

Deng MC, Erren M, Lütgen A, Zimmermann P, Brisse B, Schmitz W, Assmann G, Breithardt G, Scheld HH (1996) Interleukin-6 correlates with hemodynamic impairment during dobutamine administration in chronic heart failure. Int J Cardiol 57:129–134

Deng MC, Gradaus R, Weyand M, Rahmel A, Hammel D, Hoffmeier A, Frye K, Günther F, Kerber S, Block M, Breithardt G, Scheld HH (1995) Retrospective comparison of survival patterns in subgroups of patients referred for cardiac transplantation: the ABC-relationship. Tx Med 7:53–57

Deng MC, Gradaus R, Weyand M, Hammel D, Günther F, Kerber S, Block M, Haverkamp W, Roeder N, Breithardt G, Scheld HH (1996) Heart transplant candidates at high risk can be identified at the time of initial evaluation. Transplant Int 9:38–45

Deng MC, Erren M, Tamminga N, Tjan TDT, Werntze B, Zimmermann P, Weyand M, Hammel D, Möllhoff T, Scheld HH (1999) Left ventricular assist system support is associated with persistent inflammation and temporary immunosuppression. Thorac Cardiovasc Surg 47 (suppl):326–331

Deng MC, Erren M, Roeder N, Dreimann V, Günther F, Kerber S, Baba HA, Schmidt C, Breithardt G, Scheld HH (1998) T-cell and monocyte subsets, inflammatory molecules, rejection and hemodynamics early after cardiac transplantation. Transplantation 65:1255–1261

Deng MC, Drees G, Scheld HH (1996) Ethische Aspekte der Herztransplantation. In: Quante M, Ach JS (Hrsg) Ethische Probleme der Organtransplantation. Universitätsverlag, Münster

Deng MC, Mennewisch A, Artmann F, Bloching B, Kerber S, Breithardt G, Scheld HH (1996) Improved Spiroergometric Exercise Capacity 26 Months after Cardiac Transplantation Compared to End Stage Chronic Heart Failure. Tx Med 8:128–131

Deng MC, Wilhelm M, Scheld HH (1998) Effects of exercise during long-term support with a left ventricular assist device. Circulation 97:1212–1213

Deng MC, Wilhelm M, Weyand M, Hammel D, Kerber S, Breithardt G, Scheld HH (1997) Long-term left ventricular assist device support: a novel pump rate challenge exercise protocol to monitor native left ventricular function. J Heart Lung Transplant 16:629–635

DeVries WC (1988) The permanent artificial heart: four case reports. JAMA 259:849–859

DiBiase A, Tse T, Schnittger I, Wexler L, Stinson EB, Valantine HA (1991) Frequency and mechanism of bradycardia in cardiac transplant recipients and need for pacemakers. Am J Cardiol 67:1385–1389

Dillon T, Sullivan M, Schatzlein M (1991) Cardiac transplantation in patients with treated malignancies. Transplantation 52:82–85

Dor V (1990) Surgery for left ventricular aneurysm. Curr Opin Cardiol 5(6):773–780

Dor V, Sabatier M, Montiglio F, Coste P, Di Donato M (1999) Endoventricular patch reconstruction in large ischemic wall-motion abnormalities. J Card Surg 14(1):46–52

Dor V, Sabatier M, Di Donato M, Montiglio F, Toso A, Maioli M (1998) Efficacy of endoventricular patch plasty in large postinfarction akinetic scar and severe left ventricular dysfunction: comparison with a series of large dyskinetic scars. J Thorac Cardiovasc Surg 116(1):50–59

Doval HC, Nul DR, Grancelli HO, Perrone SV, Bortman GR, Curiel R (1994) Randomised trial of low-dose amiodarone in severe congestive heart failure. Lancet 344:493–498

Drees G, Scheld HH (1991) Herztransplantation – ethische und juristische Aspekte. In: Toellner R (Hrsg) Jahrbuch des Arbeitskreises Medizinischer Ethik-Kommissionen in der Bundesrepublik Deutschland. Fischer Verlag, Stuttgart

Drees H, Scheld HH (1993) Psychosoziale Aspekte der Herztransplantation. Z Tx Med 5:143–146

Dummer JS, Ho M, Simmons RL (1995) Infections in solid organ transplant recipients. In: Mandell GL, Douglas RG, Bennett JE (eds) Principles and Practice of Infectious Diseases. Churchill Livingstone, New York, pp 2722–2732

Dunn MJ, Glassroth J (1989) Pulmonary complications of amiodarone toxicity. Prog Cardiovasc Dis 31:447

Dunn MJ, Crisp SJ, Rose ML, Taylor PM, Yacoub MH (1992) Anti-endothelial antibodies and coronary artery disease after cardiac transplantation. Lancet 339:1566–1570

Edwalds GM, Said JW, Block MI, Herscher LL, Siegel RJ, Fishbein MC (1984) Myocytolysis (vacuolar degeneration) of myocardium: immunohistochemical evidence of viability. Hum Pathol 15:753–756

Edwards BS, Rodeheffer RJ (1992) Prognostic features in patients with congestive heart failure and selection criteria for cardiac transplantation. Mayo Clin Proc 67:485–492

El-Banayosi A, Deng MC, Loisance DY, Vetter H, Gronda E, Loebe M, Vigano M (1999) The European experience of Novacor left ventricular assist (LVAS) therapy as a bridge to transplant: a retrospective multi-centre study. Eur J Cardiothor Surg 15:835–884

Ensley RD, Hunt SA, Taylor DO (1992) Predictors of survival after repeat heart transplantation. J Heart Lung Transplant 11:142–158

Farrar DJ, Thoratec Ventricular Assist Device Principal Investigators (1994) Preoperative predictors of survival in patients with Thoratec ventricular assist devices as a bridge to heart transplantation. J Heart Lung Transplant 13:93–101

Farrar DJ, Lawson JH, Litwak P, Cederwall G (1990) Thoratec VAD system as a bridge to heart transplantation. J Heart Transplant 9:415–423

Fauci AS, Harley JB, Roberts WC, Ferrans VJ, Gralnick HR, Bjornson BH (1982) NIH conference. The idiopathic hypereosinophilic syndrome. Clinical, pathophysiologic, and therapeutic considerations. Ann Intern Med 97:78–92

Fisch RD, Nabel EG, Selwyn AP (1988) Responses of coronary arteries of cardiac transplant patients of acetylcholine. J Clin Invest 81:21–31

Fishbein MC, Bell G, Lones MA, Czer LS, Miller JM, Harasty D, Trento A (1994) Grade 2 cellular heart rejection: does it exist? [see comments]. J Heart Lung Transplant 13:1051–1057

Fishman JA, Rubin RH, Koziel MJ, Pereira BJ (1997) Hepatitis C virus and organ transplantation. Transplantation 62:147–154

Follansbee WP, Kiernan JM, Curtiss EI, Zerbe TR, Mock C, Kormos RL (1991) Changes in left ventricular systolic function that accompany rejection of the transplanted heart: a serial radionuclide assessment of fifty-three consecutive cases. Am Heart J 121:548–556

Fragomeni LS, Kaye MP (1988) The Registry of the International Society for Heart and Lung Transplantation: Fifth official report – 1988. J Heart Lung Transplant 7:249–253

Franciosa JA (1987) Why patients with heart failure die: hemodynamic and functional determinants of survival. Circulation 75 (suppl IV):20–27

Frazier OH, Macris MP, Myers TJ, Duncan JM, Radovancevic B, Parnis SM, Cooley DA (1994) Improved survival after extended bridge to cardiac transplantation. Ann Thorac Surg 57:1416–1422

Freeman AM, Watts D, Karp R (1984) Evaluation of cardiac transplant candidates. Psychiatr Med 6:8–22

Fricker FJ, Addonizio L, Bernstein D (1999) Heart transplantation in children. Indications. Pediatr Transplantation 3:333–342

Friedman RA, Moak JP, Garson A Jr (1991) Clinical course of idiopathic dilated cardiomyopathy in children. J Am Coll Cariol 18:152–156

Friedman WF (1972) Neuropharmacologic studies of perinatal myocardium. Cardiovasc Clin 4:43–57

Frierson RL, Lippmann SB (1987) Heart transplant patients rejected on psychiatric indication. Psychosomatics 28:347–355

Gallino A, Maggiorini M, Kiowski W, Martin X, Wunderli W, Schneider J, Turina M, Follath F (1996) Toxoplasmosis in heart transplant recipients. Eur J Clin Microbiol Infect Dis 15:389–393

Gamberg P, Miller JL, Lough ME (1987) Impact of protective isolation on the incidence of infection after heart transplantation. J Heart Transplant 6:147–149

Gao SZ, Alderman EL, Schroeder JS, Silverman JF, Hunt SA (1988) Accelerated coronary vascular disease in the heart transplant patient: coronary arteriographic findings. J Am Coll Cardiol 12:334–340

Gaudin PB, Rayburn BK, Hutchins GM, Kasper EK, Baughman KL, Goodman SN, Lecks LE, Baumgartner WA, Hruban RH (1994) Peritransplant injury to the myocardium associated with the development of accelerated arteriosclerosis in heart transplant recipients [see comments]. Am J Surg Pathol 18:338–346

Georgiev VS (ed) (1989) Infectious Diseases in the Immunocompromised Hosts. CRC Press, Boca Raton, pp 1201

Goldstein DJ, Seldomridge JA, Addonizio LL, Rose EY, Oz MC, Michler RE (1995) Orthotopic heart transplantation in patients with treated malignancies. Am J Cardiol 75:968–971

Gottlieb SS, Kukin ML, Ahern D, Packer M (1989) Prognostic importance of atrial natriuretic peptide in patients with chronic heart failure. J Am Coll Cardiol 13:1534

Gradman A, Deedwania P, Cody R (1989) Predictors of total mortality and sudden death in mild to moderate heart failure. J Am Coll Cardiol 14:564–570

Grattan MT, Moreno-Cabral CE, Starnes VA, Oyer PE, Stinson EB, Shumway NE (1989) Cytomegaly-virus infection is associated with cardiac allograft rejection and atherosclerosis. JAMA 261:3561–3566

Griffin ML, Hernandez A, Martin TC, Goldring D, Bolman RM, Spray TL, Strauss AW (1988) Dilated cardiomyopathy in infants and children. J Am Coll Cardiol 11:139–144

Griffiths PD (1997) Prophylaxis against CMV infection in transplant patients. J Antimicrob Chemother 39:299–301

Günther F, Deng MC, Rahmel A, Kerber S, Frye K, Scheld HH, Breithardt G (1995) Der herztransplantierte Patient in der Nachsorge. Medwelt 46:202–210

Gulizia JM, Kandolf R, Kendall TJ, Thieszen SL, Wilson JE, Radio SJ, Costanzo MR, Winters GL, Miller LL, McManus BM (1995) Infrequency of cytomegalovirus genome in coronary arteriopathy of human heart allografts. Am J Pathol 147:461–475

Gürtner C, Klepzig H Jr, Lelbach S (1994) Sympathetic reinnervation following heart transplantation – a double-tracer study with 123I-MIBG and 201Tl. Nuklearmedizin 33:106–112

Haberl R, Weber M, Reichen-Spurner H (1987) Frequency analysis of surface electrogram for recognition of acute rejection after orthotopic cardiac transplantation in man. Circulation 76:101–108

Hajjar DP, Falcone DJ, Fowler S, Minick CR (1981) Endothelium modifies the altered metabolism of the injured aortic wall. Am J Pathol 102:28–39

Hall TS, Baumgartner WA, Borkon AM (1986) Diagnosis of acute cardiac rejection with antimyosin monoclonal antibody, phosphorous nuclear magnetic resonance imaging, two-dimensional echocardiography, and endomyocardial biopsy. J Heart Transplant 5:419–424

Halle AA, Wilson RF, Massin EK (1992) Coronary angioplasty in cardiac transplant patients: results of a multicenter study. Circulation 86:458–462

Hammel D, Tjan TDT, Scheld HH, Schmid C, Loick M, Deng MC (1998) Successful treatment of a Novacor LVAD malfunction without repeat sternotomy. Thorac Cardiovasc Surg 46:154–156

Hammer C, Reichenspurner H, Ertl W (1984) Cytological and immunological monitoring of cyclosporine-treated human heart recipients. J Heart Transplant 3:228–232

Hammond EH, Yowell RL, Nunoda S, Menlove RL, Renlund DG, Bristow MR, Gay WAJ, Jones KW, O'Connell JB (1989) Vascular (humoral) rejection in heart transplantation: pathologic observations and clinical implications. J Heart Transplant 8:430–443

Hanster V, Oeding M, Deng MC (1993) Krankengymnastische Aspekte bei Kreislaufunterstützung und Herztransplantation. Z Tx Med 5:140–142

Haraldson A, Kieler-Jensen N, Nathorst-Westfelt U, Bergh CH, Ricksten SE (1998) Comparison of inhaled nitric oxide and inhaled aerosolized prostacyclin in the evaluation of heart transplant candidates with elevated pulmonary vascular resistance. Chest 114:780–786

Haraldson A, Kieler-Jensen N, Ricksten SE (1996) Inhaled prostacyclin for treatment of pulmonary hypertension after cardiac surgery or heart transplantation: a pharmacodynamic study. J Cardiothorac Vasc Anesth 10:864–868

Hardesty RL, Griffith BP, Trento A (1986) Mortally ill patients and excellent survival following cardiac transplantation. Ann Thorac Surg 41:126–129

Hartmann A, Maul FD, Huth A (1993) Serial evaluation of left ventricular function by radionuclide ventriculography at rest and during exercise after orthotopic heart transplantation. Eur J Nucl Med 20:146–150

Hausmann H, Warnecke H, Ennker J, Topp H, Schiessler A, Hempel B, Friedel N, Schmitt D, Hetzer R (1993) Survival predictors in patients with a left ventricular ejection fraction of 10–30% receiving a coronary bypass: analysis of preoperative variables. Cardiovasc Surg 1:558–562

Haverty TP, Sanders M, Sheahan M (1993) OKT3 treatment of cardiac allograft rejection. J Heart Lung Transplant 12:591–598

Hehrlein FW, Netz H, Moosdorf R, Dapper F, Scheld HH, Bauer J, Boldt J (1991) Pediatric heart transplantation for congenital heart disease and cardiomyopathy. Ann Thorac Surg 52:112–117

Henderson G (1977) Coping behavior after shipwreck. Br J Psychiatr 131:15–20

Hensley FA Jr, Martin DE, Larach DR (1987) Anesthetic management for cardiac transplantation in North America – 1986 Survey. J Cardiothorac Anesth 1:429–437

Herrmann M, Weyand M, Greshake B, von EC, Proctor RA, Scheld HH, Peters G (1997) Left ventricular assist device infection is associated with increased mortality but is not a contraindication to transplantation. Circulation 95:814–817

Herrmann G, Haverich A, Ziemer G, Luhmer I, Kallfelz HC, Borst HG (1988) Orthotope Herztransplantation im Kinder- und Jugendalter. Monatsschr Kinderheilkd 136:327–330

Hesse A, Altland K, Linke RP, Almeida MR, Saraiva MJ, Steinmetz A, Maisch B (1993) Cardiac amyloidosis: a review and report of a new transthyretin (prealbumin) variant. Br Heart J 70:111–115

Hesse B, Mortensen S, Folke M, Brodersen AK, Aldershvile J, Pettersson G (1995) Ability of antimyosin scintigraphy monitoring to exclude acute rejection during the first year after heart transplantation. J Heart Lung Transplant 14:23–31

Hess N, Brooks-Brunn JA, Clark D, Joy K (1985) Complete isolation: is it necessary? J Heart Transplant 4:458–459

Hill JD (1993) Proceedings of the circulatory support 1991 STS Symposium 1991: Part III: Infections–prophylaxis and treatment. Ann Thorac Surg 55:217–221

Ho M, Dummer JS (1995) Infections in transplant recipients. In: Mandell GL, Douglas RG, Bennett JE (eds) Principles and Practice of Infectious Diseases. Churchill Livingstone, New York, pp 2709–2717

Ho KKL, Anderson KM, Kannel WB, Grossman W, Levy D (1993) Survival after the onset of congestive heart failure in Framingham heart study subjects. Circulation 88:107–115

Hoffmeier A, Schmid C, Deng MC, Weyand M, Kerber S, Schmidt C, Scheld HH (1996) Multiple cardiac procedures after heart transplantation: a case report. Thorac Cardiovasc Surgeon 44:216–221

Honkonen EL, Kaukinen L, Pekkonen EJ, Luipalla P (1998) Dopexamine unloads the impaired right ventricle better than iloprost a prostacyclin analog after coronary artery surgery. J Cardiothorac Vasc Anesth 12:647–653

Hosenpud JD, Bennett LE, Keck BM, Fiol B, Boucek MM, Novick RJ (1998) The Registry of the International Society for Heart and Lung Transplantation: fifteenth official report – 1998. J Heart Lung Transplant 17(7):656–668

Hosenpud JD, Bennett LE, Keck BM, Fiol B, Boucek MM, Novick RJ (1999) The Registry of the International Society for Heart and Lung Transplantation: Sixteenth Official Report 1999. J Heart Lung Transplant 18:611–626

Hosenpud JD, Breen TJ, Edwards EB, Daily OP, Hunsicker LG (1994) The effect of transplant center volume on cardiac transplant outcome. A report of the United Network for Organ Sharing Scientific Registry. JAMA 271:1844–1849

Houston SH, Rubin RH, Sinnott JT (1996) Infections in transplantation. In: Reese RE, Betts RF (eds) A Practical Approach to Infectious Diseases. Little Brown, Boston, pp 785–811

Hruban RH, Beschorner WE, Baumgartner WA, Augustine SM, Ren H, Reitz BA, Hutchins GM (1990) Accelerated arteriosclerosis in heart transplant recipients is associated with a T-lymphocyte-mediated endothelialitis. Am J Pathol 137:871–882

Hsu DT, Garofano RP, Douglas JM, Michler RE, Quaegebeur JM, Gersony WM, Addonizio LJ (1993) Exercise performance after pediatric heart transplantation. Circulation 88 (part 2):238–242

Hummel M, Thalmann U, Jautzke G, Staib F, Seibold M, Hetzer R (1992) Fungal infections following heart transplantation. Mycoses 35:23–34

Hunt SA (1993) 24th Bethesda Conference: Cardiac Transplantation. JACC 22/1:1–64

Ino T, Benson LN, Freedom RM, Rowe RD (1988) Natural history and prognostic risk factors in endocardial fibroelastosis. Am J Cardiol 62 (7):431–434

Institute of Medicine, Washington, DC (1991) In: Hogness JR, Van Antwerp M (eds) The artificial heart: prototypes, policies, and patients. National Academic Press

Isobe M, Sekiguchi M (1996) Staging of cardiac rejection by simultaneous administration of 123I-antimyosin and 111In-anti MHC class II antibodies. Acta Cardiol 51:515–520

Jautzke G, Sell M, Thalmann U, Janitschke K, Gottschalk J, Schurmann D, Ruf B (1993) Extracerebral toxoplasmosis in AIDS. Histological and immunohistological findings based on 80 autopsy cases. Pathol Res Pract 189:428–436

Jett GK, Miller A, Savino D, Gonwa T (1992) Reversal of acute fulminant lymphocytic myocarditis with combined technology of OKT3 monoclonal antibody and mechanical circulatory support. J Heart Lung Transplant 11:733–738

Johnson DE, Alderman EL, Schroeder JS (1991) Transplant coronary artery disease: histopathologic correlations with angiographic morphology. J Am Coll Cardiol 17:449–457

Johnson MR (1992) Transplant coronary disease: nonimmunologic risk factors. J Heart Lung Transplant 11:124–132

Johnston A, Holt DW (1993) External quality assessment scheme for cyclosporine in body fluids. Scand J Clin Invest 53:48–53

Joshi A, Masek MA, Brown BW Jr, Weiss LM, Billingham ME (1995) "Quilty" revisited: a 10-year perspective. Hum Pathol 26:547–557

Joyce LD, Johnson KE, Pierce WS (1986) Summary of the word experience with clinical use of total artificial hearts as heart support devices. J Heart Transplant 5:229–235

Kahan BD (1989) Cyclosporine. N Engl J Med 321:1725–1738

Kahan BD, Shaw LM, Holt DW, Grevel J, Johnston A (1990) A consensus document: Hawk's Cay meeting on therapeutic drug monitoring of cyclosporine. Clin Chem 36:1510–1516

Kappler J, Ziesche S, Nelson J (1986) Reproducibility of hemodynamic and gas exchange data during exercise in patients with stable congestive heart failure. Heart Failure 4:157–163

Kasper EK, Agema WR, Hutchins GM, Deckers JW, Hare JM, Baughman KL (1994) The causes of dilated cardiomyopathy: a clinicopathologic review of 673 consecutive patients. J Am Coll Cardiol 23:586–590

Katritsis D, Wilmshurst PT, Wendon JA, Davies MJ, Webb PM (1991) Primary restrictive cardiomyopathy: clinical and pathologic characteristics. J Am Coll Cardiol 18:1230–1235

Kavanagh T (1991) Exercise training in patients after heart transplantation. Herz 16:243

Kavanagh T, Yacoub MH, Campbell RB, Mertens DJ (1986) Marathon running after cardiac transplantation: a case history. J Cardiopulmonary Rehabil 6:16

Kavanagh T, Yacoub MH, Mertens DJ, Kennedy J, Campbell RB, Sawyer P (1988) Cardiorespiratory responses to exercise traning after orthotopic cardiac transplantation. Circulation 77:162–171

Kaye DM, Thompson J, Jennings A (1993) Cyclosporine therapy after cardiac transplantation causes hypertension and renal vasoconstriction without sympathetic activation. Circulation 88:1101–1109

Kennedy JI, Myers JL, Plumb VJ, Fulmer JD (1987) Amiodarone pulmonary toxicity: clinical, radiologic, and pathologic correlations. Arch Intern Med 147:50–55

Keogh AM, MacDonald P, Mundy J, Chang V, Harvison A, Pratt P (1992) Five-year follow-up of a randomized double-drug versus triple-drug therapy immunosuppressive trial after heart transplantation. J Heart Lung Transplant 11:550–556

Keogh A, Spratt P, McCosker C, MacDonald P, Mundy J, Kaan A (1995) Ketoconazole to reduce the need for cyclosporine after cardiac transplantation. N Engl J Med 333:628–633

Keogh AM, Baron DW, Hickie JB (1990) Prognostic guides in patients with idiopathic or ischemic dilated cardiomyopathy assessed for cardiac transplantation. Am J Cardiol 65:903–908

Keogh AM, Freund J, Baron DW, Hickie JB (1988) Timing of cardiac transplantation in idiopathic dilated cardiomyopathy. Am J Cardiol 61:418–422

Kerber S, Rahmel A, Heinemann-Vechtel O, Budde T, Block M, Deng MC, Scheld HH, Breithardt G (1995) Angiographic intravascular ultrasound and functional findings early after orthotopic heart transplantation. Int J Cardiol 49:119–129

Kerber S, Heinemann-Vechtel O, Günther F, Rahmel A, Block M, Weyand M, Deng MC, Scheld HH, Breithardt G (1996) Intravaskulär-sonographische Koronargefäßbefunde nach orthotoper Herztransplantation: Vergleich zu klinischen Faktoren. Herz 21:320–329

Kerber S, Puskas C, Jonas M, Janssen F, Heinemann-Vechtel O, Kosch M, Deng MC, Schober O, Scheld HH, Breithardt G (1996) Can Tl-201 myocardial SPECT abnormalities in orthotopic heart recipients be explained by diffuse coronary vessel wall alterations assessed by intravascular ultrasound? Int J Cardiol 57:91–96 i

Kieler-Jensen N, Lundin S, Ricksten SE (1995) Vasodilator therapy after heart transplantation: effects of inhaled nitric oxide and intravenous prostacyclin, prostaglandin E1, and sodium nitroprusside. J Heart Lung Transplant 14:436–443

Kieler-Jensen N, Milocco I, Ricksten SE (1993) Pulmonary vasodilation after heart transplantation. A comparison among prostacyclin, sodium nitropruside, and nitroglycerin on right ventricular function and pulmonary selectivity. J Heart Lung Transplant 12:179–184

Kirklin JK, Naftel DC, McGiffin DC, McVay RF, Blackstone EH, Karp RB (1988) Analysis of morbid events and risk factors for death after cardiac transplantation. J Am Coll Cardiol 11:917–924

Kirklin JK, Hiraoka Y, Barratt-Boyes BG (1993) Cardiac surgery (2nd ed). Churchill Livingstone, New York

Kishimoto C, Kuroki Y, Ochiai H, Kurokawa M, Sasayama S (1994) Cytokine and murine coxsackievirus B3 myocarditis. Interleukin-2 suppressed myocarditis in the acute stage but enhanced the condition in the subsequent stage. Circulation 89:2836–2842

Klanke D, Hammer C, Schubel C, Caca C, Dirschedl P, Gokel M, Kemkes BM (1989) Reproducibility and reliability of cytoimmunological monitoring (CIM) of heart transplanted patients (HTP). Transplant Proc 21:2512–2513

Knowles DM, Cesarman E, Chadburn A, Frizzera G, Chen J, Rose EA, Michler RE (1995) Correlative morphologic and molecular genetic analysis demonstrates three distinct categories of posttransplantation lymphoproliferative disorders. Blood 85:552–565

Kobashigawa J, Miller L, Renlund D, Mentzer R, Alderman E, Bourge R, Costanzo M, Eisen H, Dureau G, Ratkovec R, Hummel M, Ipe D, Johnson J, Keogh A, Mamelok R, Mancini D, Smart F, Valantine H (1998) A randomized active-controlled trial of mycophenolate mofetil in heart transplant recipients. Transplantation 66:507–515

Kobashigawa JA, Kirklin JK, Naftel DC, Bourge RC, Ventura HO, Mohanty PK, Cintron GB, Bhat G, White-Williams C, Caddell G, Waits E, Tarkka M, Nomberg R, Smith D, Finklea J, Holmes P, Veazey M, Sims P, Wallace P (1993) Pretransplantation risk factors for acute rejection after heart transplantation: a multiinstitutional study. J Heart Lung Transplant 12:355–366

Kobashigawa JA, Stevenson LW, Brownfield E, Moriguchi JD, Kawata N, Hamilton M, Minkely R, Drinkwater DC, Laks H (1993) Does short course induction with OKT3 improve outcome after cardiac transplantation? A randomized trial. J Heart Lung Transplant 12:205–208

Kondruweit M, Schmid C, Janssen F, Kerber S, Deng MC, Peters PE, Schlegel W, Scheld HH (1996) ICTP, ein Marker zur Diagnose der Osteoporose nach Herztransplantation. Tx Med 8:125–127

Kormos RL, Herland DB, Armitage JM, Stein K, Kaufman C, Zeevi A, Duquesnoy R, Hardesty RL, Griffith BP (1990) Monoclonal versus polyclonal antibody therapy for prophylaxis against rejection after heart transplantation. J Heart Transplant 9:1–9

Kormos RL, Murali S, Dew MA, Armitage JM, Hardesty RL, Borovetz HS, Griffith BP (1994) Chronic mechanical circulatory support: rehabilitation, low morbidity, and superior survival. Ann Thorac Surg 57:51–58

Kratochwill C, Schmid S, Koller-Strametz J, Kreiner G, Grabenwöger M, Grimm M, Laufer G, Heinz G (1996) Decrease in pacemaker incidence after orthotopic heart transplantation. Am J Cardiol 77:779–783

Kriehuber E, Leachman RD, Cokkinos D, Messmer B, Cooley DA (1970) Das Elektrokardiogramm nach Menschenherztransplantationen und nach Implantation eines künstlichen Herzens am Menschen. Z Kreisl Forsch 59:780–805

Kuhn WF, Davis MH, Lippmann SB (1988) Emotional adjustment to cardiac transplantation. Gen Hosp Psychiatr 10:108–113

Kushwaha SS, Fallon JT, Fuster V (1997) Restrictive cardiomyopathy [see comments]. N Engl J Med 336:267–276

Laffel GI, Barnett A, Finkelstein S, Kaye MP (1992) The relationship between experience and outcome in heart transplantation. N Engl J Med 327:1220–1225

Larocco MT, Burgert SJ (1997) Infection in the bone marrow transplant recipient and role of the microbiology laboratory in clinical transplantation. Clin Microbiol Rev 10:277–297

Lawin P (Hrsg) (1993) Praxis der Intensivbehandlung (6. Aufl.). Thieme, Stuttgart

Lee KJ, Wallis JW, Miller TR, Bolman RM (1990) The clinical utility of radionuclide ventriculography in cardiac transplantation. J Nucl Med 31:1933–1939

Lee PN (1994) Comparison of autopsy, clinical and death certificate diagnosis with particular reference to lung cancer. A review of the published data. APMIS Suppl 45:1–42

Lee WH, Hamilton MA, Stevenson LW, Moriguchi JD, Fonarow GC, Child JS, Laks H, Walden JA (1993) Impact of left ventricular cavity size on survival in advanced heart failure. Am J Cardiol 72:672–676

Lee WH, Packer M (1986) Prognostic importance of serum sodium concentration and its modification by converting-enzyme inhibition in patients with severe chronic heart failure. Circulation 73:257–267

Levin HR, Chen JM, Oz MC, Catanese KA, Krum H, Goldsmith RL, Packer M, Rose EA (1994) Potential of left ventricular assist devices as outpatient therapy while awaiting transplantation. Ann Thorac Surg 58:1515–1520

Levine B, Kalman J, Mayer L, Fillit HM, Packer M (1990) Elevated circulating levels of tumor necrosis factor in severe chronic heart failure. N Engl J Med 323:236–241

Lewis AB (1992) Clinical profile and outcome of restrictive cardiomyopathy in children. Am Heart J 123:1589–1593

Lewis AB, Chabot M (1991) Outcome of infants and children with dilated cardiomyopathy. Am J Cardiol 68:365–369

Lie KI, Lim KL, Schuilenberg RM, David GK, Durrer D (1978) Early identification of patients developing late in-hospital ventricular fibrillation after discharge from the coronary care unit. Am J Cardiol 41:674–677

Likoff MJ, Chandler SI, Kay HR (1987) Clinical determinants of mortality in chronic congestive heart failure secondary to idiopathic dilated or to ischemic cardiomyopathy. Am J Cardiol 59:634–638

Loebe M, Schüler S, Spiegelsberger S (1990) Cytomegalie-Virus-Infektion und Koronarsklerose nach Herztransplantation. Dt Med Wschr 115:1266–1269

Loker J, Darragh R, Ensing G, Caldwell R (1994) Echocardiographic analysis of rejection in the infant heart transplant recipient. J Heart Lung Transpl 13:1014–1018

Maisch B, Schonian U, Hengstenberg C, Herzum M, Hufnagel G, Bethge C, Bittinger A, Neumann K (1994) Immunosuppressive treatment in autoreactive myocarditis – results from a controlled trial. Postgrad Med J 70 (suppl 1):29–34

Maisch B (1998) Classification of cardiomyopathies according to the WHO/ISFC Task Force – more questions than answers? Einteilung der Kardiomyopathien nach der WHO/ISFC Task Force – Mehr Fragen als Antworten? Med Klin 93:199–209

Mallat Z, Tedgui A, Fontaliran F, Frank R, Durigon M, Fontaine G (1996) Evidence of apoptosis in arrhythmogenic right ventricular dysplasia [see comments]. N Engl J Med 335:1190–1196

Mancini DM, Eisen H, Kussmaul W, Mull R, Edmunds LH Jr, Wilson JR (1991) Value of peak oxygen consumption for optimal timing of cardiac transplantation in ambulatory patients with heart failure. Circulation 83:778–783

Mancini DM, Walter G, Reichek N, Lenskinski R, McCully KK, Mullen JL, Wilson JR (1992) Contribution of skeletal muscle atrophy to exercise intolerance and altered muscle metabolism in heart failure. Circulation 85:1364–1373

Marchlinski FE, Waxmann HL, Buxton AE, Josephson ME (1983) Sustained ventricular tachyarrhythmias during the early postinfarction period: electrophysiologic findings and prognosis for survival. J Am Coll Cardiol 2:240–250

Maron BJ, Bonow RO, Cannon RO, Leon MB, Epstein SE (1987) Hypertrophic cardiomyopathy. Interrelations of clinical manifestations, pathophysiology, and therapy (1). N Engl J Med 316:780–789

Maron BJ, Epstein SE (1979) Hypertrophic cardiomyopathy: a discussion of nomenclature. Am J Cardiol 43:1242–1244

Maron BJ, Nichols PF, Pickle LW, Wesley YE, Mulvihill JJ (1984) Patterns of inheritance in hypertrophic cardiomyopathy: assessment by M-mode and two-dimensional echocardiography. Am J Cardiol 53:1087–1094

Martin AB, Webber SA, Fricker FJ (1994) Acute myocarditis. Rapid diagnosis by PCR in children. Circulation 90:330–339

Martin WJ, Rosenow EC (1988) Amiodarone pulmonary toxicity. Recognition and pathogenesis. I. Chest 93:1067–1075

Mason JW, O'Connell JB, Herskowitz A, Rose NR, McNaus BM, Billingham ME, Moon TE (1995) A clinical trial of immunosuppressive therapy for myocarditis. The Myocarditis Treatment Trial Investigators [see comments]. N Engl J Med 333:269–275

Matsumori A, Shioi T, Yamada T, Matsui S, Sasayama S (1994) Vesnarinone, a new inotropic agent, inhibits cytokine production by stimulated human blood from patients with heart failure. Circulation 89:955–958

Mayer JE, Perry S, O'Brien P, Perez Atayde A, Jonas RA, Castañeda AR, Parness IA (1990) Orthotopic heart transplantation for complex congenital heart disease. J Thorac Cardiovasc Surg 99:484–492

McCarthy PM, Portner PM, Tobler HG (1991) Clinical experience with the Novacor assist system: bridge to transplantation and the transition to permanent application. J Thorac Cardiovasc Surg 102:578–587

McCarthy PM, Sabik JF (1994) Implantable circulatory support devices as a bridge to heart transplantation. Sem Thorac Cardiovasc Surg 6:174–180

McCarthy PM, James KB, Savage RM, Vargo R, Kendall K, Harasaki H, Hobbs RE, Pashkow FJ, Implantable LVAD Study Group (1994) Implantable left ventricular assist device. Approaching an alternative for end-stage heart failure. Circulation 90 (part 2):83–86

McDonald K, Rector TS, Braulin EA, Kubo SH, Olivari MT (1989) Association of coronary artery disease in cardiac transplant recipients with cytomegalovirus infection [see comments]. Am J Cardiol 64:359–362

McKee PA, Castelli WP, McNamara PM, Kannel WB (1971) The natural history of heart failure: the Framingham study. N Engl J Med 285:1441–1446

McKelvie RS, Teo KK, McCartney N, Humen D, Montague T, Yusuf S (1995) Effects of exercise training in patients with congestive heart failure: a critical review. J Am Coll Cardiol 25:789–796

McKenna WJ, Thiene G, Nava A, Fontaliran F, Blomstrom LC, Fontaine G, Camerini F (1994) Diagnosis of arrhythmogenic right ventricular dysplasia/cardiomyopathy. Task Force of the Working Group Myocardial and Pericardial Disease of the European Society of Cardiology and of the Scientific Council on Cardiomyopathies of the International Society and Federation of Cardiology. Br Heart J 71:215–218

McKhann CF (1969) Primary malignancy in patients undergoing immunosuppression for renal transplantation. Transplantation 8:209–212

McLaughlin M, Thomas P, Onorato I, Rubinstein A, Oleske J, Nicholas S, Krasinski K, Guigli P, Orenstein W (1988) Live virus vaccines in human immuno-deficiency virus-infected children: a retrospective survey. Pediatrics 82:229–233

McManus BM, Horley KJ, Wilson JE, Malcom GT, Kendall TJ, Miles RR, Winters GL, Costanzo MR, Miller LL, Radio SJ (1995) Prominence of coronary arterial wall lipids in human heart allografts. Implications for pathogenesis of allograft arteriopathy. Am J Pathol 147:293–308

Meiser BM, Überfuhr P, Fuchs A, Schmidt D, Pfeiffer M, Paulus D, Schulze C, Wildhirt S, Scheidt WV, Angermann C, Klauss V, Martin S, Reichenspurner H, Kreuzer E, Reichart B (1998) Single-center randomized trial comparing tacrolimus (FK506) and cyclosporine in the prevention of acute myocardial rejection. J Heart Lung Transplant 17(8):782–788

Merlet P, Mazoyer B, Hittinger L (1993) Assessment of coronary reserve in man: comparison between positron emission tomography with oxygen-15-labeled water and intracoronary Doppler technique. J Nucl Med 34:1899–1904

Middlekauf HR, Stevenson WG, Stevenson LW (1991) Prognostic significance of atrial fibrillation in advanced heart failure. A study of 390 patients. Circulation 84:40–48

Miller LW (1990) Treatment of cardiac allograft rejection with intravenous corticosteroids. J Heart Transplant 9:283–287

Miller LW, Schlant RC, Kobashigawa J, Kubo S, Renlund DG (1993) 24th Bethesda Conference (Task Force 5): Complications. J Am Coll Cardiol 22:41–54

Miller LW, Naftel DC, Bourge RC, Kirklin JK, Brozena SC, Jarcho J, Hobbs RE, Mills RM, Cardiac Transplant Research Database Group (1994) Infection after heart transplantation: a multiinstitutional study. J Heart Lung Transplant 13:381–393

Miller LW, Kubo SH, Young JB, Stevenson LW, Loh E, Costanzo MR (1995) Medical management of heart and lung failure and candidate selection: report of the consensus conference on candidate selection for heart transplantation – 1993. J Heart Lung Transplant 14:562–571

Moriel M, Rozanski A, Klein J, Berman DS, Merz CN (1997) The differing prognostic utility of exercise radionuclide ventriculography in coronary artery disease patients with and without prior myocardial infarction. Int J Card Imaging 13:403–413

Mosquera DA, Goldman MD (1993) Surgical audit without autopsy: tales of the unexpected. Ann R Coll Surg Engl 75:115–117

Müller FU, Boknik P, Horst A, Knapp J, Linck B, Schmitz W, Vahlensieck U, Deng MC, Scheld HH (1995) The cAMP response element binding protein (CREB) is expressed and phosphorylated in the human heart (rapid communication). Circulation 92:2041–2043

Müller J, Warnecke H, Spiegelsberger S, Hummel M, Cohnert T, Hetzer R (1993) Reliable noninvasive rejection diagnosis after heart transplantation in childhood. J Heart Lung Transplant 12:189–198

Müller J, Wallukat G, Weng YG, Dandel M, Spiegelsberger S, Semrau S, Brandes K, Theodoridis V, Loebe M, Meyer R, Hetzer R (1997) Weaning from mechanical cardiac support in patients with idiopathic dilated cardiomyopathy [see comments]. Circulation 96:542–549

Munger MA, Johnson B, Amber IJ, Callahan KS, Gilbert EM (1996) Circulating concentrations of proinflammatory cytokines in mild or moderate heart failure secondary to ischemic or idiopathic dilated cardiomyopathy. Am J Cardiol 77:723–727

Munoz E, Lonquist JL, Radovancevic B (1992) Long-term results in diabetic patients undergoing heart transplantation. J Heart Lung Transplant 11:943–949

Munoz P, Palomo J, Munoz R, Rodriguez CM, Pelaez T, Bouza E (1995) Tuberculosis in heart transplant recipients. Clin Infect Dis 21:398–402

Murali S (1999) Mechanical circulatory support with the Novacor LVAS: worldwide clinical results. Thorac Cardiovasc Surg 47 (suppl 2):321–325

Murali S, Uretsky BF, Armitage JM, Tokarczyk TR, Betschart AR, Kormos RL, Stein KL, Reddy PS, Hardesty RL, Griffith BP (1992) Utility of prostaglandin E1 in the pretransplantation evaluation of heart failure patients with significant pulmonary hypertension. J Heart Lung Transplant 11:716–723

Murali S, Uretsky BF, Reddy PS, Tokarczyk TR, Betschart AR (1991) Reversibility of pulmonary hypertension in congestive heart failure patients evaluated for cardiac transplantation: comparative effects of various pharmacologic agents. Am Heart J 122:1375

Nakanishi T, Jarmakani JM (1984) Developmental changes in myocardial mechanical function and subcellular organelles. Am J Physiol 246:H615–625

Nakhleh RE, Copenhaver CM, Werdin K, McDonald K, Kubo SH, Strickler JG (1991) Lack of evidence for involvement of Epstein-Barr virus in the development of the "Quilty" lesion of transplanted hearts: an in situ hybridization study. J Heart Lung Transplant 10:504–507

Narula J, Haider N, Virmani R, DiSalvo TG, Kolodgie FD, Hajjar RJ, Schmidt U, Semigran MJ, Den GW, Khaw BA (1996) Apoptosis in mycocytes in end-stage heart failure [see comments]. N Engl J Med 335:1182–1189

Nauseef WM, Maki DG (1981) A study of the value of simple protective isolation in patients with granulocytopenia. N Engl J Med 304:448–453

Nava A, Thiene G, Canciani B, Scognamiglio R, Daliento L, Buja G, Martini B, Stritoni P, Fasoli G (1988) Familial occurrence of right ventricular dysplasia: a study involving nine families. J Am Coll Cardiol 12:1222–1228

Netz H, Bauer J, Kreuder J, Moosdorf R, Hehrlein FW (1991) Herztransplantation im Kindesalter. Klin Pädiatr 203:72–76

Netz H, Kreuder J (1994) Probleme nach Herztransplantationen bei Kindern. In: Schmaltz AA, Singer H (Hrsg) Herzoperierte Kinder und Jugendliche (1. Aufl.). Wissenschaftliche Verlagsgesellschaft, Stuttgart

Neumann DA, Rose NR, Ansari AA, Herskowitz A (1994) Induction of multiple heart autoantibodies in mice with coxsackievirus B3- and cardiac myosin-induced autoimmune myocarditis. J Immunol 152:343–350

Nishioka K, Nakanishi T, George BL, Jarmakani JM (1981) The effect of calcium on the inotropy of catecholamine and paired electrical stimulation in the newborn and adult myocardium. J Mol Cell Cardiol 13:511–520

Noble S, Faulds D (1998) Ganciclovir. An update of its use in the prevention of cytomegalovirus infection and disease in transplant recipients. Drugs 56:115–146

Norman JC, Cooley DA, Kahan BD, Keats AS, Massin EK, Solis RT, Luper WE, Brook MI, Klima T, Frazier OH, Hacker J, Duncan JM, Dasco CC, Winston DS, Reul GJ (1978) Total support of the circulation of a patient with postcardiotomy stone heart syndrome by a partial artificial heart (ALVAD) for 5 days followed by heart and kidney transplantation. Lancet 1:1125–1127

O'Connell JB, Bourge RC, Costanzo-Nordin MR (1992) Cardiac transplantation: recipient selection, donor procurement, and medical followup. Circulation 86:1061–1079

O'Connell JB, Renlund DG, Robinson JA (1988) Effect of preoperative hemodynamic support on survival after cardiac transplantation. Circulation 78 (suppl III):78–82

Oaks TE, Pae WE Jr, Miller CA (1991) Combined registry for the clinical use of mechanical ventricular assist pumps and the total artificial heart in conjunction with heart transplantation: fifth official report – 1990. J Heart Lung Transplant 10:621–625

Olivari MT, Kubo SH, Braunlin EA, Bolman RM, Ring WS (1990) Five-year experience with triple-drug immunosuppressive therapy in cardiac transplantation. Circulation 82:276–280

Olivari MT, Antolick A, Kaye MP, Jamieson SW, Ring WS (1988) Heart transplantation in elderly patients. J Heart Transplant 7:258–264

Olivetti G, Abbi R, Quaini F, Kajstura J, Cheng W, Nitahara JA, Quaini E, Di-Loreto C, Beltrami CA, Krajewski S, Reed JC, Anversa P (1997) Apoptosis in the failing human heart. N Engl J Med 336:1131–1141

Olson SL, O'Connell JB, Bristow MR, Renlund DG (1990) Methotrexate as an adjunct in the treatment of persistent mild cardiac allograft rejection. Transplantation 50:773–775

Olson SL, Wagoner LE, Hammond EH, Taylor DO, Yowell RL, Ensley RD, Bristow MR, O'Connell JB, Renlund DG (1993) Vascular rejection in heart transplantation: clinical correlation, treatment options, and future considerations. J Heart Lung Transplant 12:135–142

Opelz G, Henderson R (1993) Incidence of non-Hodgkin lymphoma in kidney and heart transplant recipients [see comments]. Lancet 342:1514–1516

Ornish D, Brown S, Scherwitz LW, Billings JH, Armstrong WT, Ports TA, McLanahan SM, Kirkeeide RL, Brand RJ, Gould KL (1990) Can lifestyle changes reverse coronary heart disease? The lifestyle heart trial. Lancet 336:129–133

Packer M, Bristow MR, Cohn JN, Colucci WS, Fowler MB, Gilbert EM, Shusterman NH (for the US Carvedilol Heart Failure Study Group) (1996) The effect of carvedilol on morbidity and mortality in patients with chronic heart failure. N Engl J Med 334:1349–1355

Packer M, Gottlieb SS, Blum MA (1987) Immediate and longterm pathophysiologic mechanisms underlying the genesis of sudden cardiac death in patients with congestive heart failure. Am J Med 82 (suppl 3 a):4

Packer M, Lee WH, Kessler PD (1987) Role of neurohormonal mechanisms in determining survival in patients with severe chronic heart failure. Circulation 75 (suppl 4):80

Packer M (1995) Is tumor necrosis factor an important neurohormonal mechanism in chronic heart failure (editorial)? Circulation 92:1379–1382

Packer M (1995) Prospective randomized amlodipine survival evaluation. Presented at the Annual Meeting of the American College of Cardiology, New Orleans, March 19–22

Pahl E, Fricker FJ, Trento A, Griffith B, Hardesty R, Gold L, Lawrence K, Beerman L, Fischer D, Neches W (1988) Late follow-up of children after heart transplantation. Transplant Proc XX (suppl 1):743–746

Pahl E, Zales VR, Fricker FJ, Addonizio LJ (1994) Posttransplant coronary artery disease in children. Circulation 90 (part 2):56–60

Park JW, Deng MC, Warnecke H, Schüler S, Wirtz JH, Hummel M, Hetzer R, Heinrich KW (1993) Herztransplantationsnachsorge: Probleme im Langzeitverlauf. Dt Ärztebl 90:A 1-724–728

Park JW, Warnecke H, Deng MC, Schüler S, Heinrich KW, Hetzer R (1992) Early diastolic left ventricular function as a marker of acute cardiac rejection: a prospective serial echocardiographic study. Int J Cardiol 37:351–359

Parmley WW (1995) Quality of life: do we know what patients want? J Am Coll Cardiol 26:553–554

Patel R, Paya CV (1997) Infections in solid-organ transplant recipients. Clin Microbiol Rev 10:86–124

Patel R, Roberts GD, Keating MR, Paya CV (1994) Infections due to nontuberculous mycobacteria in kidney, heart, and liver transplant recipients. Clin Infect Dis 19:263–273

Patel R, Terasaki PI (1969) Significance of the positive crossmatch test in kidney transplantation. N Engl J Med 280:735–739

Penn I (1978) Malignancies associated with immunosuppressive or cytotoxic therapy. Surgery 83:492–502

Penn I (1991) The changing pattern of posttransplant malignancies. Transplant Proc 23:1101–1103

Petzold T, Feindt PR, Kalweit G, Deng MC, Schmid C, Fritz M, Preusse C, Schonfelder B, Kuhn-Regnier F, Schondube F, Gams E (1999) Effects of modification of the allocation system on ischemia duration and costs of heart transplantation. Transplantation Cooperation UNI-NRW. Thorac Cardiovasc Surg 47(3): 153–156

Pfeffer MA, Stevenson LW (1996) $\beta$-adrenergic blockers and survival in heart failure (editorial). N Engl J Med 334:1396–1397

Pierce WS (1993) Proceedings of the Circulatory Support 1991 STS Symposium 1991. Part IV: Management of secondary dysfunction. Ann Thorac Surg 55:222–226

Pifarre R, Sullivan H, Montoya A (1992) Comparison of results after heart transplantation: mechanically supported versus nonsupported patients. J Heart Lung Transplant 11:235–239

Pigott JD, Kouchoukos NJ, Oberman A, Cutter GR (1985) Late results of surgical and medical therapy for patients with coronary artery disease and depressed left ventricular function. J Am Coll Cardiol 5:1036–1045

Pitt B, Zannad F, Remme WJ, Cody R, Castaigne A, Perez A, Palensky J, Wittes J (1999) The effect of spironolactone on morbidity and mortality in patients with heart failure. Randomized Aldactone Evaluation Study Investigators. N Engl J Med 341(10):709–717

Poirier VL (1999) Worldwide experience with the TCI HeartMate system: issues and future perspective. Thorac Cardiovasc Surgeon 47 (suppl 2):316–320

Ponticelli C, Rivolta E, Tarantino A, DeVecchi A, Vegeto A (1987) Rescue of severe steroid-resistance rejection with OKT3. Transplant Proc 19:1908–1909

Pope SE, Stinson EB, Daughters II GT (1980) Exercise response of the denervated heart in long-term cardiac transplant recipients. Am J Cardiol 46:213–220

Portner PM, Oyer PE, McGregor CG, Baldwin JC, Ream AK, Wyner J, Zusman DR, Shumway NE (1985) First human use of an electrically powered implantable ventricular assist system (abstr). Artif Organs 9:36

Portner PM (1993) A totally implantable heart assist system: the Novacor program. In: Akutsu T, Koyanagi H (eds) Heart replacement. Springer, Tokyo

Pridjian AK, Levitsky S, Krukenkamp I, Silverman NA, Feinberg H (1987) Developmental changes in reperfusion injury. A comparison of intracellular cation accumulation in the newborn, neonatal, and adult heart. J Thorac Cardiovasc Surg 93:428–433

Pucci A, Ghisetti V, Donegani E, Barbui A, David E, Fortunato M, Papandrea C, Pansini S, Zattera G, di Summa M (1994) Histologic and molecular diagnosis of myocardial human cytomegalovirus infection after heart transplantation. J Heart Lung Transplant 13:1072–1080

Puskas C, Kosch M, Kerber S (1997) Progressive heterogeneity of myocardial perfusion in heart transplant recipients detected by thallium-201 myocardial SPECT. J Nucl Med 38:760–765

Quigg RJ, Rocco MB, Gautier DF, Creager MA, Hartley LH, Colucci WS (1989) Mechanism of the attenuated peak heart rate exposure to exercise after orthotopic cardiac transplantation. J Am Coll Cardiol 14:338–344

Rahmel A, Deng MC, Kerber S, Hoffmeier A, Drees G, Scheld HH, Breithardt G (1994) Herztransplantationsnachsorge: Das Münsteraner Modell. Tx Med 4:270–276

Ramasamy N, Portner PM (1993) Novacor LVAS: results with bridge to transplant and chronic support (state-of-the-art-review). Cardiac Surg 7:363–376

Rampazzo A, Nava A, Erne P, Eberhard M, Vian E, Slomp P, Tiso N, Thiene G, Danieli GA (1995) A new locus for arrhythmogenic right ventricular cardiomyopathy (ARVD2) maps to chromosome 1q42-q43. Hum Mol Genet 4:2151–2154

Redmond JM, Zehr KJ, Gillinov MA, Baughman KL, Augustine SM, Cameron DE, Stuart RS, Acker MA, Gardner TJ, Reitz BA, Baumgartner WA (1993) Use of theophylline for treatment of prolonged sinus node dysfunction in human orthotopic heart transplantation. J Heart Lung Transplant 12:133–139

Reedy JE, Pennington DG, Miller LW (1992) Status I heart transplant patients: conventional versus ventricular assist device support. J Heart Lung Transplant 11:246–252

Reedy JE, Swartz MT, Termuhlen DF, Pennington GD, McBride LR, Miller LW, Ruzevich SA (1990) Bridge to transplantation: Importance of patient selection. J Heart Lung Transplant 9:473–481

Reemtsma K, Berland G, Merrill J (1992) Evaluation of surgical procedures: changing patterns of patient selection and costs in heart transplantation. J Thorac Cardiovasc Surg 104:1308–1313

Reeves RA, Shapiro AP, Thompson ME (1986) Loss of nocturnal decline in blood pressure after cardiac transplantation. Circulation 73:401–408

Reichart B, Jamieson SW (1990) Heart and heart-lung transplantation. RS Schulz, München

Reid R (1989) Pathogenesis and treatment of steroid osteoporosis. Clin Endocrinol 30:83–103

Reinhardt D (1993) Behandlung mit Glukokortikoiden. In: Reinhardt D (Hrsg) Therapie der Krankheiten im Kindesalter (5. Aufl.). Springer, Berlin Heidelberg New York

Reitz BA, Baumgartner WA, Oyer PE, Stinson EB (1977) Abdominal aortic aneurysmectomy in longterm cardiac transplant survivors. Arch Surg 112:1057

Renlund DG, O'Connell JB, Bristow MR (1989) Early rejection prophylaxis in heart transplantation: is cytolytic therapy necessary? J Heart Transplant 8:191–193

Renlund DG, O'Connell JB, Gilbert EM, Hammond EM, Burton NA, Jones KW, Karwande SV, Doty DB, Menlove RL, Herrick CM (1989) A prospective comparison of murine monoclonal CD 3 (OKT 3) antibody-based and equine antithymocyteglobulin based rejection prophylaxis in cardiac transplantation. Transplantation 47:599–605

Renlund DG, O'Connell JB, Gilbert EM, Watson FS, Bristow MR (1987) Feasibility of discontinuation of corticosteroid maintainance therapy in heart transplantation. J Heart Transplant 6:71–78

Report of the WHO/ISFC task force on the definition and classification of cardiomyopathies (1980) Br Heart J 44:672–673

Richardson P, McKenna W, Bristow M, Maisch B, Mautner B, O'Connell J, Olsen E, Thieme G, Goodwin J, Gyarfas I, Martin I, Nordet P (1996) Report of the 1995 World Health Organization/International Society and Federation of Cardiology Task Force on the Definition and Classification of Cardiomyopathies. Circulation 93:841–842

Richtlinien zur Organtransplantation gemäß Paragraph 16 Transplantationsgesetz (2000). Dtsch Ärztebl 97:B 352–B 367

Rickenbacher PR, Pinto FJ, Chenzbraun A, Botas J, Lewis NP, Alderman EL, Valantine HA, Hunt SA, Schroeder JS, Popp RL (1995) Incidence and severity of transplant coronary artery disease early and up to 15 years after transplantation as detected by intravascular ultrasound [see comments]. J Am Coll Cardiol 25:171–177

Rodney RA, Johnson LL (1992) Myocardial perfusion scintigraphy to assess heart transplant vasculopathy. J Heart Lung Transplant 11:S 74–S 78

Rodney RA, Johnson LL, Blood DK, Barr ML (1994) Myocardial perfusion scintigraphy in heart transplant recipients with and without allograft atherosclerosis: a comparison of thallium-201 and technetium 99m sestamibi. J Heart Lung Transplant 13:173–180

Romero TE, Friedman WF (1979) Limited left ventricular response to volume overload in the neonatal period: a comparative study with the adult animal. Pediatr Res 13:910–915

Rose AG, Cooper DK (1996) A histopathologic grading system of hyperacute (humoral, antibody-mediated) cardiac xenograft and allograft rejection. J Heart Lung Transplant 15:804–817

Rose AG (1997) Cellular and humoral rejection after cardiac transplantation. CVE 2:19–33

Rose ML, Yacoub MH (1993) Immunology of heart and lung transplantation. Arnold, London

Rosenbloom M, Laschinger JC, Saffitz JE, Cox JL, Bolman RM III (1989) Non-invasive detection of cardiac allograft rejection by analysis of the unipolar peak-to-peak amplitude of intramyocardial electrocardiograms. Ann Thorac Surg 47:407–411

Rossi S, Reale D, Grandi E (1991) Correlation of clinical diagnosis with autopsy findings. IARC Sci Publ, pp 99–108

Rosskamm H, Reindell H (1989) Herzkrankheiten, 3. Auflage, Springer Verlag, Berlin Heidelberg New York, S 449

Roth D, Milgrom M, Esquenazi V (1989) Posttransplant hyperglycemia. Transplantation 47:278–281

Rowe SK, Kleiman NS, Cocanougher B (1991) Effects of intracoronary acetylcholine infusion early versus late after heart transplant. Transplant Proc 23:1193–1197

Rubin RH (1994) Infection in the organ transplant recipient. In: Rubin K, Young LS (eds) Clinical Approach to Infection in the Compromised Host. Plenum, New York, pp 629–706

Rubin RH, Tolkoff-Rubin NE (1999) Infection in the organ transplant recipient. In: Root RK, Waldvogel FA, Corey L, Stamm WE (eds) Clinical Infectious Diseases. Oxford University Press, New York, pp 821–828

Rudas L, Pflugfelder PW, Kostuk WJ (1990) Comparison of hemodynamic responses during dynamic exercise in the upright and supine postures after orthotopic cardiac transplantation. J Am Coll Cardiol 16:1367–1373

Salomon RN, Hughes CC, Schoen FJ, Payne DD, Pober JS, Libby P (1991) Human coronary transplantation-associated arteriosclerosis. Evidence for a chronic immune reaction to activated graft endothelial cells. Am J Pathol 138:791–798

Salter MM, Kirklin JK, Bourge RC, Naftel DC, White-Williams C, Tarkka M, Waits E, Bucy RP (1992) Total lymphoid irradiation in the treatment of early or recurrent heart rejection. J Heart Lung Transplant 11:902–912

Samuels SI, Wyner J (1986) Anesthesia for surgery in patients with a transplanted heart. Br J Anaesth 58:1119

Sanchez JA, Smith CR, Drusin RE, Reison DS, Mulm JR, Rose EA (1990) High risk reparative surgery: a neglected alternative to heart transplantation. Circulation 82 (suppl IV):302–305

Sarris GE, Smith JA, Bernstein D, Griffin ML, Pitlick PT, Baum D, Billingham ME, Oyer BE, Stinson EB, Starnes VA, Shumway NE, Reitz BR (1994) Pediatric cardiac transplantation. The Stanford experience. Circulation 90 (part 2):51–55

Saubolle MA, Kiehn TE, White MH, Rudinsky MF, Armstrong D (1996) Mycobacterium haemophilum: microbiology and expanding clinical and geographic spectra of disease in humans. Clin Microbiol Rev 9:435–447

Savin WM, Haskell WL, Schroeder JS, Stinson EB (1980) Cardiorespiratory responses of cardiac transplant patients to graded, symptom-limited exercise. Circulation 62:55–60

Sawa Y, Matsuda H, Shimazaki Y, Hirose H, Kadoba K, Takami H, Nakada T, Kawashima Y (1987) Ultrastructural assessment of the infant myocardium receiving crystalloid cardioplegia. Circulation 76:V141–145

Saxon LA, Stevenson WG, Middlekauf HR, Fonarow G, Woo M, Moser D, Stevenson LW (1993) Predicting death from progressive heart failure secondary to ischemic or idiopathic dilated cardiomyopathy. Am J Cardiol 72:62–65

Scheidt von W, Kemkes BM, Reichart B (1993) Percutaneous transluminal coronary angioplasty of focal coronary lesions after transplantation. Clin Invest 71:524–530

Scheld HH (1990) Herztransplantation: Münsteraner Protokoll. Universitätsverlag

Scheld HH, Deng MC, Deiwick M, Roeder N (1996) Operationen bei eingeschränkter linksventrikulärer Pumpfunktion. Z Kardiol 85 (Suppl 6):287–301

Scheld HH, Deng MC, Hammel D, Röder N, Rötker J (1994) Kosten-Nutzen-Relation in der Herz-Transplantation. Z Kardiol 83 (Suppl 6):139–149

Scheld HH, Hammel D, Schmid C, Weyand M, Deng MC, Möllhoff Th, Kerber S (1996) Beating heart implantation of a wearable NOVACOR left-ventricular assist device. Thorac Cardiovasc Surgeon 44:62–66

Scheld HH, Netz H, Bertram U (1989) Problematik der Herztransplantation im Kleinkind- und Neugeborenenalter. Z Herz Gefäßchir 3:59–61

Scheld HH, Netz H, Moosdorf R, Bauer J, Görlach G (1990) Cardiac transplantation in infants. Vasc Surgery 24:592–597

Scheld HH, Netz H, Moosdorf R, Bertram U, Bauer J, Stertmann WA, Fitz H, Becker HE (1989) Herztransplantation im Alter unter 2 Jahren. Med Welt 40:66–69

Scheld HH, Soeparwata R, Schmid C, Loick M, Weyand M, Hammel D (1997) Rupture of inflow conduits in the TCI-HeartMate system. J Thorac Cardiovasc Surg 114(2):287–289

Schmid C, Wahlers T, Schäfers H-J, Cremer J, Haverich A (1991) Schrittmacherimplantation nach orthotoper Herztransplantation: Inzidenz, Indikation und Ergebnisse. Herzschr Elektrophys 2:50–52

Schmid C, Wahlers T, Schäfers H-J, Haverich A (1993) Supraventricular bradycardia after heart transplantation – orciprenaline or pacemaker implantation? Thorac Cardiovasc Surg 41:101–103

Schmid C, Wahlers T, Jurmann M, Cremer J, Fieguth HG, Schäfers H-J, Haverich A (1993) Supraventricular bradycardia following heart transplantation necessitating pacemaker implantation – an analysis of possible underlying causes. Clin Transpl 7:147–150

Schmid C, Heemann U, Azuma H, Tilney NL (1995) Transplant vasculopathy in rat heart transplantation: a morphologic chameleon determined by antigen-dependent and -independent factors. Transplant Proc 27:2077–2079

Schmid C, Kerber S, Baba HA, Deng MC, Hammel D, Scheld HH (1997) Graft vascular disease after heart transplantation. Eur Heart J 18:554–559

Schmid C, Deng MC, Hammel D, Weyand M, Loick HM, Scheld HH (1998) Emergency versus elective/urgent left ventricular assist device implantation. J Heart Lung Transplant 17:1024–1028

Schmid C, Weyand M, Hammel D, Deng MC, Nabavi D, Scheld HH (1998) Effect of platelet inhibitors on thromboembolism after implantation of a Novacor N100 – preliminary results. Thorac Cardiovasc Surg 46(5):260–262

Schmid C, Weyand M, Nabavi DG, Hammel D, Deng MC, Ringelstein EB, Scheld HH (1998) Cerebral and systemic embolization during left ventricular support with the Novacor N100 device. Ann Thorac Surg 65:1703–1710

Schmid C, Deng MC, Gradaus R,Kley S, Breithardt G, Scheld HH (1999) Impact of local donor and regionalization on a German transplantation center. UNI NRW. Universities of North Rhine Westfalia. Transpl Int 12(2):141–144

Schmid C, Hammel D, Deng MC, Weyand M, Baba H, Tjan TD, Drees G, Roeder N, Schmidt C, Scheld HH (1999) Ambulatory care of patients with left ventricular assist devices. Circulation 100(19 Suppl):II224–228

Schmid C, Wilhelm M, Rothenburger M, Nabavi D, Deng MC, Hammel D, Scheld HH (2000) Effect of high dose platelet inhibitor treatment on thromboembolism in Novacor patients. Eur J Cardiothorac Surg 17:331–335

Schowengærdt K, Ballantyne CM (1994) Key references on transplant coronary artery disease. Circulation 90:632–635

Schowengeardt KO Jr, Towbin JA (1995) Genetic basis of inherited cardiomyopathies. Curr Opin Cardiol 10:312–321

Schroeder JS (1979) Hemodynamic performance of the human transplanted heart. Transplant Proc 11:304–308

Schroeder JS, Gao SZ, Alderman EL, Hunt SA, Johnstone I, Boothroyd DB, Wiederhold V, Stinson EB (1993) A preliminary study of diltiazem in the prevention of coronary artery disease in heart transplant recipients. N Engl J Med 328:164–170

Schütz A, Kemkes BM, Breuer M (1992) Kinetics and dynamics of acute rejection after heterotopic heart transplantation. J Heart Lung Transplant 11:289–299

Schwaiger M (1996) Indications for clinical applications of positron emission tomography in cardiology. Position report of the PET Cardiology Study Group of the German Society of Nuclear Medicine and the Nuclear Cardiology Study Circle of the German Society of Cardiology. Z Kardiol 85:453–468

Seguchi M, Jarmakani JM, George BL, Harding JA (1986) Effect of $Ca^{2+}$ antagonists on mechanical function in the neonatal heart. Pediatr Res 20:838–842

Shapiro PA, Koenfeld DS (1989) Psychiatric outcome of heart transplantation. Gen Hosp Psychiatr 11:352–357

Sharples LD, Caine N, Mullins P, Scott JP, Solis E, English TAH, Large SR, Schofield PM, Wallwork J (1991) Risk factor analysis for the major hazards following heart transplantation – rejection, infection, and coronary occlusive disease. Transplantation 52:244–252

Shelton ME, Senneff MJ, Ludbrook PA, Sobel BE, Bergmann SR (1993) Concordance of nutritive myocardial perfusion reserve and flow velocity reserve in conductance vessels in patients with chest pain with angiographically normal coronary arteries. J Nucl Med 34:717–722

Siegel RJ, Shah PK, Fishbein MC (1984) Idiopathic restrictive cardiomyopathy. Circulation 70:165–169

Sielaff TD, Everett JE, Shumway SJ, Wahoff DC, Bolman RM III, Dunn DL (1996) Mycoplasma hominis infections occurring in cardiovascular surgical patients. Ann Thorac Surg 61:99–103

Singer MT (1981) Vietnam prisoners of war, stress and personality resiliency (editorial). Am J Psychiatr 138:345–346

Singh SN, Fletcher RD, Fisher SG, Singh BN, Lewis HD, Deedwania PC, Massie BM, Colling C, Lazzari D, for the Survival Trial of Antiarrhythmic Therapy in Congestive Heart Failure (1995) Amiodarone in patients with congestive heart failure and asymptomatic ventricular arrhythmia. N Engl J Med 333:77–88

Smart FW, Ballantyne CM, Cocanougher B, Farmer JA, Sekela ME, Noon GP, Young JB (1991) Insensitivity of noninvasive tests to detect coronary artery vasculopathy after heart transplant. Am J Cardiol 67:243–247

Smart FW, Naftel DC, Costanzo MR, Levine TB, Pelletier GB, Yancy CW Jr, Hobbs RE, Kirklin JK, Bourge RC (1996) Risk factors for early, cumulative, and fatal infections after heart transplantation: a multiinstitutional study. J Heart Lung Transplant 15:329–341

Smith W (1985) Epidemiology of congestive heart failure. Am J Cardiol 55:3A–8A

Smith TJ, Kyle RA, Lie JT (1984) Clinical significance of histopathologic patterns of cardiac amyloidosis. Mayo Clin Proc 59:547–555

Solomon SD, Geisterfer Lawrance AA, Vosberg HP, Hiller G, Jarcho JA, Morton CC, McBride WO, Mitchell AL, Bale AE, McKenna WJ (1990) A locus for familial hypertrophic cardiomyopathy is closely linked to the cardiac myosin heavy chain genes, CRI-L436 and CRI-L329, on chromosome 14 at q11-q12. Am J Hum Genet 47:389–394

SOLVD Investigators (1991) Effect of enalapril on survival in patients with reduced left ventricular ejection fraction and congestive heart failure. N Engl J Med 325:294–302

Speir E, Modali R, Huang ES, Leon MB, Shawl F, Finkel T, Epstein SE (1994) Potential role of human cytomegalovirus and p53 interaction in coronary restenosis [see comments]. Science 265:391–394

Spiegelhalter DJ, Stovin PG (1983) An analysis of repeated biopsies following cardiac transplantation. Stat Med 2:33–40

Spratt P, Sivathasan C, Macdonald P, Keogh A, Chang V (1991) Role of routine endomyocardial biopsy to monitor late rejection after heart transplantation. J Heart Lung Transplant 10:912–914

St. Goar FG, Pinto FJ, Alderman EL (1992) Intracoronary ultrasound in cardiac transplant recipients. In vivo evidence of "angiographically silent" intimal thickening. Circulation 85:979–987

Stark RP, McGinn AL, Wilson RF (1991) Chest pain in cardiac transplant recipients. N Eng J Med 324:1791–1794

Starnes VA, Hammon JW Jr (1981) The influence of acute global ischemia on left ventricular compliance in the adult and immature dog. J Surg Res 30:281–286

Starnes VA, Stinson EB, Oyer PE, Valantine H, Baldwin JC, Hunt SA, Shumway NE (1987) Cardiac transplantation in children and adolescents. Circulation 76:V43–47

Stary HC, Chandler AB, Dinsmore RE, Fuster V, Glagov S, Insull W, Rosenfeld ME, Schwartz CJ, Wagner WD, Wissler RW (1995) A definition of advanced types of atherosclerotic lesions and a histological classification of atherosclerosis. A report from the Committee on Vascular Lesions of the Council on Arteriosclerosis, American Heart Association. Circulation 92:1355–1374

Starzl TE, Nalesnik MA, Porter KA, Ho M, Iwatsuki S, Griffith BP, Rosenthal JT, Hakala TR, Shaw BW Jr, Hardesty RL (1984) Reversibility of lymphomas and lymphoproliferative lesions developing under cyclosporin-steroid therapy. Lancet 1:583–587

Starzl TE, Todo S, Fung J, Demetris AJ, Venkataramanan R, Jain A (1989) FK 506 for liver, kidney, and pancreas transplantation. Lancet 2:1000–1004

Stevenson LW, Belil D, Grover-McKay M, Brunken RC, Schwaiger M, Tillisch JH, Schelbert HR (1987) Effects of afterload reduction on left ventricular volume and mitral regurgitation in severe congestive heart failure. Am J Cardiol 60: 654–658

Stevenson LW, Hamilton MA, Tillisch JH, Moriguchi JD, Kobashigawa JA, Creaser JA, Drinkwater DC, Laks H (1991) Decreasing survival benefit from cardiac transplantation for outpatients as the waiting list lengthens. J Am Coll Cardiol 18:919–925

Stevenson LW, Miller LW (eds) (1991) Cardiac transplantation as therapy for heart failure. Curr Probl Cardiol 4:229–305

Stevenson LW, Sietsema K, Tillisch JH, Lem V, Walden J, Kobashigawa JA, Moriguchi J (1990) Exercise capacity for survivors of cardiac transplantation or sustained medical therapy for stable heart failure. Circulation 81:78–85

Stevenson LW, Steimle AE, Fonarow G, Kermani M, Kermani D, Hamilton MA, Moriguchi JD, Walden J, Tillisch JH, Drinkwater DC, Laks H (1995) Improvement in exercise capacity of candidates awaiting heart transplantation. J Am Coll Cardiol 25:163–170

Stevenson LW, Tillisch JH, Hamilton MA, Lau M, Chelirnsky-Follick C, Moriguchi J, Walden J (1990) Importance of hemodynamic response to therapy in predicting survival with ejection factor <20% secondary to ischemic or nonischemic dilated cardiomyopathy. Am J Cardiol 6:1348–1354

Stevenson LW (1991) Tailored therapy before transplantation for treatment of advanced heart failure: effective use of vasocilators and diuretics. J Heart Lung Transplant 10:468–476

Stevenson LW (1996) Selection and management of candidates for heart transplantation. Curr Opin Cardiol 11:166–173

Stinson EB, Bieber CP, Griepp RB, Clark DA, Shumway NE, Remington JS (1971) Infectious complications after cardiac transplantation in man. Ann Intern Med 74:22–36

Stinson EB, Caves PK, Stiff JL (1975) Hemodynamic observations in the early period after human heart transplantation. J Thorac Cardiovasc Surg 69:264–270

Swedberg K (1987) Use of nitrates in acute and chronic congestive heart failure. Drugs 33 (Suppl 4):147–149

Tai PC, Ackerman SJ, Spry CJ, Dunnette S, Olsen EG, Gleich GJ (1987) Deposits of eosinophil granule proteins in cardiac tissues of patients with eosinophilic endomyocardial disease. Lancet 1:643–647

Tandler R, Schmid C, Weyand M, Scheld HH (1997) Novacor LVAD bridge to transplantation in peripartum cardiomyopathy. Eur J Cardiothor Surg 11:394–396

Thaler SJ, Rubin RH (1996) Opportunistic infections in the cardiac transplant patient. Curr Opin Cardiol 11:191–203

The SOLVD Investigators (1991) Effect of enalapril on survival in patients with reduced left ventricular ejection fractions and congestive heart failure. N Engl J Med 325:293–302

Thiene G, Nava A, Corrado D, Rossi L, Pennelli N (1988) Right ventricular cardiomyopathy and sudden death in young people. N Engl J Med 318:129–133

Thiene G, Corrado D, Nava A, Rossi L, Poletti A, Boffa GM, Daliento L, Pennelli N (1991) Right ventricular cardiomyopathy: is there evidence of an inflammatory aetiology? Eur Heart J 12 (suppl D)

Thierfelder L, Watkins H, MacRae C, Lamas R, McKenna W, Vosberg HP, Seidman JG, Seidman CE (1994) Alphatropomyosin and cardiac troponin T mutations cause familial hypertrophic cardiomyopathy: a disease of the sarcomere. Cell 77:701–712

Thompson AW, Starzl TE (eds) (1994) Immunosuppressive drugs. Developments in anti-rejection therapy. Arnold, Boston

Thompson ME (ed) (1990) Cardiac transplantation. Davis, Philadelphia

Thompson ME, Shapiro AP, Johnson AM (1986) The contrasting effect of cyclosporine A and azathioprine on arterial blood pressure and renal function following cardiac transplantation. Int J Cardiol 11:219–229

Tjan TDT, Schmid C, Deng MC, Schmidt C, Kerber S, Kehl G, Scheld HH (1999) Evolving short-term and long-term mechanical assist for cardiac failure – a decade experience in Muenster. Thorac Cardiovasc Surg 47 (suppl):294–297

Tsutamoto T, Hisanaga T, Wada A, Maeda K, Ohnishi M, Fukai D, Mabuchi N, Sawaki M, Kinoshita M (1998) Interleukin-6 spillover in the peripheral circulation increases with the severity of heart failure, and the high plasma level of interleukin-6 is an important predictor in patients with congestive heart failure. J Am Coll Cardiol 31:391–398

Unverfehrt DV, Magorien RD, Moeschberger ML (1984) Factors influencing the 1-year-mortality of dilated cardiomyopathy. Am J Cardiol 4:147–152

Uretsky BF, Murali S, Reddy PS (1987) Development of coronary artery disease in cardiac transplant patients receiving immunosuppressive therapy with cyclosporine and prednisone. Circulation 76:827–834

Uzark KC, Sauer SN, Lawrence KS, Miller J, Addonizio L, Crowley DC (1992) The psychosocial impact of pediatric heart transplantation. J Heart Lung Transplant 11:1160–1167

Valantine HA, Keogh A, McIntosh N, Hunt SA, Oyer P, Schroeder J (1992) Cost containment: coadministration of diltiazem with cyclosporine after heart transplantation. J Heart Transplant 11:1–8

Valantine HA (1993) Rejection surveillance by Doppler echocardiography (editorial). J Heart Lung Transplant 12:422–426

Valantine HA, Schroeder JS (1995) Recent advances in cardiac transplantation. N Engl J Med 333:660–661

Wagner FM, Reichenspurner H, Überfuhr P, Weiss M, Fingerle V, Reichart B (1994) Toxoplasmosis after heart transplantation: diagnosis by endomyocardial biopsy. J Heart Lung Transplant 13:916–918

Wald RW, Waxman MB, Coney PN, Gunstensen J, Goldman BS (1979) Management of intractable ventricular tachycardia after myocardial infarction. Am J Cardiol 44:329–338

Warnecke H, Schüler S, Goetze HJ (1986) Non-invasive monitoring of cardiac allograft rejection by intramyocardial electrogram recordings. Circulation 74 (suppl III):72

Warnecke H, Müller J, Cohnert T, Hummel M, Spiegelsberger S, Siniawski H, Lieback E, Hetzer R (1992) Clinical heart transplantation without routine endomyocardial biopsy. J Heart Lung Transplant 11:1093–1102

Watts D (1984) Psychiatric aspects of cardiac transplantation. J Heart Transplant 3:243–247

Wechsler AS, Abd-Elfattah AS, Murphy CE, Salter DR, Brunsting LA, Goldstein JP (1986) Myocardial protection. J Card Surg 1:271–306

Weis M, Scheidt W v (1997) Cardiac allograft vasculopathy. A review. Circulation 96:2067–2077

Weis M, Hartmann A, Olbrich HG, Hör G, Zeiher AM (1998) Prognostic significance of coronary flow reserve on left ventricular ejection fraction in cardiac transplant recipients. Transplantation 65:103–108

Weyand M, Kececioglu D, Kehl HG, Schmid C, Loick HM, Vogt J, Scheld HH (1998) Neonatal mechanical bridging to total orthotopic heart transplantation. Ann Thorac Surg 66:519–522

Wichter T, Hindricks G, Lerch H, Bartenstein P, Borggrefe M, Schober O, Breithardt G (1994) Regional myocardial sympathetic dysinnervation in arrhythmogenic right ventricular cardiomyopathy. An analysis using 123I-metaiodobenzylguanidine scintigraphy. Circulation 89:667–683

Wieselthaler GM, Schima H, Hiesmayr M, Pacher R, Laufer G, Noon GP, DeBakey M, Wolner E (2000) First clinical experience with the DeBakey VAD continuous-axial-flow pump for bridge to transplantation. Circulation 101(4):356–359

Williams BAH, Grady KL, Sandiford-Guttenbeil DM (1991) Organ transplantation: a manual for nurses. Springer, New York

Wilson JR, Schwartz JS, St. John Sutton M, Ferraro N, Horowitz LN, Reichek N, Josephson ME (1983) Prognosis in severe heart failure: relation to hemodynamic measurements and ventricular ectopy activity. J Am Coll Cardiol 2:403–409

Winters GL, Schoen FJ (1997) Graft arteriosclerosis-induced myocardial pathology in heart transplant recipients: predictive value of endomyocardial biopsy. J Heart Lung Transplant 16:985–993

Wissenschaftlicher Beirat der Bundesärztekammer (1993) Der endgültige Ausfall der gesamten Hirnfunktion („Hirntod“) als sicheres Todeszeichen. Dt Ärztebl 90:A1-2933–2935

Wittels E, Hay J, Gotto A (1990) Medical cost of coronary artery disease in the United States. Am J Cardiol 65:432–440

Wyner J, Finch EL (1987) Heart and Lung Transplantation. In: Gelman S (ed) Anesthesia and Organ Transplantation. Saunders, Philadelphia, pp 111–137

Yeatman M, Smith JA, Dunning JJ, Large SR, Wallwork J (1995) Cardiac transplantation. A review. Cardiovasc Surg 3:1–14

York LJ, Qualtiere LF (1990) Cyclosporin abrogates virus-specific T-cell control of EBV-induced B-cell lymphoproliferation. Viral Immunol 3:127–136

Young JB, Winters WLJ, Bourge R, Uretsky BF (1993) 24th Bethesda Conference (Task Force 4): Function of the heart transplant recipient. J Am Coll Cardiol 22:31–41

Young HH, Shimizu T, Nishioka K, Nakanishi T, Jarmakani JM (1983) Effect of hypoxia and reoxygenation on mitochondrial function in neonatal myocardium. Am J Physiol 245:H998–1006

Yusuf S, Theodoropoulos S, Mathias CJ (1987) Increased sensitivity of the denervated transplanted human heart to isoprenaline both before and after $\beta$-adrenergic blockade. Circulation 75:696–704

Zales VR, Stapleton PL (1993) Neonatal and infant heart transplantation. Ped Clin North Am 40 (5):1023–1046

Zales VR, Wright KL, Pahl E, Backer CL, Mavroudis C, Muster AJ, Benson DW (1994) Normal left ventricular muscle mass and mass/volume ratio after pediatric cardiac transplantation. Circulation 90 (part 2):61–65

Zerkowski HR, Erhard J (1994) Herz- und Nierentransplantation. In: Brass H, Philipp T, Schulz W (Hrsg) Manuale Nephrologicum. Dustri XI-15:1–8

Zerkowski HR, Schüler S, Mohr FW, Teichmann W, Schuler G, Lilie H (1997) Regionalisierung der Herztransplantation. Dt Ärztebl 94:A-2397–2398
Zimmermann R (für die AG Thorakale Organtransplantation der DGK) (1996) Herztransplantation: Nachsorge und Rehabilitation. Derzeitiger Stand und Ergebnisse einer Umfrage bei deutschen Transplantationsprogrammen. Z Kardiol 85:67–77

# Kapitel 19 Checklisten

**Checkliste 19.1.** Herztransplantationscheckliste Deckblatt

| | | | |
|---|---|---|---|
| Name: | | Geburtsdatum: | Evaluationsdatum: |
| Tel./Funk: | | Erstevaluation: J N | ET-Listungsdatum: |
| Größe: | Gewicht: | Blutgruppe: | PRA-Status: |
| Hausarzt: | | Krankenhaus: | |
| Diagnose: | | Bemerkungen: | |
| Interviewfragen (Reihenfolge beliebig): | | | |
| ▪ Wie stehen Sie zu unserem Vorschlag der Herztransplantation? (ja/nein/weiß nicht) | | | |
| ▪ Was erwarten Sie für ihr Leben vom neuen Herzen? (Lebensqualität/Lebenserwartung) | | | |
| ▪ Wie wollen Sie Ihren zukünftigen Lebensstil zur Pflege des neuen Herzens gestalten? | | | |
| ▪ Wie erklären Sie sich die Entstehung Ihrer Herzerkrankung? | | | |
| ▪ Haben Sie in der Kindheit schon mit dem Herzen Probleme gehabt? | | | |
| ▪ Was sind Sie für ein Typ? | | | |

| Indikation zur Htx | Bemerkungen |
|---|---|
| NYHA IV: | |
| Progredienz: | |
| Rasselgeräusche: | |
| 3. Herzton: | |
| Jugularstau: | |
| Ödeme: | |
| Aszites: | |
| Art. Mitteldruck: | |
| Herzfrequenz: | |
| Serum-Na $<135$: | |
| Serum-Kreatinin $>2$: | |
| Serum-Bili $>2$: | |
| QRS $>0{,}12$ s: | |
| Komplexe Arrhythmien: | |
| LVEDD $>75$ mm: | |
| LVESD $>65$ mm: | |
| Rö-HTQ $>0{,}55$: | |
| Herzindex $<2$ l/m$^2$/min: | |
| PC $>20$ mmHg: | |
| ZVD $>15$ mmHg: | |
| LVEF $<20\%$: | |
| $VO_2$ $<10$ ml/kg/min: | |
| Katecholamine: | |
| IABP: | |
| VAD: | |
| **HFSS:** | |

| Kontraindikation | Bemerkungen |
|---|---|
| PVR > 240 dyn×s×cm$^{-5}$: | |
| Florider Infekt: | |
| Pulmonale Embolie: | |
| Niereninsuffizienz: | |
| Leberinsuffizienz: | |
| Tumor: | |
| Systemerkrankung: | |
| Chronische Lungenerkrankung: | |
| Periphere Arteriosklerose: | |
| Zentrale Arteriosklerose: | |
| Sucht: | |
| Noncompliance: | |
| **HFSS**: | |

HFSS = Heart Failure Survival Score

**Checkliste 19.2.** Protokoll hämodynamische Optimierung

| Abschnitt | Tätigkeit |
|---|---|
| Personal-vorbereitung | – 1 Arzt, 1 Pflegeperson |
| Patienten-vorbereitung | – Keine Nahrungsaufnahme drei Stunden vor Untersuchung<br>– Medikamenteneinnahme normal<br>– Patient und Assistenzarzt/AiP werden 15 min vor geplanter Untersuchung von der THG-Poliklinikschwester mit Patientenakte zum Hämodynamikzimmer bestellt<br>– Aufklärung über Rechtsherzkatheter am Vortag bzw. beim Ambulanzkontakt<br>– Lagerung des Patienten im Bett in bequemer Herz-/Rückenlage, Flach/Schocklagerung immer nur für Untersuchungsabschnitte kurzfristig erforderlich (Ruhedyspnoe bei PC-Erhöhung!)<br>– Kurzanamnese und -untersuchung<br>– Herz-Ultraschall<br>– Jugularis-Ultraschall mit Valsalva (fakultativ)<br>– Markierung der Punktionsstelle (fakultativ)<br>– Desinfektion der Punktionsstelle<br>– Abdecken der Punktionsstelle mit Lochtuch<br>– Defibrillator-Elektroden Sternum-Apex |
| Material-vorbereitung | – Defibrillator einschalten<br>– 200 Ws vorwählen<br>– Paddels probeentnehmen<br>– Druckwandler am Bett befestigen<br>– Thorax-Mitte-Niveau festlegen<br>– Kabel in Monitor-Einschub<br>– Steriler Kittel, Haube, Mundschutz, Handschuhe<br>– Tisch steril abdecken<br>– Schleuse (lang rechts, kurz links) auspacken<br>Schleuse durchspülen<br>– 3 Spritzen mit 10 ml 0,9%igem NaCl<br>– 10 Tupfer<br>– Faden<br>– Nadelhalter<br>– 1 Spritze mit Lokalanästhesie 2% Scandicain<br>– Pulmonalis-Katheter auspacken, durchspülen<br>– Proximalen Schenkel mit Thermistor versehen<br>– Alle drei Schenkel mit Dreiwegehähnen versehen<br>– Ballon auf Dichtigkeit prüfen |

| Abschnitt | Tätigkeit | Seite 2 |
|---|---|---|
| Schleuse | – Lokalanästhesie bis zur V. jugularis int. (evtl. in Valsalva-Stellung)<br>– 2 min einwirken lassen<br>– Punktion mit großer Kanüle unter Aspiration<br>– Einführen des Seldingerdrahtes ohne Gewalt 20 cm<br>– Entfernen von Kanüle<br>– Stichinzision 4 mm ohne Hautbrücke<br>– Schleuseneinführung mit Vorwarnung<br>– Aspiration (hellrot? dunkelrot? kein Blut?)<br>– Durchspülen der Schleuse<br>– Festnähen der Schleuse<br>– Plazieren der Schutzhülle | |
| Pulmonalis-katheter | – Einführen des Pulmonalis-Katheters bis 5 cm intravasal<br>– Anschließen des PA-Druckwandlers, Durchspülen<br>– Nullpunktabgleichen, Skalenbereich einstellen (0–20, 0–40, 0–50 oder 0–100 mmHg)<br>– Zügiges Vorschieben des Katheters nach Druckkurve bis RV<br>– Aufblasen des Ballons<br>– Zügiges Vorschieben bis PA (evtl. unter tiefer Inspiration)<br>– Weiterschieben um einige Zentimeter bis PC<br>– Ablassen des Ballons (PA-Kurve?) | |
| Hämodynamik | – Eingabe der Patientendaten auf dem Monitor<br>– Thermodilutions-HZV (4! Messungen mitteln)<br>– Eingabe aller Meßdaten<br>– Überprüfung aller Daten auf Plausibilität<br>– Berechnung der Parameter<br>– Abspeichern der Daten<br>– Ausdruck der Daten | |
| Medikam. Optimierung 1 | – Dobutamin 2–10 µg/kg/min | |
| Medikam. Optimierung 2 | – Milrinon 0,37–0,75 µg/kg/min über 24 h | |
| Medikam. Optimierung 3 | – Enalapril 0,625 mg über 60 min, dann 6stdl. 1,25 mg über 60 min | |
| Medikam. Optimierung 4 | – Epoprostenol 2–20 ng/kg/min über 24 h<br>– Alprostadil 10–100 ng/kg/min über je 5 min (Steigerung in 10 ng-Stufen) | |
| Medikam. Optimierung 5 | – 10 l/min $O_2$-Beimengung zur Nasensonde über 10 min | |

| Abschnitt | Tätigkeit | Seite 3 |
|---|---|---|
| Dokumentation | – Patientenblatt im HTX-Computerprogramm | |
| Beendigung | – Entfernen von Katheter und Schleuse<br>– Besprechung der Ergebnisse mit Patient | |

**Checkliste 19.3.** Protokoll Spiroergometrie

| Abschnitt | Tätigkeit |
|---|---|
| Personalvorbereitung | – 1 Arzt, 1 Pflegeperson |
| Patientenvorbereitung | – Keine Nahrungsaufnahme drei Stunden vor Untersuchung<br>– Medikamenteneinnahme normal<br>– Patient und Arzt lt. Tagesplan THG werden 15 min vor geplanter Untersuchung von der Herz-MTA mit Patientenakte zum Hämodynamikzimmer bestellt<br>– Kurzanamnese und -untersuchung<br>– Aufklärung über Spiroergometrie<br>– Anlegen einer großlumigen Braunüle, ggf. Blutentnahme<br>– Lagerung des Patienten auf dem Halbliegendergometer<br>– Anlegen der EKG-Elektroden<br>– Anlegen der Spiroergometrie-Maske<br>– Anlegen der Defibrillator-Elektroden<br>– Anlegen der Blutdruckmanschette |
| Materialvorbereitung | – Defibrillator einschalten<br>– 200 Ws vorwählen<br>– Paddels probeentnehmen |
| Durchführung | – Patienten-Instruktionen: „Treten Sie gleichmäßig mit ca. 40 Umdrehungen/min", „Wir werden Sie nach Ihrem Befinden fragen. Sie brauchen nur zu nicken, den Kopf zu schütteln oder, wenn Sie aufhören möchten, den rechten Arm zu heben", „Achten Sie auf Luftnot, Brustenge, Schwindel"<br>– Gerät kalibrieren<br>– Patienten-Daten eingeben<br>– 2 min Ruhephase für Ausgangswerte<br>– Aufforderung zum Treten<br>– Erste Blutdruckmessung (Ruheblutdruck) notieren, stufenweise Belastung mit 10 W/min Steigerung (bei Kontrollpersonen bis 50 W/min) bis Erreichen der anaeroben Schwelle<br>– Nach jeder automatischen Blutdruckmessung bestätigen<br>– Patienten regelmäßig aufmuntern und nach Befinden fragen<br>– Auf Abbruchkriterien (s. u.) und gleichmäßige Drehzahl achten<br>– Versuchen, die anaerobe Schwelle (AT) zu erreichen (erst nach Erreichen der AT ist die $VO_{2\,max}$ prognostisch aussagekräftig!)<br>– Ggf. Blutentnahmen unter Belastung aus liegender Braunüle mit Vorabziehen von 2 ml und Nachspülen mit 0,9%igem NaCl<br>– Erreichen der Abbruchkriterien (s. u.) |

| Abschnitt | Tätigkeit Seite 2 |
|---|---|
| Durchführung | – Ruhephase 10 min<br>– Ggf. Blutentnahme nach Belastung, vorweg Entnahme von 2 ml und Nachspülen mit 0,9%igem NaCl |
| Abbruch-kriterien | – Angaben von Beschwerden während Belastung<br>– EKG: ventrikuläre Tachykardie, Kammerflimmern, Bradykardie, ST-Hebung, ST-Senkung<br>– Blutdruck: Anstieg über >240 mmHg systolisch, >120 mmHg diastolisch, RR-Abfall<br>– Befund: neu aufgetretene/verstärkte Rasselgeräusche, 3. Herzton, Jugularvenenstau, Ödeme<br>– Beschwerden: Luftnot, Brustenge, Schwindel<br>– Grenzen der Belastung: Herzfrequenz >95% des Alterslimits, Überschreiten der anaeroben Schwelle (d.h. des Leistungspunktes, an dem ein größeres Zeitvolumen $CO_2$ abgeatmet als $O_2$ aufgenommen wird) |
| Dokumentation | – Protokoll und Eingabe in den Computer<br>– Komplettausdruck im Spiroordner<br>– Kopie des Datenblattes in Patientenakte |
| Beendigung | – Borgskala-Einschätzung durch den Patienten<br>– Kurzanamnese und -befund<br>– Entfernen der Kabel/Maske<br>– Ruhe/Überwachungsphase variabel<br>– Abschalten des Defibrillators |

**Checkliste 19.4.** Hirntoddiagnostik

| Erloschene Spontanatmung |
| --- |
| - Diskonnektion des Respirators |
| **Erloschene Hirnstammreflexe** |
| - Pupillenreaktion auf Licht/Schmerz<br>- Puppenkopfphänomen<br>- Nystagmus bei Spülung der Ohren mit Eiswasser<br>- Bewegung von Kopf und Nackenmuskulatur<br>- Reaktion beim endotrachealen Absaugen |
| **Erloschene Hirntätigkeit** |
| - 8-Kanal-EEG mit einer Null-Linie über $>30$ min<br>- Kinder $<2$ J Wiederholungen nach 24 h und 72 h<br>- Multimodal evozierte Potentiale mit bilateralem Erlöschen der Welle III–IV der frühen akustisch evozierten Potentiale bei erhaltener Welle I<br>- zur Dokumentation der Intaktheit des peripheren akustischen Rezeptors |
| **Erloschene Hirndurchblutung** |
| - Transkranielle Dopplersonographie mit dem Nachweis des zerebralen Zirkulationsstillstandes durch „Pendelvolumeneffekt" oder „Shuttle-Fluß" (nicht verwendbar bei Säuglingen $<6$ Mo)<br>- Zerebrale Perfusionsszintigraphie<br>- Beidseitige Karotis-Vertebralisangiographie (gilt heutzutage als unerwünscht wegen möglicher schädigender Wirkung auf die hirnzuführenden Gefäße) |

**Checkliste 19.5.** Spenderauswahl für Herztransplantation

| | | | | |
|---|---|---|---|---|
| Datum: | Uhrzeit: | | Kontakt: | |
| Spenderklinik: | | | | |
| Alter<br>Jahre | Größe<br>cm | Gewicht<br>kg | Blutgruppe | Geschlecht<br>w/m |
| Stat. Aufnahme | Hirntod | | | |
| am | am | um | Uhr | |

| | | |
|---|---|---|
| KHK-Anamnese | | |
| Rauchen:<br>Infarkte: | Übergewicht:<br>Bluthochdruck: | Diabetes:<br>Insulin: |
| Problemgruppe Anamnese | | |
| HIV-Risiko-gruppe: | unklarer Todesumstand: | unklare soziale Situation: |
| Hirntodursache | | |
| SHT isoliert | Bemerkung: | |
| Polytrauma | Bemerkung: | |
| Blutung | Bemerkung: | |
| Hirntumor | Bemerkung: | |
| unklar | Bemerkung: | |
| sonst | Bemerkung: | |
| Thoraxtrauma:<br>Thorakotomie: | Hämatothorax:<br>Pneumothorax: | Thoraxdrainage: |

| Infektionsserologie | |
|---|---|
| HIV neg: | Bei lokalen Spendern ohne bekannte Serologie sofort Schnelltest im Zentrallabor anfordern |
| Hepatitis B neu:<br>CMV neu:<br>CMV pos:. | Bei unbekannter Infektionslage (Hepatitis und CMV) 20 ml Blut mitnehmen und retrospektive Befunde entsprechend werten |
| Infektions-Zeichen: | Welche: |

| Reanimation | | | | | |
|---|---|---|---|---|---|
| | Wann: | | Dauer: | | |
| **Hypotone Phasen** | | | | | |
| | Wann: | | Dauer: | | |
| **RR** | **Puls** | **CK** | **Leukozyten** | **Na** | **K** |
| mmHg | /min | U/L | $/mm^3$ | mmol/ml | mmol/ml |

| Katecholamine | | | |
|---|---|---|---|
| Dopamin | Dosis: | µg/min | seit: |
| Dobutamin | Dosis: | µg/min | seit: |
| Adrenalin | Dosis: | µg/min | seit: |
| Noradrenalin | Dosis: | µg/min | seit: |
| Sonstige: | Dosis: | µg/min | seit: |
| | Dosis: | µg/min | seit: |

| | | |
|---|---|---|
| EKG: | unauffällig | Befund: |
| Echo: | unauffällig nicht durchgeführt | Befund: |
| Diabetes insipidus: | normal | Oligo-/Anurie:<br>Ursache: |
| Therapie: | | |

| | |
|---|---|
| Empfänger: | |

**Checkliste 19.6.** Spender-Kontraindikationen

| Absolute Kontraindikation | Ja | Nein | Unbekannt |
|---|---|---|---|
| Positive HIV-Serologie | | | |
| Therapieresistente ventrikuläre Arrhythmien | | | |
| $O_2$-Sättigung <80% trotz suffizienter Beatmung | | | |
| Dokumentierte Infarktanamnese | | | |
| Nachgewiesene Herzerkrankung bzw. FS <10% (Echo) | | | |
| Metastasierendes Karzinom (außer Hirn) | | | |
| Diffuse KHK (tastbare Veränderungen in allen Gefäßen) | | | |
| **Relative Kontraindikationen** | **Ja** | **Nein** | **Unbekannt** |
| HBs-AG-Nachweis (HBs-Hyperimmunglobulin) | | | |
| HBc-Nachweis | | | |
| Bakterielle Sepsis | | | |
| Thoraxtrauma mit Herzkontusion (Echo oder EKG) | | | |
| Hypotension mit RR <60 mmHg über mehr als 6 Stunden | | | |
| CPR >30 min in den letzten 24 Stunden | | | |
| Rezidivierende supraventrikuläre Rhythmusstörungen | | | |
| Dopamin >10 µg/kg/min oder vergleichbare Medikation | | | |
| Ausgeprägte LV-Hypertrophie | | | |
| Regionale Hypokinesie mit FS 10–25% | | | |
| Anhaltende nichtkompensierte Azidose | | | |
| Spender mehr als 10–15 Jahre über Empfängeralter | | | |
| Nicht kritisch stenosierende KHK im Angiogramm | | | |
| Drogenabhängigkeit | | | |
| Kalkulierte Ischämiezeit >4 h | | | |

**Checkliste 19.7.** Transplantationsvorbereitung

| Frage | Maßnahme |
|---|---|
| Postoperative Bettenkapazität | Funk/Tel. mit diensthabendem Oberarzt |
| Absprache des Zeitplanes | Funk/Tel. mit diensthabendem Oberarzt<br>Funk/Tel. mit Transplantationszentrale |
| Empfänger-Einbestellung | Tel. mit Patient (Adresse, Wegbeschreibung, „Frustranangebot", „Eile mit Weile") |
| Team-Information | Funk/Tel. mit aufnehmender Stationsschwester<br>Funk/Tel. mit Anästhesisten<br>Funk/Tel. mit OP-Schwestern (müssen ihren Rufdienst aktivieren, daher frühzeitige Information)<br>Funk/Tel. mit Kardiotechniker<br>Funk/Tel. mit Herz-MTA<br>Funk/Tel. mit OP-Rufdienst |
| Bettenkapazität | Evtl. notwendige Patientenverlegungen vorbereiten, ggf. externe Verlegungen planen |
| Ärztliche Vorbereitung des Patienten | Tx-Akte aus Ambulanz, Röntgenbilder besorgen, Notfall-Labor, EKG, evtl. Rö-Thorax (falls >4 Wo + Zeit), Kreuzblut für 10 EK, 6 FFP, 4 Thrombozytenkonzentrate (CMV negativ), 40 ml Heparinblut, 10 ml EDTA-Blut für Cross-Match möglichst mittels Verweilkanüle für Narkoseeinleitung, nochmalige Aufklärung über den Eingriff, Überprüfung des Pathologie-Begleitscheintextes (Explantherz) |
| Pflegerische Vorbereitung des Patienten | Standardrasur einschließlich beider Leisten |
| Transport zum OP | Zeitvereinbarung nach Rückruf seitens Explanteur |

**Checkliste 19.8.** Perfusorbereitschaft in der postoperativen Phase

| Medikament | Wirkmechanismus | HF | RR | HZV | Dosierung |
|---|---|---|---|---|---|
| Adrenalin | $\beta(\alpha)$-Adrenozeptor | + | + | + | 0,05–1 µg/kg/min |
| Dobutamin | rein $\beta$ ($\beta_1 > \beta_2$)-Adrenozeptor | (+) | (+) | ++ | 2–12 µg/kg/min |
| Dopamin | $\beta$/($\alpha$ in hoher Dosierung) | ± | + | + | 1–12 µg/kg/min |
| Epoprostenol | Vasodilatation (pulmonal/peripher) | ± | – – | + | 2–20 ng/kg/min |
| Milrinon | Phosphodiesterase-Hemmer | ± | (–) | + | 0,37–0,75 µg/kg/min |
| Nitrate | ven > art Vasodilatation | (+) | – | ± | 0,25–3 µg/kg/min |
| Nitroprussid | ven = art Vasodilatation | (+) | (–) | + | 0,1–10 µg/min |
| Noradrenalin | reine $\alpha$-Wirkung | (–) | + | – | 0,05–10 µg/kg/min |
| Stickstoffmonoxid | Vasodilatation | ± | – | ± | 10–160 ppm |

**Checkliste 19.9.** Immunsuppressiva

| Wirkstoff | Wirkungsweise | Indikation | Nebenwirkungen |
|---|---|---|---|
| RATG | Zerstörung von T-Lymphozyten | Induktion, steroidrefraktäre Abstoßung | allergische Reaktion, Zytokin-Syndrom, Lymphomen, Lungenödem |
| OKT 3 | Zerstörung von T-Lymphozyten | Induktion, steroidrefraktäre Abstoßung | wie RATG |
| Prednisolon | multiple immunologische Angriffspunkte | Prävention, Behandlung | Cushing-Syndrom, Glukose-Intoleranz, Osteoporose, Myopathie, Katarakt, aseptische Knochennekrose, Hyperlipidämie, Ulkus, Hautbrüchigkeit, psychische Änderungen |
| Cyclosporin A | Hemmung der Freisetzung von Zytokinen | Basis-Immunsuppression | Niereninsuffizienz, Hypertonie, Leberfunktion, Gallensteine, Magen-Darm, Zahnfleisch, Infekte, Behaarung, Zittern, Lymphome |
| Tacrolimus | Hemmung der Freisetzung von Zytokinen | alternativ zu Cyclosporin A | Niereninsuffizienz, Leberfunktion, Infekte |
| Azathioprin | Hemmung der Proliferation/Zellteilung von zytotox. und Helfer-T-Zellen | Basis-Immunsuppression | Knochenmarksuppression, Leber, Pankreatitis, Ikterus, Haarausfall |
| Mycophenolsäure | B-Zell/T-Zell-Proliferationshemmer | alternative Basis-Immunsuppression (statt Azathioprin) | gastrointestinal |
| Methotrexat | Folsäure-Analogon, Hemmung der Helfer-/zytotox. T-Lymphozyten, B-Zellen | Abstoßung | Thrombozytopenie, Stomatitis, Leber |
| Cyclophosphamid | Alkylierende Substanz | antikörpervermittelte (humorale) Abstoßung | hämorrhagische Zystitis |

RATG = Anti-Thymozyten-Globulin (Kaninchen), ALG = Anti-Lymphozyten-Globulin (Pferd), OKT3 = monoklonale CD3-T-Zell-Ak (Maus)

**Checkliste 19.10.** Basismedikation nach Herztransplantation

| Substanz | Dosis | Bemerkung |
|---|---|---|
| Cyclosporin A | ab 1. postop. Tag 0,5–1,5 mg/kg/d i.v. Perfusor bzw. 1–3 mg/kg/d p.o. | Zielspiegel 250–300 ng/ml, ab 4. Monat 200 ng/ml (Abstoßungsprophylaxe) |
| Tacrolimus | 0,1 mg/kg/d i.v./p.o. | alternative Basis-Immunsuppression |
| Azathioprin | 0,7 mg/kg/d i.v., ab 3. Tag 2–3 mg/kg/d p.o. | nach Leukozytenzahl ($6000 \pm 2000/mm^3$) (Abstoßungsprophylaxe) |
| Mykophenol-säure | B-Zell/T-Zell-Proliferationshemmer 2×1 g/d | alternative Basis-Immunsuppression (statt Azathioprin) |
| Prednisolon | 1 g 4 Std vor HTX, 2×125 mg i.v. d 0, 125 mg i.v./p.o. Tag 1 dann auf 100 mg, absteigend tgl. um 10 mg, ab 40 mg um 5 mg/d, bis 10 mg/d, ab 4. Monat absteigend um 1 mg/d auf 5 mg/d | falls klinisch stabil, bei Diabetes mellitus, Osteoporose, Cushing-Syndrom evtl. absetzen unter engmaschiger Biopsie/Echo-Kontrolle (Abstoßungsprophylaxe) |
| Cefamandol | 3×2 g/d i.v. | bis Tag 6, bzw. Entfernen der Drainagen (bakterielle Infekt-Prophylaxe) |
| Aciclovir | 3×250 mg/d i.v. bzw. 3×200 mg/d p.o. | über 4 Wochen (Herpes-Virus-Prophylaxe) |
| CMV-Globulin | 100 ml/d i.v. Kurzinfusion | über 4 Tage (CMV-Prophylaxe) |
| Amphotericin | 4×2 ml/d Pinselung | über 4 Wochen (Pilz-Prophylaxe) |
| Diltiazem | 2×30 mg/d p.o. ab 3. Tag, Steigerung bis 3×90 mg/d | je nach Blutdruck, Herzfrequenz, Kreatinin (Vaskulopathie-Prophylaxe) |
| ASS | 100 mg/d | lebenslang (Vaskulopathie-Prophylaxe) |
| Furosemid | nach Bedarf | 1–3×40 mg/Tag bestimmt Patient selbst |
| Simvastatin oder Pravastin | 10–40 mg/d bei Chol >260 mg/dl bzw. LDL-Chol >160 mg/dl | Vaskulopathie-Prophylaxe |

**Checkliste 19.11.** Abstoßungsdiagnostik

| Methode | Ergebnis | Wieder-holung | Kosten | Abstoßung | Sens. | Spez. |
|---|---|---|---|---|---|---|
| Anamnese | sofort | beliebig | + | Unruhe, Gereiztheit, Luftnot, Gewicht | + | + |
| Befund | sofort | beliebig | + | Arrhythmie, 3. HT, RG, Venenstauung, Ödeme | + | + |
| EKG | sofort | beliebig | + | Vorhofarrhythmien, Niedervoltage | + | + |
| IMEG | 4 h Telemetrie | jede Nacht | +++ | Spannung 7% in 24 h | +++ | +++ |
| Echo | 30 min | beliebig | +++ | RT, IVRT, FS | +++ | +++ |
| EMB | 24 h | max 1/Wo | +++ | Zell-Infiltrate | +++ | +++ |
| AMAK-Scan | 24 h | max 1/3 Mo | +++ | Herz-Lungen-Quotient-Zunahme $>1{,}6$ | +++ | +++ |
| MRT | 1 h | max 1/Wo | +++ | Signalzunahme durch Myokardödem | +++ | +++ |
| Immun-Monitoring | 4 h | beliebig | ++ | CD4/CD8, IL2 | + | + |

IMEG = intramyokardiales Elektrogramm, HT = Herzton, RG = Rasselgeräusch, Wh = Wiederholbarkeit, IL2 = Interleukin-2, MRT = Kernspintomographie, IVRT = isovolumetrische Relaxationszeit, RT = Relaxationszeit, EMB = Endomyokardbiopsie, AMAK-Scan = Antimyosin-Antikörper-Scan, Sens. = Sensitivität, Spez. = Spezifität, + = gering, ++ = mittel, +++ = hoch

**Checkliste 19.12.** Abstoßungstherapie

| Wirkstoff | Dosierung | Indikation | Kontrolle | Bemerkungen |
|---|---|---|---|---|
| Prednisolon | 100 mg p.o., Reduktion um 10 mg/d | ISHLT 2 | Bx 7 Tage nach Ende | ambulant, Gewicht, Infekte |
| Prednisolon | 0,5–3×1 g i.v. ×3 Tage | ISHLT 2/3 | Bx 7 Tage nach Ende | meist stationär |
| RATG | 3×100 mg ATG×3 Tage | Steroid-refraktär/ ISHLT4 | T-Zell-Facs-Scan, Echo tgl., Bx 7 Tage nach Ende | stationär, Zytokin-Syndrom, Allergie, Gewicht, Infekte |
| ALG | 3×30 mg/kg ALG×3 Tage | Steroid-refraktär | T-Zell-Facs-Scan, BB, BZ, Echo tgl., Bx 7 Tage nach Ende | wie RATG |
| OKT3 | 10×5 mg ×10 Tage | Steroid-refraktär | T-Zell-Facs-Scan, BB, BZ, Echo tgl., Bx 7 Tage nach Ende | wie RATG |
| Methotrexat | Tag 1 und 2: 5–15 mg Tag 3–7: Pause ×1–5 Wochen | Steroid-refraktär | BB, Krea, E'lyte, Leber, CSA | |
| Cyclophos-phamid | 300 mg/Tag Tag 1–3 100 mg/Tag bis 6 Monate | Ak-vermittelt | BB, Krea, E'lyte, Leber, CSA, Urinsediment | |
| Plasma-pherese | | Ak-vermittelt | | |

CSA = Cyclosporin A, AZA = Azathioprin, BB = Blutbild, BZ = Blutzucker, ISHLT = International Society for Heart and Lung Transplantation

**Checkliste 19.13.** Infektionsprophylaxe

| Erreger | Prophylaxe |
|---|---|
| CMV | CMV-Globulin 4×100 ml<br>Ganciclovir 2×5 mg/kg×14 Tage bei Mismatch |
| HSV | Aciclovir 3×200 mg×28 Tag p.o. |
| HZV | Aciclovir 3×200 mg×28 Tag p.o. |
| HBV | Vakzine? |
| Influenza | Vakzine? |
| Legionella | Erythromycin 1–2 g/d |
| Mycobacterium tuberculosis | Isoniacid 300 mg/d |
| Pneumocystis carinii | Sulfamethoxazol/Trimethoprin 160 mg/800 mg 2×/Woche |
| Candicda albicans | Amphotericin B 4×2 ml/d p.o. |
| Aspergillus fumigatus | Amphotericin B 4×2 ml/d p.o. |

CMV = Cytomegalie-Virus, HSV = Herpes-simplex-Virus, HZV = Herpes-zoster-Virus, HBV = Hepatitis-B-Virus

**Checkliste 19.14.** Infektionstherapie

| Keim | Diagnostik | Therapie |
|---|---|---|
| CMV | IE-Gen, PCR, IgM | Cymeven® 2×5 mg/kg×14 Tage<br>ggf. zusätzlich Cytotect®<br>1×100 ml×5 Tage |
| HSV | IgM | Aciclovir 3 × 5–10 mg/kg×14 Tage |
| HZV | IgM | Aciclovir 3 × 5–10 mg/kg×14 Tage |
| HBV | IgM | ggf. Hepatect® |
| Influenza | IgM | ggf. Hepatect® |
| Legionella | Rö: noduläre Infiltrate | Erythromycin 1–2 g/d |
| Mycobact. tuberculosis | Ziehl-Neelson | Rifampicin 10 mg/kg/d<br>Isoniacid 3–8 mg/kg/d<br>Myambutol 20–25 mg/kg/d |
| Nocardia | Rö: Infiltrate mit höhlenbildenden Knoten oder Abszeß-Formationen | Sulfamethoxazol/Trimethoprin<br>160 mg/800 mg 2×Woche |
| Toxoplasma gondii | Rö: diffuse Infiltrate<br>IFT, KBR, IgA ISAGA, IgM ISAGA | Pyrimethamin 25–50 mg/kg/d<br>Sulfadiazin 50 mg/kg/d |
| Pneumocystis carinii | Rö: diffuse Infiltrate | Sulfamethoxal/Trimethoprin<br>160 mg/800 mg 2×/Woche |
| Candida albicans | direkt | Fluconazol 200–400 mg/d<br>Itraconazol 200-400 mg/d |
| Aspergillus fumigatus | Rö: Infiltrate mit höhlenbildenden Knoten oder Abszeß-Formationen | Itraconazol 200-400 mg/d<br>Amphotericin B/L-Amphotericin<br>0,3–0,5 mg/kg<br>+Flucytosin 150 mg/kg/d (2 tgl.) |

CMV = Cytomegalie-Virus, HSV = Herpes-simplex-Virus, HZV = Herpes-zoster-Virus, HBV = Hepatitis-B-Virus, PCR = Polymerase-Ketten-Reaktion, IE-Gen = Immediate Early Gen

**Checkliste 19.15.** Therapie opportunistischer ZNS-Infektionen

| Erreger | Therapievorschlag |
|---|---|
| Aspergillus fumigatus: | Amphotericin B i.v. 0,3–0,5 mg/kg jeden 2. Tag + Flucytosin p.o. 150 mg/kg/d in 3–4 Dosen<br>*Gesamtdauer: 3–6 Wochen* |
| Toxoplasma gondii: | Pyrimethamin p.o. 25–50 mg/d + Sulfadiazin p.o. 50 mg/kg/d bis 8 g + Folsäure p.o. 5–15 mg/d<br>*(bis mindestens 4–6 Wo nach Rückbildung der Symptome)* |
| Cytomegalie-Virus: | Ganciclovir i.v. 5 mg/kg/d alle 12 h über 14 Tage, Erhaltungsdosis 5 mg/kg/d<br>Reduktion von Azathioprin<br>CMV-Hyperimmunglobulin 300 IE/kg/d *über 5–10 Tage* |
| Cryptococcus neoformans: | wie Aspergillose und/oder Fluconazol i.v./p.o. 200–400 mg/d *über 2 Wochen bis 2 Monate* |
| Listeria monocytogenes: | Ampicillin i.v. 6–10 g/d in 3–4 Dosen über mindestens 3 Wochen + Gentamycin i.v. 3×80 mg/d *über 1–2 Wochen* |
| Herpes simplex: | Aciclovir i.v. 3×5–10 mg/kg/d *über 10–14 Tage* |
| Varicella zoster: | wie Herpes simplex oder Aciclovir p.o. 5×800 mg/d |
| Candida albicans: | Fluconazol i.v./p.o. 200–400 mg/d *über mindestens 10 Tage* |
| Nocardia asteroides: | Imipenem 2–4 g/d *über 6–8 Wochen* + Aminoglykosid |

CMV = Cytomegalie-Virus, HSV = Herpes-simplex-Virus, HZV = Herpes-zoster-Virus, HBV = Hepatitis-B-Virus, IE-Gen = Immediate Early Gen

**Checkliste 19.16.** Cyclosporin-A-Interaktionen

| Senkung | Erhöhung |
|---|---|
| Barbiturate (z. B. Phenobarbital) | Makrolid-AB (z. B. Erythromycin, Josamycin) |
| Carbamazepin | Doxycyclin |
| Isoniacid | Ca-Antagonisten (Diltiazem, Verapamil) |
| Metamizol | Orale Kontrazeptiva |
| Nafcillin | Methylprednisolon (in hoher Dosierung) |
| Phenytoin | Ketoconazol |
| Rifampicin | Propafenon |
| Sulfonamide/Trimethoprim i.v. | |

**Checkliste 19.17.** Medikamente nach Herztransplantation

| Handelsname | Inhaltsstoff | Indikation | Dosierung | Bemerkungen |
|---|---|---|---|---|
| Adalat® | Nifedipin | Kalziumantagonist | 0,05–0,25 μg/kg/min i.v., 3×10 mg/d p.o. | |
| Amphotericin® | L-Amphotericin | Pilzmittel | 3–10 mg/kg/d | |
| Amphomoronal® | Amphotericin B | Pilzmittel | 4×2 ml/d p.o. | |
| Ancotil® | Flucytosin | Pilzmittel | 4×35–50 mg/kg/d i.v. | getrennt von anderen Medikamenten |
| Arterenol® | Noradrenalin | Sympathomimetikum | 0,05–1 μg/kg/min i.v. | |
| Asasantin® | ASS<br>Dipyridamol | Thrombozytenaggregationshemmer | 3×1 Kps/d p.o. | |
| Aspirin® | Azetylsalizylsäure | Thrombozytenaggregationshemmer | 1×100 mg | |
| Bactrim Forte® | Sulfamethoxazol/Trimethoprin | Pneumocystis carinii Prophylaxe/Therapie | 160 mg/800 mg 2×/Wo (Prophylaxe)<br>2×1/d (Therapie) | *Cave:* CSA-Spiegel-Erhöhung |
| Beloc® | Metoprolol | -Blocker | 5–10 mg i.v.<br>1–2×25–50 mg/d p.o. | |
| Ben-u-ron® | Paracetamol | Analgetikum | 1000 mg | |
| Cordichin® | Verapamil, Chinidin | Antiarrhythmikum | 2–3×1 Tablette | |
| Corotrop® | Milrinon | Phosphodiesterasehemmer | 0,37–0,75 μg/kg/min | |
| Cymeven® | DHPG = Gancyclovir | nachgewiesene CMV-Infektion | 7,5 mg/kg/d über 14 Tage | große Vene |
| Cytotect® | CMV-Globulin | CMV-Antikörper | 100 ml×4 Tage i.v. | |
| Daraprim® | Pyrimethamin | Toxoplasmose | 1. Tag: 50 mg<br>Tag 2–28: 25 mg | kombiniert mit Sulfadiazin |
| Decortin H® | Prednisolon | Abstoßungsprophylaxe | 5–10 mg/d | |

| Handelsname | Inhaltsstoff | Indikation | Dosierung | Bemerkungen |
|---|---|---|---|---|
| Diflucan® | Fluconazol | Pilzmittel | 200–400 mg/d p.o./i.v. | |
| Digimerck® | Digitoxin | Herzglykosid | initial: 2×0,25 mg<br>dann: 1×0,1 mg | |
| Dilzem® | Diltiazem | ■ Antihypertensivum<br>■ Antiarrhythmikum (Vorhofflimmern)<br>■ Nephroprotectivum<br>■ CSA-Einsparung<br>■ Graft-Arteriosklerose-Prophylaxe | 3×30 mg, zu steigern bis 3×90 mg | *Cave:* CSA-Spiegel-Erhöhung |
| Dipidolor® | Piritramid | Analgetikum | 7,5–22,5 mg | |
| Dobutrex® | Dobutamin | Sympathomimetikum | 2–12 μg/kg/min | |
| Dopamin® | Dopamin | Sympathomimetikum | 1–12 μg/kg/min | |
| Ebrantil® | Urapidil | -Blocker<br>Antihypertensivum | initial: 25–50 mg<br>dann: 9–30 mg/h | |
| Endoxan® | Cyclophosphamid | Immunsuppressivum | 100–300 mg/d | |
| Erythrocin® | Erythromycin | Antibiotikum | 1–2 g/d | |
| Flolan® | Epoprostenol | Prostaglandin | 2–20 ng/kg/min | |
| Fluimucil® | Azetylzystein | Mucolytikum | 3×200 mg | |
| Gastrozepin® | Pirenzepin | Parasympatholytikum<br>Ulkustherapeutikum | 20–40 mg | |
| Imurek® | Azathioprin | Immunsuppressivum | 0,5–3 mg/kg/d | |
| INH® | Isoniacid | Tuberkulostatium | 3–8 mg/kg/d | |
| Lasix® | Furosemid | Diuretikum | 2,5–20 μg/kg/min | |

| Handelsname | Inhaltsstoff | Indikation | Dosierung | Bemerkungen |
|---|---|---|---|---|
| Leucovorin® | Folinsäure | Vitamin | 5–15 mg/d | |
| Lopirin® | Captopril | ACE-Hemmer | 3×6,5–50 mg/d | |
| MandoKef® | Cefamandol | Antibiotikum | 3×2 g/d | |
| Methotrexat® | Methotrexat | Immunsuppressivum | | |
| Minprog® | Alprostadil | Pulmonalwiderstandssenker | 10–100 ng/kg/min | |
| Myambutol® | Ethambutol | Tuberkulostatikum | 20–25 mg/kg/d | |
| Nipruss® | Na-Nitroprussid | Vasodilatator | 0,1–10 µg/min | |
| Nitrolingual® | Nitroglycerin | Vasodilatator | 0,25–3 µg/kg/min | |
| Novodigal® | -Azetyldigoxin | Herzglykosid | initial: 2–3×0,40 mg<br>dann: 1×0,2 mg | |
| OKT3® | Anti-CD3-Ak | monoklonaler Ak | | |
| Perfan® | Enoximon | PDE-Hemmer | 1–20 µg/kg/min | |
| Pravasin® | Pravastatin | Lipidsenker | 10–40 mg/d | *Cave:* Rhabdomyolyse |
| Pressimmun® | ALG | polyklonaler Antikörper | 30 mg/kg/d | |
| Prograf® | Tacrolimus | Immunsuppressivum | 0,1 mg/kg/d | |
| RATG® | ATG | polyklonaler Antikörper | 100 mg/d | |
| Rimactan® | Rifampicin | Tuberkulostatikum | 10 mg/kg/d | |
| Sandimmun® | Cyclosporin A | IL2-Hemmer | 1–8 mg/kg/d | |
| Sempera® | Itraconazol | Pilzmittel | 200–400 mg/d | |
| Sobelin® | Clindamycin | Antiobiotikum | 4×300–700 mg/d i.v. | |
| Staphylex® | Flucloxacillin | Antibiotikum | 3×1 g | |
| Sulfadiazin® | Sulfadiazin | Toxoplasmose | 8×500 mg/d | kombiniert mit Pyrimethamin |
| Suprarenin® | Adrenalin | Sympathomimetikum | 0,05–1 µg/kg/min | |
| Tenormin® | Atenolol | $\beta$-Blocker | 25–100 mg täglich | |

| Handelsname | Inhaltsstoff | Indikation | Dosierung | Bemerkungen |
|---|---|---|---|---|
| Urbason Solubile® | Prednisolon | Steroid | 1 g/d×3 | |
| Uricovac® | Benzbromaron | erhöhter Harnsäure-Spiegel | 3×40–100 mg/d | keine Interaktion mit Azathioprin |
| Voltaren® | Diclofenac | nichtsteroidales Antirheumatikum | 50 mg | |
| Xanef® | Enalapril | ACE-Hemmer | 2×2,5–10 mg | |
| Xylocain® | Lidocain | Klasse-I-Antiarrhythmikum | 2–4 mg/kg/h oder 20–60 µg/kg/min | |
| Zantic® | Ranitidin | $H_2$-Blocker | 1×150 mg | |
| Zocor® | Simvastatin | HMG-CoA-Reduktasehemmer | 10–40 mg/d | *Cave:* Rhabdomyolyse |
| Zovirax® | Aciclovir | Virustatikum | 3–6×250 mg/d | |
| Zyloric® | Allopurinol | erhöhter Harnsäure-Spiegel | 1–3×100 mg/d | Reduktion von Azathioprin auf 25% |

**Checkliste 19.18.** Pharmakologie des denervierten Herzens

| Wirkstoff | Wirkung beim Empfänger | Mechanismus |
|---|---|---|
| Digitalis | normaler Anstieg der Kontraktilität<br>minimaler AV-Knoten-Effekt | Denervierung |
| Atropin | keine | Denervierung |
| Adrenalin | verstärkte Kontraktilität<br>verstärkte Chronotropie | Denervierungs-<br>hypersensitivität |
| Noradrenalin | verstärkte Kontraktilität<br>verstärkte Chronotropie | Denervierungs-<br>hypersensitivität |
| Isoproterenol | normale Verstärkung der Kontraktilität<br>normale Verstärkung der Chronotropie | keine neuronale<br>Aufnahme |
| Chinidin | kein vagolytischer Effekt | Denervierung |
| Verapamil | AV-Block | direkter Effekt |
| Nifedipin | keine Reflextachykardie | Denervierung |
| Hydralazin | keine Reflextachykardie | Denervierung |
| $\beta$-Blocker | verstärkter Antagonisten-Effekt<br>während Belastung | Denervierung |

**Checkliste 19.19.** Abnahmeform für Diagnostik

| Untersuchung | Material |
|---|---|
| Blutbild und Diff.-Blutbild | 0,5 ml EDTA-Blut |
| Immunmonitoring | 5 ml Serum nativ, 2×5 ml EDTA |
| Humorale Untersuchung | 10 ml in Glasröhrchen |
| ALG-Behandlung | 1 Eppendorf-Röhrchen |
| Cyclosporin-A-Bestimmung | 1 EDTA-Röhrchen |
| Neopterin-Bestimmung | 10 ml Nativ-Blut |

**Checkliste 19.20.** Postoperative Verlaufsuntersuchungen

| Parameter | Datum | Datum | Datum | Datum | Datum | Datum | Datum |
|---|---|---|---|---|---|---|---|
| Beschwerden<br>Befund<br>Gewicht<br>Urinmenge<br>Puls<br>Blutdruck<br>Temperatur | | | | | | | |
| Sandimmun<br>Imurek<br>Cortison<br>sonstige Med. | | | | | | | |
| Hb<br>Leuko<br>Thrombo<br>Krea<br>Harnstoff<br>K+<br>CSA-Spiegel | | | | | | | |
| EKG<br>Rö-Thorax<br>Echo<br>Biopsie<br>Sonst.<br>Sonst. | | | | | | | |

**Checkliste 19.21.** Regeln für gesunde Ernährung und Lebensweise

| Regeln |
|---|
| - vielseitig, aber nicht zuviel<br>- weniger fettreiche Lebensmittel<br>- würzig, aber nicht salzig<br>- wenig Süßes<br>- mehr Vollkornprodukte<br>- reichlich Gemüse, Kartoffeln, Obst<br>- weniger tierisches Eiweiß<br>- trinken mit Verstand<br>- öfter kleinere Mahlzeiten<br>- nährstoffschonend zubereiten<br>- nicht rauchen<br>- 3–5 × pro Woche 30–60 min Sport<br>- gelassener Umgang mit Alltagssorgen |

**Checkliste 19.22.** Erstmaßnahmen beim anaphylaktischen Schock

| Regeln |
|---|
| - $H_1$-Blocker (z. B. Tavegil® 4 mg) i.v., u. U. auch $H_2$-Blocker (z. B. Sostril® 50 mg) i.v.<br>- 0,25–0,5 ml 10fach verdünntes Suprarenin (0,025–0,05 mg Adrenalin) langsam i.v.<br>- 1000 mg Urbason solubile® i.v. |

**Checkliste 19.23.** Kardiopulmonale Reanimation

| Phase | Diagnostik | Therapie |
|---|---|---|
| Feststellen des Herz-Kreislauf-Stillstandes | – Bewußtseinslage?<br>– Atemstillstand?<br>– Kreislauf-Stillstand | |
| | | – Reanimationsteam rufen!<br>– Patient lagern!<br>– Dokumentation organisieren! |
| Basis-Maßnahmen | | – (Präkordialer Faustschlag)<br>– Atemwege freimachen!<br>– Maskenbeatmung!<br>– Externe Herzmassage beginnen! (15/2 oder 5/1) |
| | – Pulse tastbar?<br>– Spontanatmung?<br>– Pupillenreaktion? | |
| Fortgeschrittene Maßnahmen | – EKG-Monitor (Kammerflimmern?) | |
| | | – Defibrillation (200 Ws)! |
| | – Kammerflimmern? | |
| | | – Defibrillation (300–400 Ws)! |
| | – Pulse tastbar? | |
| | | – Fortsetzen Herzmassage!<br>– Intubation |
| | – Tubuslage? | |
| | | – Beatmung!<br>– Venöser Zugang! |
| | – Kammerflimmern? | |
| | | – Lidocain 100 mg i.v. + Defibrillation! |
| | – Asystolie? | |
| | | – Adrenalin 0,5–1,0 mg i.v.! |
| | – Asystolie? | |
| | | – Schrittmacher! |
| | – Art. Zugang, BGA? | |
| | | – Natriumbicarbonat! |
| | – Ausschlußdiagnostik | |
| | – Dokumentation | |

**Checkliste 19.24.** Nützliche Formeln

| Name | Formel | Abkürzungen |
|---|---|---|
| Ohm-Gesetz | $HZV = \frac{\Delta P}{R}$ | HZV Herzzeitvolumen<br>$\Delta P$ Druckdifferenz<br>R Strömungswiderstand |
| La Place-Gesetz | $T = \frac{P_t \cdot r}{2h}$ | T Wandspannung<br>$P_t$ Transmuraler Druck<br>r Gefäßradius<br>h Wanddicke |
| Hagen-Poiseuille-Gesetz | $R = \frac{8 \cdot l \cdot \eta}{\pi \cdot r^4}$ | R Strömungswiderstand<br>l Gefäßlänge<br>$\eta$ Zähflüssigkeit (Viskosität)<br>$\pi$ Konstante (3,14)<br>r Gefäßradius |

**Checkliste 19.25.** Abkürzungen

| Abkürzung | Volle Bezeichnung | Bemerkungen |
|---|---|---|
| ATG | Antithymozyten-Globulin (ATG) | Abstoßungsbehandlung |
| AZA | Azathioprin (Imurek) | Abstoßungsvorbeugung |
| BLTX | bilaterale Lungentransplantation | |
| CPK | Creatinin-Phospho-Kinase | Herzinfarktdiagnostik |
| CSA | Cyclosporin A (Sandimmun) | Abstoßungsvorbeugung |
| CVP | *central venous pressure* (siehe ZVD) | |
| DHPG | 9-(1,3-dihydroxy-2-propoxy)-methyl]guanin = Gancyclovir (Cymeven) | Cytomegalie-Virus-Behandlung |
| DLTX | Doppellungentransplantation | |
| E | Empfänger | |
| EMB | Endomyokardbiopsie | Methode zur Abstoßungserkennung |
| HLTX | Herzlungentransplantation | |
| HT | Herzton | Herzauskultation |
| HtX | Herztransplantation | Herzverpflanzung |
| IABP | Intraaortale Ballonpumpe | |
| ISHLT | International Society for Heart and Lung Transplantation | Internationale Gesellschaft für Herz- und Lungentransplantation |
| KÖF | Klappenöffnungsfläche | |
| LVAS | Linksventrikuläres Assistenz-System | Linksherzunterstützungspumpe |
| LVEDP | *left ventricular enddiastolic pressure* = Linksventrikulärer enddiastolischer Druck | |
| LVESD | Linksventrikulärer endsystolischer Durchmesser | |
| LVEDD | Linksventrikulärer enddiastolischer Durchmesser | |
| MAP | *mean arterial pressure* = mittlerer arterieller Druck | |
| MHC | *major histocompatibility complex* = Hauptgewebeverträglichkeitsgruppe | Moleküle auf der Oberfläche von verschiedenen Körperzellen zur Immunabwehr |
| MÖT | Mitralöffnungston | bei Mitralstenose |

| Abkürzung | Volle Bezeichnung | Bemerkungen |
|---|---|---|
| MTX | Methotrexat | Abstoßungsvorbeugung |
| NYHA | New York Heart Association | Funktionsklasse der Leistungsfähigkeit |
| OKT3 | monoklonale CD3-T-Lymphozyten-Antikörper (Muromonab) | Abstoßungsbehandlung |
| PAP | *pulmonary arterial pressure* = pulmonalarterieller Druck | |
| PCWP | *pulmonary capillary wedge pressure* = Pulmonalkapillarverschlußdruck | |
| PRA | *panel reactive antibody test* | zytotoxische Antikörper gegen verschiedene MHC-Moleküle |
| RAP | *right atrial pressure* = Druck im rechten Vorhof | |
| PVR | *pulmonary vascular resistance* = pulmonaler Gefäßwiderstand | |
| S | Spender | |
| SVR | *systemic vascular resistance* = systemischer Gefäßwiderstand | |
| TLI | *total lymphoid irradiation* = totale Lymphknotenbestrahlung | Abstoßungsbehandlung |
| $VO_{2\,max}$ | maximale Sauerstoff-Aufnahme | Test der körperlichen Leistungsfähigkeit |
| ZVD | zentraler Venendruck (siehe CVP) | |

# ANHANG 1 Transplantationsgesetz

H. KOLLHOSSER, J. NORPOTH

## Entstehung

Während es in den meisten unserer europäischen Nachbarländer schon seit längerem spezielle Transplantationsgesetze (im folgenden: TPG) gibt, sind Organtransplantationen in Deutschland bis in die jüngste Zeit ohne Spezialgesetz lediglich auf der Grundlage allgemeiner Regeln und Grundsätze durchgeführt worden. Trotz mehrfacher Anläufe gab es im Bundestag und in den Landtagen keine Mehrheit für ein TPG, weil verschiedene Fragen, insbesondere nach dem Todeszeitpunkt und dem Einwilligungserfordernis, in der Bevölkerung und unter den Parlamentariern heftig umstritten waren. Erst 1997 fand sich nach langen, z.T. sehr emotional und apodiktisch geführten Diskussionen eine parteiübergreifende Mehrheit im Bundestag für die Verabschiedung des sog. Seehofer/Dreßler-Entwurfes. Dieses TPG schreibt im Grundsatz die bisher schon angewendeten Regeln fest, versucht aber durch eingehende Detailbestimmungen die Rechtssicherheit, Chancengleichheit und Transparenz zu verbessern sowie die Qualitätssicherung zu verstärken. Das TPG wird ergänzt durch ein Geflecht von öffentlich-rechtlichen Verträgen und verbindlichen Richtlinien der Bundesärztekammer.

## Anwendungsbereich

Nach seinem § 1 Abs. 1 S. 1 gilt das TPG für die Transplantation von Organen, Organteilen und für alle damit zusammenhängenden Maßnahmen. Den Organen werden Gewebe gleichgestellt, soweit das TPG keine Sonderregelungen für diese vorsieht. Das hat zur Folge, daß Teile des TPG auch für die Entnahme von Augenhornhäuten bei Toten gelten. Demgegenüber gilt das TPG nach seinem § 1 Abs. 2 nicht für Blut und Knochenmark sowie embryonale und fetale Organe und Gewebe.

## Aufklärung über und Werbung für Organspenden

Während der Bedarf nach Spenderorganen stetig wächst, stagniert das Aufkommen von Organspenden seit Jahren und reicht zur Bedarfsdeckung bei weitem nicht aus. Deshalb sieht § 2 Abs. 1 TPG vor, daß ausgewählte Behörden, insbesondere die Bundeszentrale für gesundheitliche Aufklärung sowie die Krankenkassen, die Bevölkerung über Bedeutung und Möglichkeit der Organspende aufklären sollen. Außerdem sind nun alle Krankenhäuser zur Meldung potentieller Organspender verpflichtet (s. u. 19.6.2). Die Hoffnung, auf diesen Wegen die Bereitschaft zu Organspenden merklich zu erhöhen, hat sich nach den bis Mitte 2000 bekannten Zahlen jedoch noch nicht erfüllt.

## Organentnahme bei Lebenden

Nach § 8 Abs. 1 S. 1 TPG ist sie nur bei volljährigen und einwilligungsfähigen Personen zulässig, wenn diese einwilligen und die folgenden eng gefaßten Voraussetzungen vorliegen:

Die Spende muß geeignet sein, die gesundheitliche Lage des Empfängers zu verbessern und darf andererseits den Spender nicht über das Operationsrisiko hinaus gefährden. Damit kommt sie nur für paarige Organe oder sich wiederbildende Organteile in Betracht. Es gilt darüber hinaus der Subsidiaritätsgrundsatz: Die Lebendspende ist nur erlaubt, wenn kein Spenderorgan eines Verstorbenen zur Verfügung steht. Bei Organen, die sich nicht wiederbilden können, beschränkt § 1 Abs. 1 S. 2 TPG den Empfängerkreis auf Verwandte 1. und 2. Grades, Ehegatten, Verlobte oder Personen, die dem Spender persönlich besonders verbunden sind.

Nach § 8 Abs. 2 TPG ist der Spender vor seiner Einwilligung vom Arzt in Gegenwart eines zweiten Arztes umfassend über Folgen, auch mögliche Spätfolgen, Erfolgsaussichten und alle sonstigen Umstände aufzuklären, die für ihn erkennbar von Bedeutung sind. Die Niederschrift über das Aufklärungsgespräch muß auch Angaben über die versicherungsrechtliche Absicherung des Spenders enthalten (wenn er gesetzlich versichert ist, genießt er gem. § 2 Abs. 1 Nr. 13b SGB VII den Schutz der gesetzlichen Unfallversicherung, sollten sich für ihn Komplikationen einstellen). Der Spender kann seine freiwillige Einwilligung bis zur Organentnahme jederzeit mündlich oder schriftlich widerrufen.

Schließlich fordert § 8 Abs. 3 TPG, daß Spender und Empfänger sich vor der Transplantation zur Teilnahme an einer ärztlich empfohlenen Nachbetreuung bereit erklären. Endlich wacht eine nach dem jeweiligen Landesrecht zu bildende, unabhängige Kommission über die Freiwilligkeit der Organspende und darüber, daß kein verdeckter Fall von Organhandel vorliegt. Vor der Durchführung der Organtransplantation ist hierzu eine gutachterliche Stellungnahme dieser Kommission einzuholen.

Angesichts dieser sehr engen Voraussetzungen verwundert es nicht, daß die Lebendspende in Deutschland - anders als etwa in Dänemark - keine große Rolle spielt. Immerhin hat allerdings die Zahl der Lebendspenden von Nieren unter Verwandten in letzter Zeit zugenommen, weil die Wartezeiten für eine Organspende eines Verstorbenen zunehmend länger werden.

## Organentnahme bei Verstorbenen

### Tod des Organspenders

Dem TPG ging ein erbitterter Streit über die Definition des Todeszeitpunkts voraus. Umstritten war, ob der Tod erst bei endgültigem Ausfall von Herz- und Kreislauftätigkeit oder schon bei irreversiblem Ausfall der Gesamtfunktion des Großhirns, des Kleinhirns und des Hirnstammes oder sogar schon bei Ausfall nur des Großhirns anzunehmen sei. Eine Mehrheit fand sich im Bundestag für das TPG nur mittels eines Kompromisses, der eine konkrete Definition des Todeszeitpunktes im Gesetz vermeidet. Im Gesetz werden nur die Mindestvoraussetzungen für die Todesfeststellungen genannt: Entweder endgültiger, nicht behebbarer Stillstand von Herz und Kreislauf seit mehr als drei Stunden (§ 5 Abs. 1 TPG) oder endgültiger nicht behebbarer Ausfall der Gesamtfunktion des Großhirns, des Kleinhirns und des Hirnstammes (§ 3 Abs. 2 Nr. 2 TPG; mit dieser Fixierung des Ganzhirnkonzeptes ist das Teilhirnkonzept eindeutig ausgeschlossen). Die Todesfeststellung selbst soll dann nach Regeln erfolgen, die dem jeweiligen Stand der medizinischen Wissenschaft entsprechen (§ 3 Abs. 1 Nr. 2 TPG) und von der Bundesärztekammer in Richtlinien mitgeteilt werden (§ 16 Abs. 1 Nr. 1 TPG). Die Bundesärztekammer hat – was nicht überrascht – in ihrer letzten Richtlinie (Deutsches Ärzteblatt 95 [1998] B – 1509) das Konzept des Ganzhirntodes bestätigt: Bei Vorliegen der in § 3 Abs. 2 Nr. 2 TPG genannten Mindestvoraussetzungen ist auch der Hirntod eingetreten. Damit gilt im Ergebnis die Rechtslage weiter, die schon vor dem TPG den Transplantationen in Deutschland zugrunde gelegt worden war.

Die erforderlichen Feststellungen sind jeweils durch zwei dafür qualifizierte Ärzte zu treffen, die den Organspender unabhängig voneinander untersuchen müssen (§ 5 Abs. 1 S. 1 TPG). Sie dürfen weder in die Organentnahme oder -übertragung involviert sein noch den Weisungen eines Arztes unterstehen, der an diesen Maßnahmen beteiligt ist (§ 5 Abs. 2 TPG). Wenn seit mehr als drei Stunden ein nicht behebbarer Stillstand von Herz und Kreislauf vorliegt, genügt die Untersuchung und Feststellung durch einen Arzt (§ 5 Abs. 1 S. 2 TPG).

## Einwilligung

Im Gesetzgebungsverfahren war umstritten, welches Einwilligungskonzept für die Organentnahme gelten solle: Die Widerspruchslösung (Organentnahme grundsätzlich zulässig, außer wenn der Verstorbene selbst zu Lebzeiten widersprochen hat), die enge Zustimmungslösung (Organentnahme nur zulässig, wenn der Verstorbene selbst zu Lebzeiten eingewilligt hat) oder die erweiterte Zustimmungslösung. Der Gesetzgeber hat sich für die erweiterte Zustimmungslösung entschieden und damit die schon vorher bei Transplantationen in Deutschland praktizierte Rechtsanschauung bestätigt.

Danach ist vorrangig der vom Verstorbenen zu seinen Lebzeiten – z. B. in einem Organspenderausweis (Einzelheiten in § 2 TPG) – geäußerte Wille maßgebend (§ 3 Abs. 1 Nr. 1, § 4 Abs. 1 S. 1 TPG). Drei Erklärungen sind möglich: Eine Einwilligung in die Organentnahme, der Widerspruch dagegen oder die Übertragung der Entscheidung auf eine namentlich benannte Vertrauensperson. Eine Einwilligung und die Übertragung der Entscheidung setzen zu ihrer Wirksamkeit voraus, daß der Erklärende das 16. Lebensjahr vollendet hat; der Widerspruch kann sogar schon ab dem 14. Lebensjahr erklärt werden.

Das TPG schafft ferner die Möglichkeit zur Einrichtung eines Organspendenregisters, welches auf freiwilliger Grundlage Erklärungen zur Organentnahme speichern und abrufbar halten kann (§ 2 Abs. 3 TPG). Vorteile dieses Registers wären, daß hier Erklärungen zur Organspende abgegeben werden können, die nur der Erklärende ändern und zuverlässig vor anderen geheimhalten kann, und die erst nach Feststellung des Todes abgerufen werden können. Außerdem kann das Register das Mitführen eines Organspenderausweises überflüssig machen. Hiervor schreckt erfahrungsgemäß mancher potentielle Spender zurück aus Angst, dann als Notfallpatient vielleicht schlechter behandelt zu werden. Derzeit ist ein Organspendenregister allerdings weder errichtet noch geplant.

Liegt weder eine schriftliche Einwilligung oder ein schriftlicher Widerspruch des potentiellen Organspenders vor, so ist die von ihm benannte Vertrauensperson (§ 4 Abs. 3 TPG) oder – wenn es sie nicht gibt – der nächste Angehörige (§ 4 Abs. 2 TPG) vom Arzt zu befragen. Der Befragte soll zunächst Auskunft darüber geben, ob ihm eine – auch mündliche – Erklärung des Verstorbenen zur Organspende bekannt sei, die dann vorrangig maßgebend ist. Andernfalls kann der Befragte nach Unterrichtung durch den Arzt in die Organentnahme einwilligen oder ihr widersprechen. Er handelt dabei als Sachwalter der postmortalen Interessen des Verstorbenen und soll deshalb dessen mutmaßlichen Willen beachten. Er kann dabei auch mit dem Arzt eine befristete Widerrufsmöglichkeit vereinbaren (§ 4 Abs. 1 TPG).

§ 4 Abs. 2 TPG legt nunmehr zur Verbesserung der Rechtssicherheit eine genaue Rangfolge der nächsten Angehörigen fest (Ehegatten, volljährige Kinder, Eltern [bzw. Vormund, Pfleger, Betreuer], volljährige Geschwister und Großeltern), aber immer nur, wenn sie in den letzten zwei Jahren vor dem Tode des potentiellen Organspenders persönlichen Kontakt mit ihm hatten. Ist der nächste Angehörige nicht erreichbar, ist der jeweils nächst erreichbare, nachrangige Angehörige zu befragen. Neben den jeweils nächsten Angehörigen tritt gleichrangig eine sonstige volljährige Person, wenn sie dem potentiellen Organspender bis zu seinem Tode in besonderer persönlicher Verbundenheit, z. B. als nicht ehelicher Lebenspartner, offenbar besonders nahe gestanden hat. Sind danach zwei Personen gleichrangig zur Entscheidung befugt, genügt zur Organentnahme, wenn eine von ihnen befragt wird und zustimmt. Andererseits muß die

Organentnahme unterbleiben, wenn auch nur eine von ihnen derselben widerspricht.

### Organentnahme durch einen Arzt

Organentnahmen sind nur durch einen Arzt zulässig (§ 3 Abs. 1 Nr. 3 TPG), der in einem Krankenhaus tätig ist oder mit einem Krankenhaus zum Zwecke der Entnahme von Organen zusammenarbeitet, das gesetzlich für die Übertragung der zu entnehmenden Organe zugelassen ist (§ 7 Abs. 1 S. 2 TPG). Bei der Organentnahme und allen damit zusammenhängenden Maßnahmen hat der Arzt die Achtung und Würde des Organspenders zu wahren und diesen anschließend in würdigem Zustand zur Bestattung zu übergeben (§ 6 TPG).

## Sonderbestimmungen für vermittlungspflichtige Organe von Verstorbenen

Für die Übertragung der wichtigsten Organe (Herz, Niere, Leber, Lunge, Bauchspeicheldrüse und Darm) von Verstorbenen (sog. vermittlungspflichtige Organe) gelten zusätzlich die besonderen Vorschriften der §§ 9–12 TPG. Diese Bestimmungen sollen sicherstellen, daß die zur Verfügung stehenden Organe nach medizinischen Kriterien optimal und im Interesse der wartenden Patienten gerecht verteilt werden. Die Organvermittlung wurde für Deutschland bis zur Schaffung des TPG aufgrund (privat-)vertraglicher Vereinbarung zwischen der Stichting Eurotransplant International Foundation (einer gemeinnützigen Stiftung privaten Rechts mit Sitz in Leiden, Niederlande; im folgenden: Stiftung Eurotransplant) einerseits und dem Kuratorium für Dialyse und Nierentransplantation e.V. (KfH), der Deutschen Stiftung Organtransplantation (DSO) sowie den Krankenkassenverbänden auf Bundesebene andererseits gewährleistet. Bei der Stiftung Eurotransplant werden alle Patienten der Länder Holland, Deutschland, Österreich, Belgien und Luxemburg und (seit dem 1.1.2000) auch Slowenien registriert, die auf ein Organ warten. Die Transplantationszentren in den angeschlossenen Ländern melden die zur Verfügung stehenden Transplantate der Zentrale, welche einen geeigneten Empfänger ermittelt. Das TPG erkennt diese bisherige Praxis als grundsätzlich zulässig an und baut einen rechtlichen

Rahmen, der ihre Fortführung ermöglicht. Hierzu unterscheidet es organisatorisch zwischen dem Transplantationszentrum (§ 10 TPG), der organisatorisch selbständigen Koordinierungsstelle, die über die Entnahme, Vermittlung und Übertragung von Organen wacht (§ 11 TPG), und der für die Vermittlung von Organen zuständigen Vermittlungsstelle (§ 12 TPG).

### Transplantationszentren

Deutschland ist nunmehr in 7 Organspenderegionen gegliedert, die jeweils ein oder mehrere Bundesländer umfassen. In ihnen sind nur bestimmte, qualifizierte Krankenhäuser als Transplantationszentren zugelassen (Einzelheiten § 10 TPG). Diese Transplantationszentren sind verpflichtet, aussagekräftige Wartelisten der zur Transplantation angenommenen Patienten zu führen und über die Aufnahme von Patienten in diese Wartelisten nach vorgegebenen Regeln zu entscheiden, die dem Stand der Erkenntnisse der medizinischen Wissenschaft entsprechen, insbesondere nach Notwendigkeit und Erfolgsaussicht einer Organübertragung (§ 10 Abs. 2 Nr. 2 TPG). Ferner sind sie zu einer Dokumentation der erfolgten Transplantation verpflichtet, die eine lückenlose Rückverfolgung der Organe vom Empfänger zum Spender ermöglicht. Sie müssen außerdem die psychologische Betreuung der Patienten vor und nach der Transplantation gewährleisten sowie weitere Maßnahmen zur Qualitätssicherung durchführen.

### Koordinierungsstelle

Die Entnahme von vermittlungspflichtigen Organen einschließlich der Vorbereitung von Entnahme, Vermittlung und Übertragung dieser Organe ist nach § 11 Abs. 1 S. 1 TPG eine gemeinschaftliche Aufgabe der Transplantationszentren und der anderen Krankenhäuser in regionaler Zusammenarbeit. Die Organisation und Kontrolle dieser Zusammenarbeit soll nach § 11 Abs. 1 S. 2 TPG durch die Koordinierungsstelle erfolgen. Vorbild dieser gesetzlichen Regelung ist die schon vor dem TPG entwickelte Praxis, wonach die Deutsche Stiftung Organtransplantation (DSO) sowie das Kuratorium für Dialyse und Nierentransplantation e.V. an jedem Transplantationszentrum einen Beauftragten zur Abwicklung der Organentnahme beschäftigt hatten. Dem gesetzlichen Auftrag des § 11 Abs. 2 TPG folgend ist der DSO durch Vertrag allein die Funktion der Koordinierungsstelle übertragen worden. Der Vertrag wurde inzwischen nach § 11 Abs. 3 TPG durch das Bundesgesundheitsministerium genehmigt und im Bundesanzeiger bekannt gemacht (BAnz 2000, 13790).

Nach § 11 Abs. 4 S. 2 TPG sind alle Krankenhäuser verpflichtet, bei verstorbenen Patienten die Eignung zur Organspende nach den Richtlinien der Bundesärztekammer festzustellen und vermittlungspflichtige Organe dem zuständigen Transplantationszentrum zu melden, das seinerseits verpflichtet ist, die Koordinierungsstelle zu informieren. Sodann sollen Transplantationszentrum und Koordinierungsstelle gemeinsam klären, ob die Voraussetzungen für eine Organentnahme vorliegen (§ 11 Abs. 4 S. 3 TPG).

Die Koordinierungsstelle muß außerdem über die Tätigkeit der Transplantationszentren Statistiken führen und jährlich Berichte veröffentlichen (§ 11 Abs. 5 TPG). Dies dient der Qualitätssicherung.

## Vermittlungsstelle

Nach § 12 Abs. 1 TPG ist es Aufgabe der Spitzenorganisationen der Krankenkassen, der Krankenhäuser und der Bundesärztekammer, eine geeignete Einrichtung zur Vermittlung der vermittlungspflichtigen Organe zu errichten oder zu beauftragen (Vermittlungsstelle). Es muß sich dabei um eine organisatorisch eigenständige Einrichtung handeln. § 12 Abs. 2 TPG erlaubt ausdrücklich, auch eine Einrichtung mit Sitz außerhalb Deutschlands zu beauftragen. Ein entsprechender Vertrag ist mit der Stiftung Eurotransplant abgeschlossen worden. Der Vertrag wurde nach § 12 Abs. 5 TPG durch das Bundesgesundheitsministerium genehmigt und im Bundesanzeiger bekannt gemacht (BAnz 2000, 13790).

Das Gesetz verpflichtet die o.g. Institutionen, bei der Beauftragung von Eurotransplant eine Reihe von Punkten vertraglich festzulegen und so den Einklang der Vermittlung mit dem TPG sicherzustellen (§ 12 Abs. 4 TPG). Es soll insbesondere gewährleistet sein, daß die Vermittlungsstelle die geeigneten Empfänger nach dem Stand der medizinischen Wissenschaft, insbesondere aber nach Erfolgsaussicht und Dringlichkeit auswählt. Eurotransplant muß dementsprechend nach deutschem Recht handeln.

In diesem Zusammenhang ist es Aufgabe der Bundesärztekammer, Richtlinien für die Verteilung von Organen zu entwickeln (§ 16 Abs. 1 Nr. 5 TPG). Nach dem Gesetz müssen diese Richtlinien nicht unmittelbar und ausschließlich aus dem Erkenntnisstand der medizinischen Wissenschaft entwickelt werden; die Verteilung soll nur nach Regeln erfolgen, die diesem Stand entsprechen, und zwar insbesondere nach Erfolgsaussicht und Dringlichkeit (§ 12 Abs. 3 TPG). Diese Formulierung läßt Raum für die Einbeziehung anderer Kriterien, wie etwa der Wartezeit oder des Alters des Patienten. Die Auswahl und Gewichtung der Allokationskriterien wirft z.T. schwierige Fragen ethischer Natur auf. Auch kann es keine völlig übereinstimmenden Allokationsregeln für alle Organe geben. Die Gewebeverträglichkeit etwa spielt bei verschiedenen Organen eine völlig unterschiedliche Rolle. Entsprechend gewichten die von der Bundesärztekammer entwickelten Richtlinien die HLA-Kompatibilität bei der Nierenvermittlung mit 40%, bei der Leber dagegen überhaupt nicht. Insgesamt weisen die Richtlinien für die verschiedenen Organe zumindest eine einheitliche Struktur auf. Das größte Gewicht kommt der Erfolgsaussicht zu, gefolgt von der Dringlichkeit, der Wartezeit des potentiellen Organempfängers und der Konservierungszeit des zu transplantierenden Organs.

Die Vermittlungsstelle soll auch Organe vermitteln können, die außerhalb Deutschlands entnommen worden sind (§ 12 Abs. 1 S. 3 und 4 TPG). Bedingung einer solchen Vermittlung ist aber, daß die Entnahme im Einklang mit dem am Ort der Entnahme geltenden Rechtsvorschriften durchgeführt wurde, und weiter, daß sie nicht offensichtlich mit wesentlichen Grundsätzen des deutschen Rechts unvereinbar ist.

Der organkranke Patient nimmt an dem Organvermittlungsverfahren erst von dem Moment an teil, in dem er auf der Warteliste steht. Die für ihn entscheidende Verbindung zu dem Verfahren stellt sein behandelnder Arzt dar. Dieser ist verpflichtet, den Patienten (mit dessen Einwilligung) unverzüglich an das in Betracht kommende Transplantationszentrum zu melden, und zwar auch dann, wenn eine Ersatztherapie durchgeführt wird (§ 13 Abs. 3 S. 1 und 2 TPG). Das Transplantationszentrum meldet dann die für die Organvermittlung erforderlichen Angaben über den in die Warteliste aufgenommenen Patienten (mit dessen Einwilligung) an die Vermittlungsstelle.

# Dokumentationspflichten und Datenschutz

## Dokumentationspflichten

Das TPG schafft für die an der Transplantation Beteiligten eine Vielzahl von Dokumentationspflichten. Zweck dieser Pflichten ist es, den ordnungs- und gesetzmäßigen Ablauf der einzelnen Schritte in diesem für Spender, Empfänger und Angehörige hochsensiblen Bereich kontrollierbar zu machen. Aus diesem Grund müssen die Untersuchungsergebnisse zum Tod des Organspenders (§ 5 Abs. 2 S. 3 TPG) sowie Ablauf und Umfang der Organentnahme aufgezeichnet werden (§ 3 Abs. 3 Nr. 2 TPG). Gleiches gilt, wenn die Zustimmung der Angehörigen erforderlich ist, für das mit diesen zu führende Gespräch (§ 4 Abs. 4 TPG). Lebende Organspender müssen die Niederschrift des mit ihnen geführten Aufklärungsgesprächs und ihre Einwilligungserklärung ebenso unterschreiben wie alle anderen an dieser Aufklärung beteiligten Personen (§ 8 Abs. 2 S. 3 TPG). Weitere Dokumentationspflichten sichern eine lückenlose Rückverfolgung der Organe vom Empfänger zum Spender (§ 10 Abs. 2 Nr. 4 TPG) und die Nachprüfung der Vermittlungsentscheidung bei vermittlungspflichtigen Organen (§ 12 Abs. 3 S. 3 TPG). Alle diese Aufzeichnungen müssen mindestens zehn Jahre lang aufbewahrt werden (§ 15 TPG).

## Datenschutz

Die Kehrseite dieser Dokumentationspflichten ist, daß auch personenbezogene Daten des Spenders, des Empfängers und anderer Beteiligter erhoben werden müssen, deren unbefugte Verwendung/Weitergabe nunmehr ggf. möglich wird. Das TPG versucht auf verschiedene Weise, einen evtl. Mißbrauch zu verhindern. Die personenbezogenen Daten eines toten Spenders müssen etwa von der Koordinierungsstelle verschlüsselt werden. Statt ihrer wird dem entnommenen Organ eine Kennnummer mit auf den Weg gegeben, die nur der Koordinierungsstelle den Rückschluß auf den Organspender ermöglicht (§ 13 Abs. 1 TPG), die Weitergabe personenbezogener Daten ist der Koordinierungsstelle nur zur Abwehr einer Gesundheitsgefahr für den Empfänger erlaubt (§ 13 Abs. 2). Ferner wird den für den Datenschutz zuständigen Aufsichtsbehörden eine regelmäßige Überwachung der Koordinierungs- und der Vermittlungsstelle aufgegeben, sofern es sich dabei um nichtöffentliche Stellen im Bundesgebiet handelt. Die Aufsichtsbehörden müssen ihre Kontrollen unabhängig davon durchführen, ob ein konkreter Verdacht besteht, daß die Vorschriften des Bundesdatenschutzgesetzes mißachtet werden (§ 14 Abs. 4 TPG). Schließlich regelt das TPG eine umfassende Verpflichtung der an der Transplantation beteiligten Personen, die aufgenommenen personenbezogenen Daten – insbesondere von Organspender und -empfänger – geheim zu halten. Es verbietet, die personenbezogenen Daten für andere als im TPG selbst geregelte Zwecke zu verwenden (§ 14 Abs. 2 TPG). Zuwiderhandlungen werden – soweit der bereits bestehende strafrechtliche Schutz (§ 203 StGB) sie nicht schon erfaßt – mit einer Strafdrohung belegt (§ 19 Abs. 3 TPG).

## Stand der Erkenntnisse in der medizinischen Wissenschaft

### Regeln und Anforderungen

Das TPG ordnet an zahlreichen Stellen zum Schutz der Organspender und/oder -empfänger sowie zur Qualitätssicherung an, daß die dort genannten Maßnahmen gewissen Anforderungen genügen müssen und nach gewissen Regeln zu erfolgen haben. Dabei definiert das TPG diese Anforderungen und Regeln jedoch nicht selbst, sondern verweist nur darauf, daß diese dem (jeweiligen) Stand der Erkenntnisse der medizinischen Wissenschaft entsprechen müssen, so in:

- § 3 Abs. 1 Nr. 2: Regeln zur Feststellung des Todes
- § 3 Abs. 2 Nr. 2: Verfahrensregeln zur Feststellung des endgültigen, nicht behebbaren Ausfalls der Gesamtfunktion des Großhirns, des Kleinhirns und des Hirnstammes, einschließlich der dazu erforderlichen ärztlichen Qualifikation
- § 10 Abs. 2 Nr. 2: Regeln zur Aufnahme in die Warteliste, einschließlich der Dokumentation der Aufnahme- und Ablehnungsgründe
- § 11 Abs. 4 S. 2: Regeln für die ärztliche Beurteilung, ob eine Person als Spender vermittlungspflichtiger Organe in Betracht kommt
- § 12 Abs. 3 S. 1: Regeln zur Organvermittlung
- § 16 Abs. 1 S. 1 Nr. 4: Anforderungen an die im Zusammenhang mit einer Organentnahme zum Schutz des Organempfängers erforderlichen Maßnahmen, einschließlich ihrer Dokumentation

- § 16 Abs. 1 S. 1 Nr. 6: Anforderungen an die im Zusammenhang mit einer Organentnahme und -übertragung erforderlichen Maßnahmen zur Qualitätssicherung.

## Feststellung in Richtlinien durch die Bundesärztekammer

Nun ist es oft nicht einfach, den (jeweiligen) Stand der Erkenntnisse der medizinischen Wissenschaft exakt zu erfassen. Deshalb ordnet § 16 Abs. 1 S. 1 TPG an, daß die Bundesärztekammer für die genannten Bereiche den Stand dieser Erkenntnisse in Richtlinien feststellen und – wie inzidenter auch gemeint sein dürfte – fortschreiben soll. Nach § 16 Abs. 1 S. 2 TPG sollen an der Erarbeitung dieser Richtlinien beteiligt werden: Ärzte, die mit Organentnahme und -übertragung nicht befaßt sind, ein Volljurist sowie Personen aus dem Kreis der Patienten sowie der Angehörigen von Organspendern. Durch diese Zusammensetzung der Richtlinienkommission soll das bisher geringe Vertrauen der Öffentlichkeit in die Objektivität und Qualität der Feststellungen gefördert werden. Dementsprechend hat die Bundesärztekammer eine „Ständige Kommission Organtransplantation" unter Leitung eines Juristen eingerichtet. Die bisher geschaffenen Richtlinien sind am 18.2.2000 im Deutschen Ärzteblatt 97, Heft 7, S. A-396 ff. veröffentlicht.

## Richtigkeitsvermutung

Es gibt zwar trotz solcher Absicherungen immer noch keine absolute Garantie, daß die von der Bundesärztekammer veröffentlichten Richtlinien den Stand der Erkenntnisse der medizinischen Wissenschaft immer richtig erfassen, wohl aber eine hohe Wahrscheinlichkeit. Zum rechtlichen Schutz der an Maßnahmen der Organtransplantation beteiligten Personen, insbesondere der Ärzte, stellt § 16 Abs. 1 S. 2 TPG daher eine Vermutung auf: Wenn bei Maßnahmen der Organtransplantation die Richtlinien der Bundesärztekammer beachtet worden sind, wird vermutet, daß der Stand der Erkenntnisse der medizinischen Wissenschaft eingehalten wurde.

## Verbots-, Straf- und Bußgeldvorschriften

§ 17 TPG verbietet den Handel mit Organen zum Zwecke der Heilbehandlung. Ebenso verbietet er, solche Organe zu entnehmen, zu übertragen, oder sich übertragen zu lassen. Diese Verbote werden in § 18 TPG durch umfassende Strafvorschriften abgesichert. Darüber hinaus haben diese Verbote des § 17 TPG auch zivilrechtliche Folgen für das Recht der gesetzlichen und privaten Krankenversicherung. Wenn sich ein in Deutschland gesetzlich Krankenversicherter im Ausland ein Organ gegen Bezahlung beschafft und einpflanzen läßt, braucht die Krankenkasse ihm weder den Kaufpreis für das Organ noch die Kosten für die Transplantation zu ersetzen (BSG, NJW 1997, 3114). Das Gleiche gilt auch für die private Krankenversicherung. Der private Krankenversicherer kann sich nicht wirksam zur Übernahme dieser Kosten verpflichten (§ 134 BGB i.V.m. § 18 TPG).

In den §§ 19 und 20 TPG finden sich zahlreiche weitere Straf- und Bußgeldvorschriften, mit denen die Einhaltung der Bestimmungen des TPG abgesichert werden soll. Mit Sanktionen muß nicht nur rechnen, wer die Vorschriften über die Organentnahme und -übertragung selbst nicht einhält. Sanktioniert werden vielmehr auch Verstöße gegen die Vorschriften über Datenschutz, Dokumentationspflichten und Aufbewahrung von Unterlagen.

Anhang 2

# Eurotransplant International Foundation

J. De Meester, G.G. Persijn

Seit 1969 ist die internationale Stiftung Eurotransplant (ETI) die Organaustausch- und Vermittlungsorganisation für Deutschland, in Zusammenarbeit mit Österreich, Belgien, Luxemburg und den Niederlanden. Die Vermittlung der Nieren, Herzen, Lungen, Lebern, Bauchspeicheldrüsen und des Dünndarms – Organe angeboten von Leichenspendern – wird nach medizinischen Kriterien durchgeführt und folgt einem automatisierten System. Im November 1997 verlangte das neue Deutsche Transplantationsgesetz eine größere vertragliche Bindung Deutschlands an ETI.

Die Hauptaufgaben von ETI sind:

- die genaue Registrierung aller Transplantationskandidaten, angenommen durch die Transplantationszentren und
- die transparente und objektive Vermittlung der Organe, beruhend auf medizinischen Kriterien mit Hilfe einer bundeseinheitlichen Warteliste.

Die Arbeit von ETI wird von Auditgruppen wie den ETI-Organkommissionen und von den amtlichen Staatsrepräsentanten (BÄK) revidiert.

Die heutige Spenderherzvermittlung bezieht sich auf die Wartelistenpatienten, die erstens nach AB0-Blutgruppen-Übereinstimmung und zweitens nach Größenübereinstimmung zwischen Spender und Empfänger selektiert werden. Weiter wird bei der Selektion die medizinische Dringlichkeit, die Wartezeit und der Distanzfaktor berücksichtigt.

## Geschichte der internationalen Stiftung Eurotransplant

Prof. Dr. Jon J. van Rood gründete 1967 die Stiftung Eurotransplant. Wegen der großen Unterschiede von Blut- und Gewebegruppen zwischen Spender und Empfänger wurden damals viele Nieren nach der Transplantation abgestoßen. Eine zentrale Registrierung aller Patienten, die auf eine Spenderniere warteten und die engere Berücksichtigung der genetischen Verwandtschaft zwischen Spender und Empfänger sollten die Transplantationsergebnisse stark verbessern. Dieses Konzept hat sich bis zum heutigen Tage bewährt.

Die Mitgliedsländer bei der Gründung 1967 waren Belgien, Deutschland, Luxemburg und die Niederlande, 1971 folgte Österreich.

Nachdem 1983 die Transplantation von Herzen, Herz/Lungen, Lebern und Niere/Bauchspeicheldrüse begann und 1988 die der einzelnen und doppelten Lungen, wurde auch für diese Organe eine zentrale Warteliste eingerichtet. In Folge konnte medizinisch besonders dringlichen Fällen, die auf ein Transplantat warteten, sofort geholfen werden. Außerdem konnte für jedes Spenderorgan ein (größenmäßig) passender Empfänger gefunden werden.

Im Juli 1991 trat die ehemalige DDR der ETI bei. Im Januar 2000 wurde die Republik von Slowenien das 6. Mitgliedsland von ETI.

## Aufgaben der internationalen Stiftung Eurotransplant

Die Hauptaufgabe von Eurotransplant ist es, durch das gemeinschaftliche Netz der Transplantationszentren, als eine Serviceorganisation für Organtransplantationskandidaten zu fungieren.

Die Ziele von Eurotransplant sind:

- Eine transparente und von persönlichen Interessen freie Vermittlung von Leichenspenderorganen mit Hilfe medizinischer Kriterien unter Berücksichtigung der medizinischen Auswirkungen und der Gerechtigkeit, in Übereinstimmung mit den Transplantationszentren,
- die optimale Verwendung aller verfügbaren Leichenspenderorgane,
- die Unterstützung bei der Spendererkennung und der Realisierung von Organspenden durch die Entwicklung pädagogischer Programme für Ärzte und medizinisches Pflegepersonal,

- die Durchführung von Analysen – mit Hilfe der Einrichtung eines zentralen Datensystems – zur kontinuierlichen Verbesserung der Organvermittlung, der Wartelisten und der Transplantationsresultate,
- die Überwachung von Lebendspenden und der Lebendspender.

## Verbund zwischen Eurotransplant und Deutschland

Am 5. November 1997 wurde das Deutsche Transplantationsgesetz mit den Grundregeln für Organspende, Organvermittlung, Transplantation und Posttransplantationsverlauf, sowie für die Leichen- als auch für die Lebendspenden verabschiedet. Die Bundesärztekammer (BÄK), die Deutsche Krankenhausgesellschaft sowie die Bundesverbände der Krankenhausträger und die Spitzenverbände der Krankenkassen sind gemeinsam für die Ausführung des Deutschen Transplantationsgesetzes, im Namen des Bundesministeriums für Gesundheit, verantwortlich. Wo die Deutsche Stiftung Organtransplantation (DSO) als Koordinierungsstelle für Organspende benannt wurde, wurde ETI für die Organvermittlung und die Führung der nationalen Warteliste benannt.

## Organisation der internationalen Stiftung Eurotransplant

Die ETI-Stiftung ist eine private, nicht kommerzielle, unabhängige Organisation, bestehend aus einem Internationalen Vorstand, der Generalversammlung, der Organkommissionen und dem zentralen Büro, das sich in Leiden, Niederlande befindet.

Der Internationale Vorstand setzt sich zusammen aus den Repräsentanten der einzelnen Länder (Vorsitzender der nationalen Transplantationsgesellschaft); den Repräsentanten von den folgenden ETI-Sektionen, die von der ETI-Generalversammlung gewählt werden: Niere- und (Niere-)Pancreas-Transplantation, Thorakale Organtransplantation, Lebertransplantation, Gewebetypisierungslabors; aus einem Finanzexperten und einem Ethiker, der mit Organspende und -transplantation vertraut ist.

Die Generalversammlung ist die amtliche Vertretung der ETI-Transplantationsgemeinschaft und besteht aus einem Delegierten für jedes Transplantationsprogramm und einem Delegierten für (alle) Gewebetypisierungslabors.

Außerdem gibt es einige Beiratskommissionen, mit einem Mitglied des Internationalen Vorstandes als Vorsitzenden und bestehend aus Mitgliedern, die von nationalen Transplantationsgesellschaften gewählt wurden. Momentan gibt es Kommissionen für Nierentransplantation, Thorakale Organtransplantation, Leber-/Darmtransplantation, Pankreastransplantation, Gewebetypisierung, Ethik, Finanzen und Organentnahme. Zusätzlich gibt es eine Arbeitsgruppe, die sich mit dem ETI-Computernetz (ENIS) befaßt. Das Computernetz verbindet die Transplantationsprogramme mit dem zentralen Büro in Leiden.

## Richtlinien-Entwicklungsprozeß

Alle Beiratskommissionen und/oder die Generalversammlung können Richtlinien formulieren, die dem Internationalen Vorstand zur Zustimmung vorgelegt werden. Sie können aus eigener Initiative oder, nach Empfehlung des Vorstandes, einen Antrag ausarbeiten. Der Vorstand nimmt alle Anträge an, die im weitesten Sinne die Organspende und Transplantation betreffen. Er kann die Anträge genehmigen, mißbilligen, den Antrag ändern oder ihn zur weiteren Diskussion zurück in den Ausschuß bringen.

## Zentrales Büro der internationalen Stiftung Eurotransplant

Das zentrale ETI Büro hat eine etablierte, administrative Organisation mit zwei Direktoren (allgemeiner und medizinischer Direktor) und folgende interne Abteilungen: 24-Stunden-Organvermittlungsstelle, medizinische Administration, Sekretariat, PR-Büro, Informationstechnologie, Biostatistik, Personal und Finanzen.

Die Tätigkeit von Eurotransplant wird von den Krankenkassen der angeschlossenen Länder finanziert. Jährlich wird mit den Kostenträgern über die Höhe des Budgets der Organisation und der daraus resultierenden Höhe der Tarife für die Registrierung verhandelt. Dieses kann sich ändern, wenn die Verträge zwischen ETI und beispielsweise Deutschland offiziell implementiert werden.

## ETI-Organvermittlungsstelle

Die Aufgaben der ETI-Organvermittlungsstelle sind zweierlei:

- die Führung der ETI-Warteliste aller Transplantationskandidaten, d.h.:
  - Bestätigung der Registrierung und der Entfernung auf/von der Warteliste,
  - kontinuierliche Überprüfung der Patienten-Match-Daten,
  - Berechnung der Wartezeit,
  - Überprüfung der minimalen, zentrumspezifischen Akzeptanzkriterien für Spenderorgane,
  - administrative und medizinische Überprüfung der Anmeldung für die höchste Stufe medizinischer Dringlichkeit – oder für eine Multi-Organ-Transplantation;
- die Organvermittlung ist eine langwierige Prozedur, mit Schritten in folgender Reihenfolge:
  - Annahme der Spenderinformationen und der angebotenen Spenderorgane,
  - Erzeugung einer organspezifischen Match-Liste (Allokations-/Vermittlungsliste) durch das Zugreifen auf den ETI-Computer,
  - Kontaktaufnahme mit den Transplantationszentren der möglich ausgewählten Empfänger in absteigender Reihenfolge, bis ein Transplantationszentrum gefunden wurde, was das Organ akzeptiert;
  - Überwachung der Logistik bei der Spenderorganentnahme mit Einbeziehung des Transportes der Spenderorgane,
  - Bestätigung der Transplantation und der Initialfunktion der Spenderorgane, mit Rückmeldung zum Spenderzentrum.

Die ETI-Organvermittlungsstelle ist 24 Stunden am Tag mit ausgebildetem Personal besetzt. Während jeder der drei 8-Stunden-Schichten kümmern sich zwei bis drei Vermittlungskoordinatoren um die fortwährende Organvermittlung unter Überwachung und mit Unterstützung eines Arztes. Während der offiziellen Bürozeiten führen drei bis vier Koordinatoren die anfallenden administrativen Aufgaben durch, einschließlich der Verarbeitung der jährlichen Fragebögen über Transplantat- und Patientenstatus der durchgeführten Transplantationen.

Der Vermittlungsprozeß kann in zwei Phasen eingeteilt werden:

- zuerst die Vermittlung der Nicht-Nieren-Organe, bei denen ein Transplantationszentrum die Organe vor der Explantation akzeptieren muß,
- die Vermittlung der Spendernieren, die nach der Entnahme der Nieren und der Bekanntmachung der Resultate der HLA-Typisierung des Spenders durchgeführt wird.

Die Spenderorgane, die für eine Transplantation geeignet sind, aber (selten) nicht innerhalb der Organisationen Eurotransplants vermittelt werden können, werden an die anderen europäischen Organaustauschorganisationen angeboten. Umgekehrt empfängt die ETI-Organvermittlungsstelle ungefähr alle zwei Tage ein Spenderorganangebot einer dieser anderen Organisationen.

## Allokation von Spenderherzen

### Warteliste der Herztransplantationskandidaten

- Kriterien für Aufnahme auf die Warteliste
  Die deutschen Transplantationsprogramme müssen die Listungskriterien befolgen, die durch die „Ständige Kommission Organtransplantation" der Bundesärztekammer vorgeschlagen und durch die Bundesärztekammer angenommen wurde (November 1999). Bei der Registrierung eines Patienten auf der ETI-Warteliste wird das Transplantationszentrum aufgefordert, ein „Klinisches Profil" des Krankheitsbildes des Herztransplantationskandidaten und seiner medizinischen Daten vorzulegen, die für die Vermittlung notwendig sind. Die Wartezeit läuft ab dem ersten Tag der Registrierung auf der (zentralen) ETI-Warteliste.
- Höhere medizinische Dringlichkeit – Anfrage des HU-Status
  Die Anmeldung für eine höhere medizinische Dringlichkeit sollte durch den Arzt, welcher die ETI-Organvermittlungsstelle überwacht, und durch die deutsche Auditgruppe genehmigt werden. Der HU-Status gilt für die Dauer von sieben Tagen, und muß nach Ablauf dieser Frist erneut begründet werden.
  Die HU-Beurteilungskriterien sind:
  - ausgeprägte Herzinsuffizienz, trotz ausreichender unterstützender Therapie auf der Intensivpflegestation, hochdosierter inotropischer Unterstützung und mechanischer Beatmung,

- refraktäre, ventrikuläre Arrhythmie,
- therapieresistente Spätkomplikationen infolge eines ventrikulären Assistenzsystems (Blutung, Hämolyse, Infektion, Embolie).

- Patientenstatus „Not-Transplantable“ (NT-Status)
  In dem Moment, in dem ein möglicher Transplantationskandidat (vorübergehend) nicht transplantabel wird, sollte der Patientenstatus auf der Warteliste sofort von T (normale Dringlichkeit) nach NT oder von HU nach NT geändert werden; dieses kann entweder über Telefax oder Computer geschehen.
  Die gleiche Prozedur sollte durchgeführt werden, falls der zuerst schlechte Herzzustand des Patienten sich soweit verbessert hat, daß eine Transplantation (vorübergehend) keinen Vorteil bieten würde.
  Während der Periode von Nichttransplantabilität (NT) wird dem Patienten keine Wartezeit angerechnet. Der NT-Status sollte sofort aufgehoben werden, wenn der Patient wieder in der Verfassung für eine Transplantation ist oder von einer Transplantation profitieren kann.
- Patienteninformationen
  Die Transplantationszentren sind gesetzlich verpflichtet, den betroffenen Patienten über jede Statusänderung auf der Warteliste zu informieren.

## Spenderspezifische Herz-Allokationsliste

Für die Vermittlung eines Spenderherzens wird eine spezifische Match-Liste – eine Allokationsliste – festgelegt. Dieser Prozeß besteht aus zwei Phasen:

- Zuerst werden die passenden Empfänger von der gesamten Herztransplantationswarteliste ausgewählt. Die Auswahl erfolgt in Übereinstimmung mit den folgenden drei Richtlinien:
  - AB0-Blutgruppen-Übereinstimmungskriterien zwischen Spender und Empfänger

| Spender-Blutgruppe | Emfänger-Blutgruppe |
|---|---|
| 0 | 0 |
| A | A, AB |
| B | B, AB |
| AB | AB |

- aktueller Patientenstatus auf der Warteliste (T, HU); Patienten, die den NT-Status haben, werden nicht berücksichtigt;
- Herzspenderprofilkriterien: passende Körpergrößen-Übereinstimmung (geschlechtsabhängig), passendes Spenderalter, passende Spendervirologie, usw.

- Dann werden die ausgewählten Patienten entsprechend ihrer medizinischen Dringlichkeit geordnet: Patienten mit dem HU-Status haben absolute Priorität vor solchen mit dem T-Status.
  Danach erfolgt Ordnung entsprechend ihrer Punkteanzahl:
  Jeder Patient erhält Punkte für drei Allokationsparameter:
  - Zahl der Wartetage: mehr Wartezeittage = mehr Punkte.
  - Distanzfaktor: je kleiner die Entfernung des Spenderzentrums zum Empfängerzentrum ist, je kürzer wird der Distanzfaktor und folglich desto höher wird die Wahrscheinlichkeit einer ausgezeichneten Primärfunktion des Spenderherzens. Darum erhält ein Patient mit einer kleinen Distanz zum Spenderzentrum mehr Punkte.
  - Abgleichung des Organaustauschs zwischen den ETI-Ländern: je höher der Export eines Landes ist, desto mehr Punkte erhält ein Patient dieses Landes; je niedriger der Export ist, desto weniger Punkte erhält er.

## Vermittlungs- und Transplantationsprozeß

Sobald die Allokationsliste durch den ETI-Computer festgelegt worden ist, tritt der ETI-Vermittlungskoordinator in Verbindung mit den Transplantationszentren der Patienten, die in einer Reihenfolge von oben nach unten gelistet sind. Das Transplantationszentrum hat 30 Minuten, um das Organangebot für den ausgewählten Patienten zu beurteilen und ETI ihre Entscheidung mitzuteilen: Akzeptanz oder Ablehnung (mit Begründung). Die letztendliche Entscheidung, ob das angebotene Spenderherz für den Patienten geeignet ist, bleibt dem Transplantationszentrum vorbehalten.

Die Vermittlung dauert so lange bis das Spenderherz für eine Transplantation akzeptiert ist, oder so lange, bis zwingende Umstände eintreten, um die Vermittlung zu stoppen: schlechte Spenderherzqualität, verschlechterte Spenderkondition, ungünstige Wetterbedingungen, andere logistische Probleme usw. Die gesamte Allokationsprozedur wird protokolliert.

Nach der Akzeptanz des Spenderherzens tritt das Transplantationszentrum mit dem Spenderzentrum in Verbindung, um die Vorbereitungen hinsichtlich der Explantation, die Ankunft- und Abfahrtzeiten des Entnahmeteams und/oder des Organs, die Logistik der Spenderorganentnahme und -aufbewahrung während des Transports, usw. zu vereinbaren.

### Transplantations-Follow-Up

Am Tag nach der Vermittlung setzt sich der ETI-Vermittlungskoordinator mit dem Transplantationszentrum in Verbindung und informiert sich über die Transplantation und die Primärfunktion des Organs. Nach der erfolgten Transplantation wird der Patient von der Warteliste gelöscht.

### Zusammenarbeit von ETI mit anderen Ländern

Die anderen europäischen Organaustauschorganisationen werden durch ETI kontaktiert, um Spenderorgane anzubieten, die nicht im ETI-Bereich vermittelt werden können (hauptsächlich pädiatrische Spenderherzen), oder um Organe für ETI-Patienten mit der höchsten medizinischen Dringlichkeit (HU) zu erfragen.

Die anderen europäischen Organaustauschorganisationen sind: Etablissement des Greffes (Frankreich), Swiss Transplant (Schweiz), Scandia Transplant (Dänemark – Norwegen – Schweden – Finnland – Island), ONT (Spanien), NITP (Nord-Italien) und UKTSSA (Vereinigtes Königreich – Irland).

## Überwachung der Organvermittlung

Das Funktionieren der ETI-Vermittlungsstelle unterliegt verschiedener Kontrollen: interne Kontrolle durch den ETI-Leiter der Qualitätssicherung (täglich), interne Kontrolle durch ET-Thoracic-Advisory-Committee und vermutlich in Zukunft auch eine externe Überprüfung durch die Repräsentanten der Ministerien für Gesundheit und/oder den abhängigen Kommissionen.

# Kontakt mit der internationalen Stiftung Eurotransplant

Bei Bedarf kann man sich mit dem Hauptbüro ETI direkt in Verbindung setzen. Sie erhalten dann sobald wie möglich eine Antwort auf Ihre Frage(n), abhängig von ihrer Dringlichkeit.

| | |
|---|---|
| Anschrift | Plesmanlaan 100<br>PO Box 2304<br>NL-2301 CH Leiden<br>The Netherlands |
| Telefon | 00 31 71 / 5 79 57 95 |
| Telefax | 00 31 71 / 5 79 00 57 |
| Web-Site | *www.eurotransplant.nl*<br>mit E-mail-Möglichkeit |

Die Abbildung zeigt den Verlauf der Warteliste für die Herztransplantation (am Jahresende), die Anzahl der Registrierungen auf der Warteliste, die Anzahl der Transplantationen und die Anzahl der Patienten, die nach Aufnahme auf die Warteliste verstorben sind. Die Daten beziehen sich auf Deutschland von 1993 bis 1999.

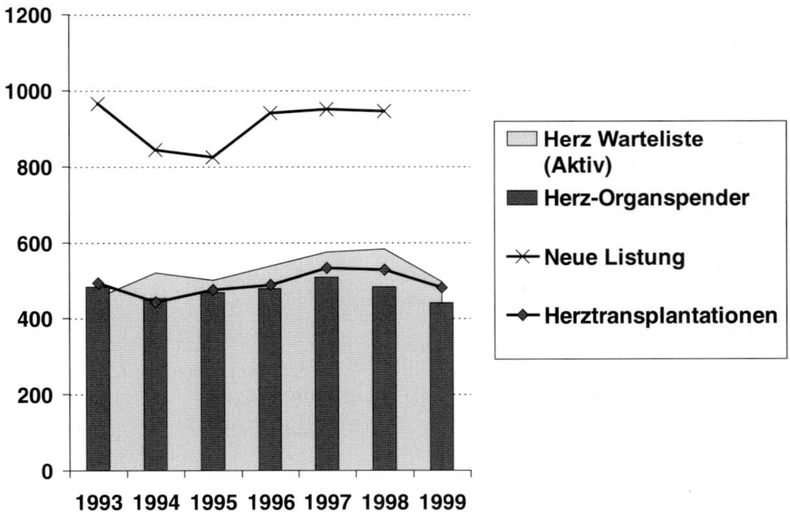


**Abb. A.1.** Zahlenmäßige Entwicklung der Herztransplantationen von 1993–1999

# ANHANG 3 Deutsche Zentren („Clinical Profile")

Deutsche Zentren (Stand Januar 1998),
die an der „Clinical Profile"-Studie der Organkommission Herz der Deutschen Transplantationsgesellschaft in Kooperation mit Eurotransplant teilgenommen haben:

- Universität Aachen (Prof. Messmer)
- Herzzentrum Bad Krozingen (Dr. Tollenäre)
- Kerckhoff-Klinik Bad Nauheim (Prof. Klövekorn)
- Herzzentrum Nordrhein-Westfalen Bad Oeynhausen (Prof. Körfer)
- Deutsches Herzzentrum Berlin (Prof. Hetzer)
- Universität Charité Berlin (Prof. Konertz)
- Universität Bochum (Prof. Laczkovics)
- Universität Bonn (Prof. Welz)
- Universität Dresden (Prof. Schüler)
- Universität Düsseldorf (Prof. Gams)
- Universität Essen (Prof. Reidemeister)
- Universität Frankfurt (Prof. Moritz)
- Universität Freiburg (Prof. Beyersdorf)
- Herzzentrum Fulda (Prof. Stegmann)
- Universität Gießen (Prof. Hehrlein)
- Universität Göttingen (Prof. Dalichau)
- Universität Halle (Prof. Zerkowski)
- Universität Hamburg (Prof. Kalmar)
- Medizinische Hochschule Hannover (Prof. Haverich)
- Universität Heidelberg (Prof. Hagl)
- Universität Homburg (Prof. Schäfers)
- Herzzentrum Kaiserslautern (Prof. Seyboldt-Epting)
- Herzzentrum Karlsruhe (Dr. Posival)
- Universität Kiel (Prof. Regensburger)
- Universität Köln (Prof. De Vivie)
- Universität Leipzig (Prof. Mohr)
- Universität Mainz (Prof. Oelert)
- Deutsches Herzzentrum München (Prof. Meisner)
- Universität München (Prof. Reichart)
- Universität Münster (Prof. Scheld)
- Universität Regensburg (Prof. Birnbaum)
- Universität Tübingen (Prof. Ziemer)
- Universität Würzburg (Prof. Silber)

ANHANG 4

# Münsteraner Ergebnisse (1995–1999)

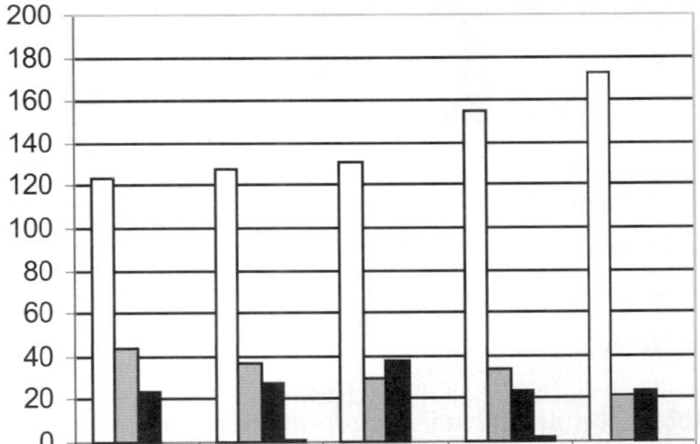


| | 1995 | 1996 | 1997 | 1998 | 1999 |
|---|---|---|---|---|---|
| Anmeldung | 123 | 128 | 131 | 155 | 172 |
| WL | 44 | 37 | 30 | 34 | 21 |
| HTX | 23 | 28 | 38 | 23 | 23 |
| HLTX | 0 | 1 | 0 | 2 | 0 |

**Abb. 1.** Trotz zunehmender Anmeldungen ist die Tendenz bei der Listung rückläufig. Die Zahl der durchgeführten Herztransplantationen ist mehr oder weniger konstant geblieben. WL = Warteliste, HTX = Herztransplantation, HTLX = Herz-/Lungentransplantation

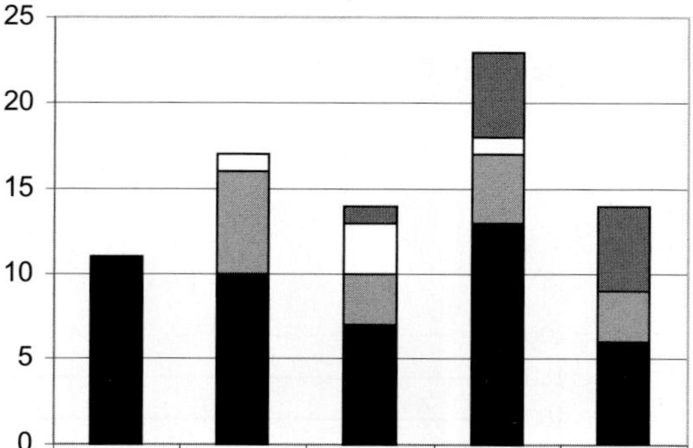


| | 1995 | 1996 | 1997 | 1998 | 1999 |
|---|---|---|---|---|---|
| Thoratec | 0 | 0 | 1 | 5 | 5 |
| Medos | 0 | 1 | 3 | 1 | 0 |
| HeartMate | 0 | 6 | 3 | 4 | 3 |
| Novacor | 11 | 10 | 7 | 13 | 6 |

**Abb. 2.** Bei der mechanischen Überbrückung mit Langzeitunterstützungssystemen ist die Tendenz weiterhin steigend. In den letzten Jahren sind zunehmend auch extrakorporale Systeme zum Einsatz gekommen

**Tabelle 1.** Transplantationen/Überbrückungen von 1990–1999

| | Anzahl |
|---|---|
| HTX | 237 |
| HLTX | 5 |
| Novacor | 60 |
| HeartMate | 16 |
| Thoratec | 11 |
| Medos | 5 |

**Tabelle 2.** Alternative chirurgische Therapieverfahren bei schwerer Herzinsuffizienz von 1995–1999

| | 1995 | 1996 | 1997 | 1998 | 1999 |
|---|---|---|---|---|---|
| Hochrisiko | 13 | 25 | 17 | 27 | 24 |
| Batista | – | – | – | – | 9 |
| Biventrikulärer Schrittmacher | – | – | 2 | 3 | 4 |
| Norwood | 3 | 11 | 8 | 5 | 3 |

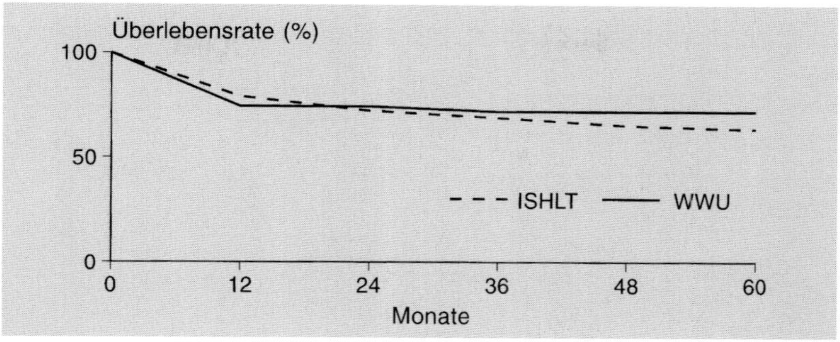


**Abb. 3.** Überlebensrate nach Herztransplantation. ISHLT = International Society for Heart and Lung Transplantation, WWU = Westfälische Wilhelms-Universität Münster

# Sachverzeichnis